Great Wall International Congress of Cardiology

心脏病学实践 2021

（全7册）

第七分册　心血管综合问题与相关疾病

主　　编　袁祖贻　陈绍良
主　　审　丛洪良　陈义汉
分册主编　聂绍平　郭晓纲　杨　清
学术秘书　郭　宁　张俊杰

人民卫生出版社
·北　京·

图书在版编目（CIP）数据

心脏病学实践 . 2021. 第七分册，心血管综合问题与相关疾病 / 袁祖贻，陈绍良主编 . —北京：人民卫生出版社，2021.10

ISBN 978-7-117-32224-9

Ⅰ. ①心… Ⅱ. ①袁…②陈… Ⅲ. ①心脏病学②心脏血管疾病—诊疗 Ⅳ. ①R541

中国版本图书馆 CIP 数据核字（2021）第 206426 号

人卫智网	www.ipmph.com	医学教育、学术、考试、健康，购书智慧智能综合服务平台
人卫官网	www.pmph.com	人卫官方资讯发布平台

心脏病学实践 2021（全 7 册）
第七分册　心血管综合问题与相关疾病
Xinzangbingxue Shijian 2021（Quan 7 Ce）
Di-qi Fence　Xinxueguan Zonghe Wenti yu Xiangguan Jibing

主　　编：袁祖贻　陈绍良
出版发行：人民卫生出版社（中继线 010-59780011）
地　　址：北京市朝阳区潘家园南里 19 号
邮　　编：100021
E - mail：pmph @ pmph.com
购书热线：010-59787592　010-59787584　010-65264830
印　　刷：廊坊一二〇六印刷厂
经　　销：新华书店
开　　本：787 × 1092　1/16　　印张：12
字　　数：300 千字
版　　次：2021 年 10 月第 1 版
印　　次：2021 年 11 月第 1 次印刷
标准书号：ISBN 978-7-117-32224-9
定　　价：36.00 元

编者名单

（按姓氏笔画排序）

丁荣晶　北京大学人民医院
于碧莲　中南大学湘雅二医院
马　量　浙江大学医学院附属第一医院
马依彤　新疆医科大学第一附属医院
王阿曼　大连医科大学附属第一医院
牛建民　南方医科大学附属深圳妇幼保健院
公　威　首都医科大学附属北京安贞医院
田　庄　北京协和医院
付　康　山东大学齐鲁医院
朱俊明　首都医科大学附属北京安贞医院
乔志钰　首都医科大学附属北京安贞医院
刘　盛　中国医学科学院阜外医院
刘梅林　北京大学第一医院
江　洪　武汉大学人民医院
江淑芬　大连医科大学附属第一医院
李玉明　泰达国际心血管病医院
李晨瑜　中南大学湘雅二医院
杨　宁　泰达国际心血管病医院
杨　明　北京协和医院
杨　清　天津医科大学总医院
余锂镭　武汉大学人民医院
沈珠军　北京协和医院
张　运　山东大学齐鲁医院
陈文强　山东大学齐鲁医院
陈苏伟　首都医科大学附属北京安贞医院
陈莎莎　复旦大学附属中山医院
范婧尧　首都医科大学附属北京安贞医院
季晓平　山东大学齐鲁医院
季福绥　北京医院
周　欣　天津医科大学总医院
周达新　复旦大学附属中山医院

郑骏楠　浙江大学医学院附属第一医院
赵金昭　华中科技大学同济医学院附属同济医院
荆志成　北京协和医院
聂绍平　首都医科大学附属北京安贞医院
夏云龙　大连医科大学附属第一医院
郭晓纲　浙江大学医学院附属第一医院
诸葛瑞琪　北京大学第一医院
曾和松　华中科技大学同济医学院附属同济医院
谢　翔　新疆医科大学第一附属医院
雷　莎　绵阳市第三人民医院
潘文志　复旦大学附属中山医院

《心脏病学实践 2021（全 7 册）》总前言

岁月如梭，白驹过隙，长城心脏病学会议已经经历了三十二年风风雨雨的洗礼。过去的 2020 年极不平凡，长城心脏病学会议在几代老、中、青学者任劳任怨的不断努力下，在新型冠状病毒肺炎疫情的特殊局势下，依然蓬勃发展，积极瞄准心血管疾病预防和诊治中的难点，运用创造性思维并结合我国实际，行稳致远，求精创新，推动我国心血管疾病防治事业持续高质量地发展。

作为长城国际心脏病学会议的配套专著，《心脏病学实践》已经伴随我国心血管疾病领域的医务工作者整整 20 个年头。20 年来，《心脏病学实践》始终如一地坚持和贯行长城心脏病学会议的宗旨和理念，与长城国际心脏病学会议同步，持续地引领中国心血管内科的高速发展。《心脏病学实践 2021》由现任主席和候任主席共同组织编写，高举“学术、公益、人才培养”大旗，凝聚了组编团队的辛勤汗水，收纳了心血管疾病研究的新理论、新指南、新标准，总结了临床诊疗的新规范、新技术和新方法，涵括了心脏疑难急重症的新治疗、新成果，见证了长城心脏病学会议和中国心血管疾病研究的蓬勃发展，有效地传播了当今心血管事业的进步及其对人类健康的贡献。

今年是我国“十四五”开局之年，医学科技创新已被列入多个国家宏观战略规划。我国医学科技创新领域顶层设计和总体布局正在不断完善，我们要抓住机遇，脚踏实地，求精创新，团结合作，尽早、尽多地产出中国心血管领域高品质医学创新成果，使我国心血管疾病防治事业得到高质量的发展，创造长城心脏病学会议和《心脏病学实践》的美好未来！

真诚期待国内外心血管疾病研究领域的同道们给予批评和指导。

袁祖贻　陈绍良

2021 年 8 月 18 日

目 录

主编视角

心血管综合问题与相关疾病

随着社会经济的发展和生活方式的转变，心血管疾病发生率呈日益上升趋势。《中国心血管健康与疾病报告 2019》估算，中国现患心血管病人数为 3.3 亿人。我国心血管病存在患病率高、死亡率高且合并症多的特点。既往研究显示，近 40% 的心血管疾病患者存在合并症。面对日益老龄化、复杂化的心血管疾病，既往的单一学科模式已难以有效应对涉及多学科的复杂临床问题。为助力实现“健康中国 2030”目标，加强心血管疾病的综合管理和多学科协作已刻不容缓。

现代医学专业以发病器官、疾病或治疗手段等划分得越来越精细。几乎每一个器官或病种就有相对应一个或多个科室。例如，骨科被分为创伤外科、骨关节科、脊柱科、骨肿瘤科等多个部分；心血管内管科则被分为冠心病科、心律失常科、心衰科、CCU 等多个亚专科。不置可否，精细化分科大大推动了医学的发展，提高了人类对疾病的认识，促进了相关医疗技术的进步。但是，过度的专科化导致“只见树木，不见森林”和“只见疾病，不见患者”的问题越发突出，进而导致过度医疗、专科恶性竞争或主诊科室难以确定等。以我们心血管医生临床中常遇到的棘手问题“ACS 抗栓治疗合并出血的处理”为例，ACS 抗栓治疗合并出血可涉及全身各个器官，一旦发生出血，应该就诊心内科还是该就诊出血部位的相关科室，目前仍存在争议。临床中常因难以确定主诊科室而耽误患者的救治。ACS 合并出血本身增加死亡风险，而发生出血后停用抗栓药物又可能导致缺血事件，亦增加死亡风险，且缺乏明确指南或共识而使临床医生在调整抗栓药物时面临艰难抉择。关于出血部位的止血，则更需要多学科协作。以消化道出血的处理为例，通常对于小出血，可考虑采取保守治疗，根据出血程度调整抗栓治疗方案。而大出血患者则常需要在消化内科的协助下内镜下止血；如内镜止血不成功，则考虑介入放射科医生行栓塞治疗；如果栓塞治疗仍不能止血，则需要外科手术治疗。笔者认为，建立“多学科救治团队”是处理抗栓治疗相关出血的有效手段。多学科团队的建立将抗栓治疗合并出血的救治模式由单一学科的“串联”模式改为多学科“并联”，有利于出血患者的综合评估和合理救治，使 ACS 患者抗栓治疗的净获益最大化。除此之外，我们心血管领域还存在诸多类似的临床问题，如急性心力衰竭的患者合并肾功能恶化、妊娠合并主动脉夹层、冠心病合并颈动脉严重狭窄等，而这些问题的解决都离不开多学科协作。幸运的是，心血管疾病的综合管理及相关疾病的多学科诊疗模式越来越受到重视。目前，全国各地大医院开始开设各种形式的心血管疾病相关的多学科门诊，如双心门诊、肿瘤心脏病学 MDT 门诊、心血管代谢门诊等。从疾病经济负担的视角而言，多学科诊疗的模式不但能更好地保障患者的健康，还减少了患者的就诊科室，简化了诊疗流程，从而直接和间接地节约患者医疗费用支出，减轻家庭经济和医保负担。

此外，我国老龄化进展飞速，而老年患者又是多病共患的主要人群。世界银行数据显示，2002 年我国 ≥65 岁人口占比为 7%，并于 2027 年达 14%。据估计，2050 年我国 ≥65 岁人口数将达 3.6 亿人，中国老龄化速度之快、规模之大前所未有。CHARLS 等研究显示，我国≥65岁老年人多病共患的概率达22.5%~47.5%，其中合并心血管病的多病共患患者最为多见。多病共患严重影响老年人健康和生活质量，社会与经济负担日益加重。应对老龄化和心血管病多病共患，也是目前必须应对的重大问题。由于患者合并多种疾病，并且可能同时用多种药物，医生进行症状诊断时面临巨大的挑战。新出现的症状是已有疾病加重、恶化的表现，还是出现了新的疾病？是药物的不良反应，还是器官功能的衰退？对于医生来说，多种共患病、服用多种药物的老年患者出现新的症状，可能是在医学上面临的最困难的诊断挑战之一。而且，当前的指南/共识通常只是针对某种特定的疾病，并没有考虑多种共患病的状态。应对老龄化及心血管病的多病共患的问题，心血管疾病的综合评估和相关疾病的多学科协同治疗必不可少。

目前，临床医生尤其是年轻医生的知识往往只限于本专业，欠缺多学科知识的交互渗透和融合。临床工作"两极分化"的情况日渐明显。一方面临床分科专业化、细致化，另一方面患者病情多样化、复杂化。对于涉及多学科的复杂疾病，应对能力欠缺是目前各科医生所面临的普遍问题。不仅心血管医生如此，其他专科医生亦是如此。许多其他专科的医生做一个心电图检查都要请会诊。为解决这些问题，《心脏病学实践2021》专门特设《心血管综合问题与相关疾病》的分册。本册内容希望能够抛砖引玉，使心血管的综合问题及相关疾病的处理能够被越来越多的业内人士认同和重视。

在医学知识更新日益加快和医学分科越来越细的今天，回归整合医学模式，可谓正当其时。心血管病作为一个与其他几乎所有学科都有交叉的学科，在以往及目前仅局限在自己的圈子里。心血管学科需要广泛协同及借助其他学科的力量，形成以心血管学科为主导的、多学科立体交融的现代心血管学科体系，拓展、深化心血管疾病研究和临床诊治能力，以应对心血管疾病的新挑战。

（聂绍平　郭晓纲　杨清）

2021 年《AHA 肥胖与心血管疾病科学声明》解读

2021 年 5 月，美国心脏协会（American Heart Association，AHA）发布了《AHA 肥胖与心血管疾病科学声明》。这是距 2006 年《AHA 肥胖与心血管疾病：减重的病理生理学、评估和效果科学声明》后的首次更新。该声明涉及肥胖对于冠状动脉粥样硬化性心脏病（coronary atherosclerotic heart disease，CAD）、心力衰竭（heart failure，HF）、心律失常，尤其是心源性猝死（sudden cardiac death，SCD）和心房颤动（简称房颤）的病理生理学、诊断、治疗和结局的影响，特别对比了肥胖对 CAD 无创和有创评估的影响。此外，针对每一项推荐的依据作了叙述性说明。

一、内脏脂肪、异位脂肪堆积和心血管疾病风险

全身性肥胖和腹型肥胖之间有很强的相关性，但有时两者并不一致。根据体重指数（body mass index，BMI）对肥胖的定义，没有全身性肥胖的人也可能存在腹型肥胖，这会导致对心血管疾病风险的误判和漏诊，尤其是在 BMI 分类中超重但没有达到肥胖标准的人群。因此，要特别强调腰围在预测心血管疾病风险中的作用。腰围是衡量腹型肥胖的一个重要指标，可以提供身体成分的重要信息。越来越多的证据表明，内脏肥胖是心血管疾病风险的标志，因此在临床上建议将腰围与 BMI 一起评估。腰围与身高的比值是更好的心血管疾病预测因子，并可视作肥胖的衡量标准。腰臀比（waist-to-hip ratio，WHR）可独立于 BMI 预测心血管死亡风险。

异位脂肪堆积包括心包和心外膜脂肪堆积。心包脂肪堆积指左、右冠状动脉上段以下的心包内脂肪堆积，它与更高的 BMI、传统的心血管危险因素以及致动脉粥样硬化脂质颗粒有关。但心包脂肪是否可预测心血管疾病的发生，仍需进一步研究证实。心外膜脂肪堆积是指心肌外壁和心包内脏层之间的内脏脂肪蓄积。这种脂肪组织起源于胚胎的棕色脂肪组织，并向血管释放细胞因子和趋化因子。它与心血管疾病、2 型糖尿病患者的总体心血管健康评分以及动脉僵硬程度有关。心外膜脂肪厚度已被证实与女性睡眠呼吸暂停的严重程度相关，且独立于 BMI。

因此，通过腰围、腰臀比或详细的影像学方法定义的内脏肥胖已被证实是心血管疾病独立于 BMI 的危险因素。生活方式干预，尤其是运动干预或运动与饮食联合干预，可以减少内脏脂肪和异位脂肪堆积，且一定程度上独立于减重之外。

二、肥胖与 CAD

肥胖，尤其是内脏脂肪堆积，通过胰岛素抵抗和炎症反应等多种机制加速动脉粥样硬化的发生与发展。异位脂肪沉积，包括在心包和心外膜的脂肪沉积，可进一步增加冠状动脉粥样硬化的负担。另外，肥胖还与冠状动脉微血管的异常有关。微血管是调节冠状动脉血流的关键。冠状动脉微血管病变往往与阻塞性或非阻塞性 CAD 同时出现，并可加剧心肌缺血，促进 CAD 事件的发生。冠状动脉微血管病变与高 BMI 独立相关。

（一）肥胖患者 CAD 评估

对肥胖患者进行 CAD 评估是一项挑战。肥胖可影响心电图的基线，也使运动试验受

限(呼吸困难、操作受限、左室舒张功能障碍)。核医学、负荷超声心动图、负荷心脏磁共振等可用于肥胖人群的CAD评估。冠状动脉钙化(coronary artery calcification,CAC)筛查和CT冠状动脉造影(CT coronary angiography,CTA)可以用于诊断CAD。但最终,CAD诊断、评估的"金标准"仍然是冠状动脉造影。本科学声明对比了在肥胖患者中无创和有创方法评估CAD的优势和局限(表1)。

表1 肥胖患者使用无创和有创方法评估CAD的比较

诊断方法	优势	局限
无创诊断方法		
心电图	广泛使用,便宜	敏感性和特异性较低
跑步机负荷测试	广泛使用,功能测试	患者可能会因为与心血管疾病无关的症状而停止
单光子发射计算机断层扫描仪(SPECT)	可用,精度好	有辐射,技术受到患者体型的限制,有残余衰减
正电子发射断层扫描(PET)(铷)	肥胖患者的核成像技术选择	比SPECT受到的辐射少,但受到体型的限制
压力负荷超声心动图	广泛适用于肥胖患者 无辐射 无体重限制 功能性测试	高度依赖检查者的技术水平可因为声学窗口不好而受到限制(声学窗口与肺部疾病、乳房大小、肥胖以及呼吸运动有关)
压力负荷心脏MRI	准确评估肥胖患者慢性压力超负荷和心输出量增高的复合心脏效应	重量限制 机器的内径会限制腰围过大的患者进入检查 检查的持续时间长 幽闭恐惧症
CT钙化扫描(心脏)	检测CAC存在及程度的便宜、可重复性检查	肥胖可能限制心脏CT钙化扫描的诊断准确性和价值 内径限制
心脏CT冠状动脉造影	肥胖患者的敏感性和阴性预测值较高	图像质量随着BMI的增加而降低 图像质量降低与背景噪声的增加、随后的信噪比降低和较低血管密度有关
有创诊断方法		
冠状动脉造影	确定CAD存在和严重程度的"金标准"	影像学显影可能不清晰 肥胖使血管通路建立困难 更高剂量的辐射 操作台物理限制
血管内超声	可对斑块负荷、斑块形态(即斑块发展阶段、高风险斑块特征)进行体内评估	侵入性检查

注:CAD,冠状动脉粥样硬化性心脏病;BMI,体重指数;CAC,冠状动脉钙化;CT,计算机断层扫描;MRI,磁共振成像;PET,正电子发射断层扫描;SPECT,单光子发射计算机断层扫描。

（二）减重对CAD的影响

通过生活方式干预减轻体重，可改善代谢综合征及相关的病理生理异常，如全身炎症反应和内皮功能不良。减重和干预的一般目标是减轻体重并长期保持较低的体重，至少要防止体重进一步增加。地中海饮食可以降低心血管高危人群的主要心血管不良事件（major adverse cardiovascular events，MACE），是肥胖人群的有益选择。

药物减重尚未证明能明显降低肥胖者冠心病的发病风险。但瑞典一项非随机前瞻性对照研究显示，手术减重可降低肥胖者的CAD风险，在接受减重手术的肥胖者中，致死性和非致死性心血管事件的发生风险均显著降低。产生这一差异，可能与药物减重和手术减重的减重幅度不同有关（药物减重5~10kg，手术减重10~40kg）。适度的短期减重的获益可能不足以完全抵消长期肥胖对血管系统的有害影响。到目前为止，还没有关于减重手术对MACE发生风险影响的随机对照试验。

（三）肥胖对PCI和GABG的影响

在接受经皮冠状动脉介入治疗（percutaneous coronary intervention，PCI）治疗的CAD患者中，存在着不同程度的“肥胖悖论”。一项英国的研究分析了345 192例接受PCI治疗患者的临床资料，显示在PCI术后30天，BMI ≥ 25kg/m^{2}的患者死亡率较低；在PCI术后5年内，无论临床表现如何，BMI>25kg/m^{2}患者生存率高于正常体重者。另一项加拿大研究分析了30 258名PCI患者的资料，结果显示，超重或肥胖的患者6个月死亡率低于BMI正常的患者。在PCI后的长期研究中也显示，低BMI的患者在PCI后事件风险高于肥胖患者。最近一项荟萃分析，纳入865 774名接受PCI或冠状动脉旁路移植术（coronary artery bypass grafting，CABG）患者，显示BMI与PCI或CABG后的全因死亡风险和MACE呈U形曲线关联。“肥胖悖论”的机制仍需进一步研究与探讨，可能在一定程度上与过度肥胖患者被排除在临床研究之外有关。

在接受CABG的CAD患者中，肥胖对院内死亡率影响的研究结果不一致。有的研究显示，中度肥胖患者（BMI为35~39.9kg/m^2）和严重肥胖患者（BMI>40kg/m^2）院内死亡风险高。有的研究则显示，肥胖患者在CABG术后的死亡率没有明显提高。一项荟萃分析显示，肥胖患者CABG术后的院内死亡率低。另一项回顾性多中心队列研究也显示了潜在的保护作用。肥胖对CABG术后长期死亡率的影响的研究结果也不一致。多项研究结果一致性显示，肥胖患者术后伤口感染的风险增加。

三、肥胖与HF、心律失常

（一）肥胖与HF

过多的脂肪堆积会导致血流动力学的变化，使血容量和心输出量增加，全身血管阻力降低。过多的脂肪还通过肾素-血管紧张素-醛固酮系统和交感神经系统的激活而导致血压升高。另外，肥胖也直接影响到心肌，心肌脂肪堆积和随后的纤维化可导致左心室舒张末期内径（left ventricular end diastolic diameter，LVDD）增大和射血分数保留的心衰（ejection fraction preservation heart failure，HFpEF）发展。有肥胖的HFpEF患者出现向心性左室重构、右心室扩张和右心室功能不全的风险更大，运动能力也明显降低。与肥胖有关的CAD可导致收缩功能障碍，最终导致射血分数减低的心衰（heart failure with reduced ejection fraction，HFrEF）。与肥胖相关的合并症，如糖尿病、睡眠呼吸暂停低通气综合征，可增加肺动脉高压和右心衰竭及左心衰竭的风险。

多项研究已证实，肥胖是高血压、心血管疾病和左室肥厚（left ventricular hypertrophy，LVH）的主要危险因素，这些都是 HF 发展的强有力的危险因素。在一项纳入 5 881 名 Framingham 心脏研究参与者的研究中，在调整其他风险因素后，BMI 每增加 1 个单位，男性的 HF 发病率增加 5%，女性增加 7%，而且 HF 的风险在整个 BMI 范围内都会增加。这一点也在随后几项大型的前瞻性流行病学研究中得到证实。最近的研究表明，较高的 BMI 与 HFpEF 风险增高的关联比 HFrEF 更为密切。

在肥胖与 HF 结局方面，也存在着"肥胖悖论"。在同等程度 HF 的患者中，超重或 1 级肥胖的患者比体重正常的患者有更好的临床结局，这在 HFrEF 中比 HFpEF 中更明显。在 HFrEF、HFpEF 和急性失代偿期 HF 中均观察到肥胖对心血管预后的保护作用。一项新近的研究发现，HF 患者心外膜脂肪组织低与 HF 死亡率较高有关。另外，有研究发现肥胖患者的脑钠肽水平比正常体重的患者低。在严重肥胖的患者中，减重手术后的体重下降反而会使 N 末端 B 型钠尿肽原水平和 LVDD 增加。在晚期 HF 患者中，较多的脂肪组织和肌肉能发挥一定的保护作用，能减少心脏恶病质和肌肉减少症的风险和与之密切相关的不良结局。

目前，很少有证据表明 HF 患者体重减轻可改善临床结局和生存，但体重减轻可减轻症状，改善生活质量和其他临床状况，如睡眠呼吸暂停或糖尿病。此外，晚期 HF 患者的体重减轻可提高肥胖患者接受积极干预的可能性，如左室辅助设备植入和心脏移植。尽管最近的 HF 指南没有强调减轻体重，但认同与严重肥胖相关的高风险。因此，HF 患者中应减少肥胖症，特别是减少肥胖症发展到 2 级或 3 级水平。

在减重药物中，仅有脂肪酶抑制剂奥利司他（orlistat）对治疗肥胖和 HF 表现出有限的疗效和安全性。新型降糖药物胰高血糖素样肽受体激动剂和钠 - 葡萄糖共转运蛋白 2 抑制剂在临床试验中已显示出对减轻体重和减少 HF 住院及心血管死亡的疗效。随着临床研究的深入，这两类药物在肥胖合并 HF 患者中可能有更好的应用前景。

（二）肥胖与心律失常

过度肥胖增加心律失常风险，特别是猝死（sudden death，SCD）和房颤。肥胖已被确定为 SCD 最常见的非缺血性原因。BMI 每增加 5 个单位，SCD 的风险就增加 16%。腹部脂肪是 SCD 的一个风险标记物，潜在的机制包括 LVH、Q-T 间期延长、室性期前收缩和自主神经功能失调等。轻度肥胖和重度肥胖都增加室性心动过速（ventricular tachycardia，VT）/心室颤动（ventricular fibrillation，VF）和晚期电位的发生风险。研究发现，肥胖患者的 VT/VF 的发生与左室直径和质量增加、左室向心性肥大、LVDD 增加和复极异常有关。在肥胖和肥胖相关的 SCD 患者中常可见心电图碎裂 QRS 波，后者往往提示心肌传导存在异质性。QRS 碎裂和纤维化都是 SCD 的独立预测因素，这或许与肥胖患者的折返性室性心律失常的发生相关。作为一个可改变的风险因素，肥胖是减少 SCD 的干预靶点。

超重和肥胖增加发生房颤的风险。研究显示，BMI 在 30~34.9kg/m^2 范围内的阵发性房颤患者，发展为永久性房颤的风险增加 54%；而对于 2 级肥胖（BMI 在 35.0~39.9kg/m^2）患者，发展为永久性房颤的风险增加 87%。体重增加和中年高 BMI 与晚年房颤事件呈强相关。BMI 每增加 5 个单位，发生房颤的风险增加约 29%，外科术后房颤风险增加 10%，消融术后房颤风险增加 13%。超重和肥胖通过许多机制增加了房颤的风险，包括结构重构和电重构。研究发现，肥胖者常具有较高的左心房压力和容积。此外，肥胖者有明显的左心房重构和收缩力受损，且在心外膜脂肪堆积较多的区域这些变化更明显，提示心外膜脂肪在促进房颤中发挥重要作用。房颤与心外膜脂肪的关联强度大于腹部脂肪和全身肥胖。心外膜脂肪组织已经成为一个重要的促心律失常因素，它可能与肥胖患者发生房颤的额外风险增加有关。

大量研究已经证实了减重对房颤患者的获益。一项纳入 150 名受试者、随访了 15 个月的随机对照研究表明，大幅度减重和心脏代谢危险因素控制使房颤发作的累积时间、症状负担和严重程度评分大大降低，并可改善心脏重构。在一项队列研究中，积极的减重和危险因素控制可使房颤消融术后患者房颤复发的风险大大降低；5 年的长期随访研究发现，与对照组相比，能够实现体重减少 ≥ 10% 的人，摆脱房颤的可能性增加将近 6 倍。

肥胖对心血管疾病的影响具有异质性，相似 BMI 的个体可能具有不同的代谢和心血管疾病风险特征。肥胖相关的心血管并发症的发生风险不仅与身体的总脂肪质量相关，更多地取决于个体在局部脂肪分布上的差异。随着高龄群体中肥胖率的增加，有必要探究肥胖相关心脏功能障碍的潜在机制，并通过未来的研究来改进肥胖伴心血管疾病患者的管理。此外，随着年轻人中严重肥胖比例的急剧增加，我们需要更多的上游干预措施来促进一级预防，也需要针对肥胖这一慢性病采取更好的防治措施。

（杨 宁　李玉明）

参考文献

[1] POWELL-WILEY T M, POIRIER P, BURKE L E, et al. Obesity and cardiovascular disease: a scientific statement from the American Heart Association [J]. Circulation, 2021, 143 (21): e984-e1010.

[2] POIRIER P, GILES T D, BRAY G A, et al. Obesity and cardiovascular disease: pathophysiology, evaluation, and effect of weight loss: an update of the 1997 American Heart Association Scientific Statement on Obesity and Heart Disease from the Obesity Committee of the Council on Nutrition, Physical Activity, and Metabolism [J]. Circulation, 2006, 113 (6): 898-918.

2021 年 ESC 心肌和心包工作组《心脏淀粉样变性诊断和治疗立场声明》解读

心脏淀粉样变性(cardiac amyloidosis,CA)是由一些前体蛋白错误折叠并沉积于心脏组织所致。累及心脏的系统性淀粉样变性主要有两个亚型(占 98%),即免疫球蛋白轻链型(AL)和转甲状腺素蛋白型(ATTR)。ATTR 根据有无基因突变分为突变型(ATTRv)和野生型(ATTRwt),后者与老年相关。淀粉样物质 A 也可以导致 CA,但是非常少见。CA 预后差,AL 型诊断后平均生存期为 24 个月,ATTR 型为 31~69 个月,因此早期诊治对预后至关重要。2021 年 4 月 ESC 心肌和心包工作组在 *European Heart Journal* 上发表《心脏淀粉样变性诊断和治疗立场声明》,就筛查、诊断和治疗 3 个方面进行阐述,其中有多个图表,要点突出展示,使读者一目了然。本文就其重点内容进行解读,特别是对 AL 型和 ATTR 型 CA,其他类型极为少见且没有治疗方法,不做赘述。

一、诊断篇

(一) 何种情况下需要考虑 CA 可能

警示征(red flags):一些心脏外的全身表现结合心脏影像学特征或者一些心脏的症状、检查高度提示 CA 可能。CA 早期诊断对预后至关重要,因此当有任何这些临床特征时,需要高度怀疑 CA,建议进行确诊检查。

1. 心脏外症状

(1) 多发周围神经病变:主要见于 AL 型和 ATTR 型。

(2) 自主神经功能紊乱:主要见于 AL 型和 ATTR 型。

(3) 皮肤瘀斑:主要见于 AL 型。

(4) 巨舌:主要见于 AL 型。

(5) 双侧腕管综合征:主要见于 ATTR 型。

(6) 肱二头肌肌腱断裂:主要见于 ATTRwt 型。

(7) 玻璃状体沉积:主要见于 ATTR 型。

(8) 家族史:主要见于 ATTR 型。

(9) 肾功能不全,蛋白尿:主要见于 AL 型。

2. 心脏表现

(1) 既往高血压,目前血压正常甚至低血压。

(2) 心电图假性梗死、肢导低电压、房室传导阻滞(比较年轻就出现)。

(3) 与超声心动图检查不成比例的 NT-proBNP 升高。

(4) 右心衰竭而右室和瓣膜功能未见明显异常。

(5) 持续低水平肌钙蛋白升高。

(6) 超声心动图见心肌斑点样回声增强;右室壁增厚、瓣膜增厚、心包积液;纵向应变减低合并心尖保留现象。

(7)心脏磁共振：native T_1 升高，细胞外容量（ECV）增加，LGE 阳性。

3. 其他临床场景

(1)上述心脏表现同时合并浆细胞异常增生、肾病综合征、多发周围神经病或者慢性全身炎症，特别是出现 CA 特征性影像学表现。

(2)老年人存在左室肥厚、不伴左室扩张，如果合并射血分数保留的心衰或者需要干预的主动脉瓣狭窄时，需要考虑 CA（图 1）。

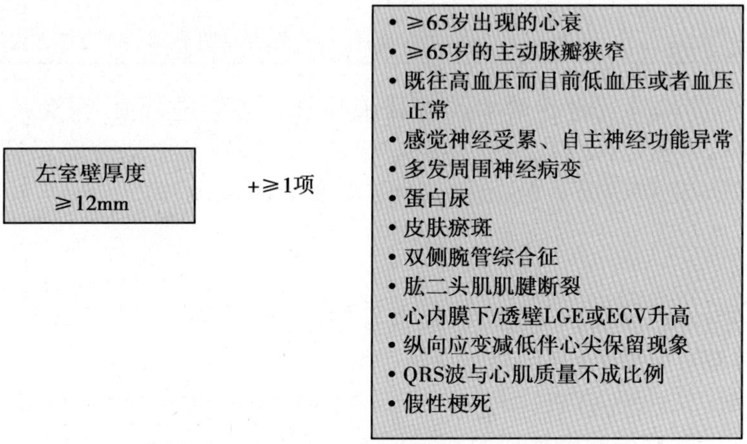

图 1　考虑对以下患者进行 CA 的进一步检查

（二）高度提示 CA 的影像学指标

1. 超声心动图　在临床工作中具有无创、简捷、对患者无要求以及价格等优势。对于以下的一些特征应该考虑到有 CA 可能：无法解释的左室肥厚（≥ 12mm）+（1）或者（2）。

(1)特征性表现（≥ 2 个）：①2 级及以上舒张功能异常；②组织多普勒 s'、e' 和 a' 减低（<5cm/s）；③左室整体纵向应变减低（绝对值 <–15%）。

(2)多个评分累积 ≥ 8 分：①相对左室壁厚度［（室间隔 + 左室后壁）/ 左室舒张末内径］>0.6，计 3 分；②多普勒 E/E'>11，计 1 分；③ TAPSE ≤ 19mm，计 2 分；④左室整体纵向应变绝对值≤ –13%，计 1 分；⑤收缩纵向应变心尖与基底比值>2.9，计 3 分。

2. 心脏磁共振　需要考虑 CA 特征性表现：(1) 和 (2) 必备。

(1)弥漫心内膜下或者透壁 LGE。

(2)钆动力学异常。

(3)ECV ≥ 0.4（高度支持，不是必需 / 诊断）。

（三）诊断流程

如果患者的症状、体征、实验室检查和影像学检查高度提示 CA，需要快速明确诊断，因为 CA 预后与早期诊断密切相关，特别是 AL 型。由于 CA 中 98% 为 AL 型和 ATTR 型，因此诊断流程主要针对这两种。其中，主要进行 ^{99m}Tc-PYP（目前我国内可以临床使用）、DPD 和 HMDP 骨扫描和通过血、尿免疫固定电泳和血清游离轻链评估是否存在单克隆免疫球蛋白。

1. ^{99m}Tc- 二膦酸盐显像　使用心脏与骨（肋骨）摄取比较的视觉评分方法见表 1。当平面显像或 SPECT 显像在 1 或 3 小时的视觉评级为 2~3 级时，诊断为 ATTR 阳性；评级为

0~1 级时，则诊断为 ATTR 阴性。

表 1　与骨(肋骨)摄取相比，心肌 ^{99m}Tc- 二膦酸盐摄取的视觉分级

分级	心肌 ^{99m}Tc-PYP 摄取
0 级	无摄取，肋骨正常摄取
1 级	摄取低于肋骨摄取
2 级	摄取等于肋骨摄取
3 级	摄取大于肋骨摄取，伴有肋骨摄取明显减低 / 肋骨无摄取

2. 针对轻链淀粉样变进行的血清和尿液检查　需要进行血、尿免疫固定电泳和血清游离轻链检测，明确是否存在单克隆免疫球蛋白。特别是血清游离轻链可以检测到低水平单克隆轻链。正常情况下血尿免疫固定电泳为阴性，游离轻链 κ/λ 比值正常范围为 0.25~1.65。

3. 活检

(1) 有创诊断：心内膜心肌活检阳性或者心外组织活检阳性加上上述超声心动图和 / 或核共振影像学标准可以用于所有类型的 CA 诊断。

(2) 无创诊断：仅针对 ATTR 型 CA，由于核素显像的高度特异性和敏感性，如果为 2~3 级摄取，同时血、尿免疫固定电泳以及血清游离轻链阴性，结合上述超声心动图和 / 或核共振影像学标准也可以确诊，不需要进行组织活检。

4. 诊断路径(图 2)

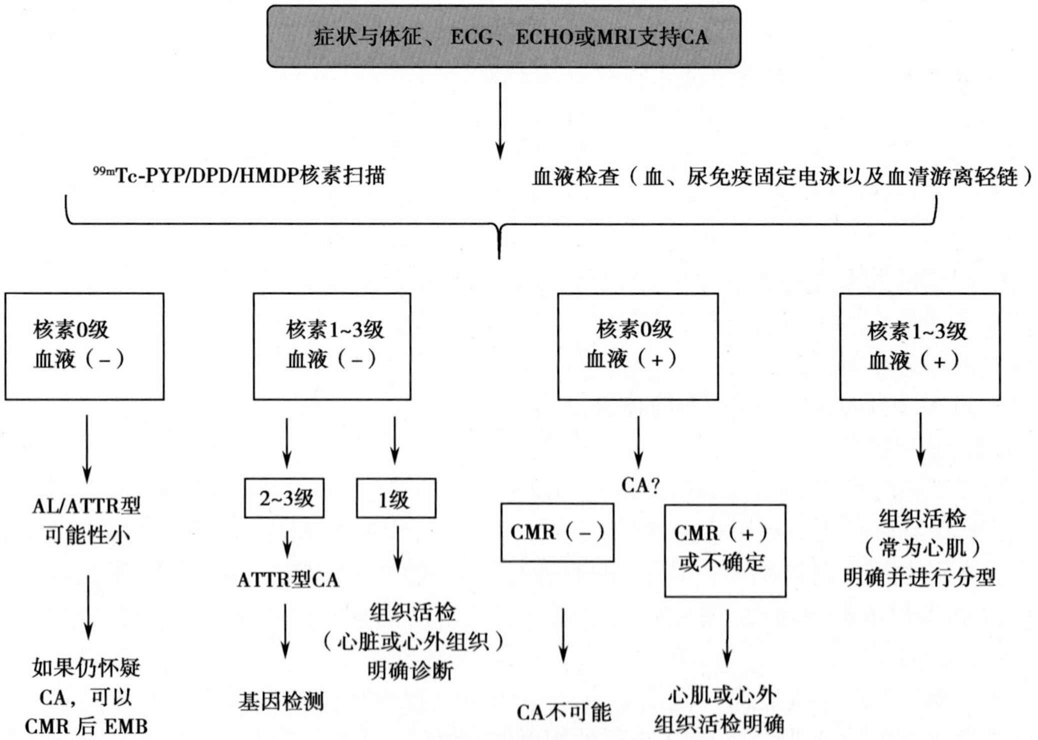

图 2　诊断路径图

（四）要点小结

1. 室壁增厚合并有心脏和心脏外警示征或者某些临床情况下，需要考虑 CA 可能。

2. 基于骨扫描显像联合免疫球蛋白单克隆检查，可以在具有以上征象的患者中明确诊断。

二、预后篇

（一）风险评估

建立主要以生物标志物为基础的评分系统，对 CA 进行分级和判断预后。目前仅在诊断时根据当时情况进行危险评分，尚未建立治疗随诊后的危险评分。

1. AL 型 CA　比较经典的是 Mayo 分期，采用的危险指标为游离轻链差（≥ 18mg/dl）、肌钙蛋白 T（≥ 0.025ng/ml）和 NT-proBNP（≥ 1 800pg/ml）。1 级表示 0 个危险指标，5 年生存率为 68%；2 级表示 1 个危险指标，5 年生存率为 60%；3 级表示 2 个危险指标，5 年生存率为 28%；4 级表示 3 个危险指标，5 年生存率为 14%。

2. ATTR 型 CA　ATTRwt 的 Mayo 分期与 AL 型类似，采用的危险指标为肌钙蛋白 T（≥ 0.05ng/ml）和 NT-proBNP（≥ 3 000pg/ml）。1 级表示 0 个危险指标，4 年生存率为 57%，中位生存期为 66 个月；2 级表示 1 个危险指标，4 年生存率为 42%，中位生存期为 40 个月；3 级表示 2 个危险指标，4 年生存率为 18%，中位生存期为 20 个月。

英国国家淀粉样变中心（NAC）将 eGFR<45ml/（min·1.73m^2）和 NT-proBNP>3 000pg/ml 作为危险指标，用于 ATTR 型 CA（包括遗传型和野生型）分级。1 级表示 0 个危险指标，中位生存期为 69.2 个月；2 级表示 1 个危险指标，中位生存期为 46.7 个月；3 级表示 2 个危险指标，中位生存期为 24.1 个月。

（二）随访流程

1. 没有研究涉及 CA 患者的最佳随访方案，目前常用的方案是 ATTR 型 CA 患者每 6 个月进行心电图（ECG）和完整血液检查（包括 NT-proBNP 和肌钙蛋白），以及每 12 个月进行超声心动图 /MRI 和 24 小时动态心电图检查。AL 型 CA 患者主要在血液科进行随诊，最初血液病治疗阶段需要每月进行随访，必要时进行心脏评估和检查。

2. 基因携带者随访　遗传性淀粉样变性患者的家属应该进行基因检测和咨询。所有遗传性淀粉样变性都是成年人发病，因此，未成年人基因检测是不可取的。如果条件允许，可以在青年时期进行基因检测，可能有助于指导职业选择或用于制定生育计划。由于发病年龄、临床外显率和进展取决于突变基因，建议在家族先证者（或有同样突变的其他人）发病年龄前 10 年或一旦出现与淀粉样变相一致的症状时，对携带者进行疾病评估。建议 ATTRv 患者每年进行 ECG、超声心动图和血液检查（NT-proBNP 和肌钙蛋白）以及神经系统和眼睛评估，每 2 年进行动态心动图评估，每 3 年或者以上检查出现异常进行核素扫描检查。

（三）要点小结

1. 有一些评分系统可以评估预后，如何评估进展的数据有限。在新的、有效治疗方法的年代，这是一个未满足的需要。

2. 遵循既定方案对 CA 和基因突变携带者进行随访。

三、治疗篇

CA 的治疗分为两大部分：①治疗和预防并发症；②阻止或者延缓淀粉样蛋白沉积的特

异性治疗。

（一）治疗并发症和合并症（表2）

表2 CA并发症和合并症处理

并发症或合并症	处理
主动脉瓣狭窄	严重主动脉瓣狭窄提示预后不佳。合并ATTRwt进行TAVI提示发生AVB风险增加。淀粉样变性所致的主动脉瓣狭窄进行TAVR有助于改善预后
血栓栓塞	CA通常是发生血栓栓塞的高危人群。如果合并AF，建议抗凝，且不依赖于CHADS-VASC评分。一些窦性心律患者也可以酌情抗凝
传导异常	按照常规指征安装起搏器。如果起搏负荷高，可以考虑CRT
心衰	控制入量、利尿。不要使用β受体阻滞剂、ACEI和ARB。大多数患者不适合LVAD，一些患者可以考虑心脏移植
房颤	建议抗心律失常治疗，使用胺碘酮；慎用地高辛。电转复并发症多，AF易复发，电转复前除外血栓。AF消融证据不足，有争议
室性心律失常	ICD可以用于二级预防，通常不建议用于一级预防。推荐使用经血管而非经皮的ICD

（二）特异性治疗

1. AL型CA　抑制异常产生的游离轻链可减缓AL型疾病进展。建议如符合自体干细胞移植（ASCT）条件的患者可以在高剂量马法兰化疗后进行。不能ASCT的患者，进行以硼替佐米为基础的联合方案治疗，包括可以使用CD38单抗。心脏病专家的作用有：①在初始血液治疗时进行心脏评估，包括考虑是否能够进行ASCT；②心脏移植评估；③化疗期间心脏监测。

2. ATTR型CA　针对TTR的新型疗法可减缓和预防ATTR型疾病的进展。有效的治疗包括减少突变TTR（肝移植）和总TTR（基因沉默子）的数量或稳定循环中的TTR分子（稳定剂），防止其解离或分裂成淀粉样蛋白片段。目前的治疗方案分为ATTRwt和ATTRv。前者建议考虑使用氯苯唑酸（tafamidis），是一种口服TTR稳定剂，可与TTR四聚体结合，防止其解离为不稳定的致淀粉物质单体。在转甲状腺素蛋白心脏淀粉样变的临床试验（ATTR-ACT）中，与安慰剂相比，服用氯苯唑酸的ATTR型CA患者死亡率降低32%（30个月）。ATTRv如果仅有心脏受累，推荐服用氯苯唑酸，如果心脏病变合并神经病变，可以考虑使用RNA沉默剂——小干扰RNA patisiran。

（三）要点小结

1. CA治疗包括治疗和预防并发症，以及通过特殊治疗停止或延迟淀粉沉积。

2. ATTR型CA的特异药物治疗包括稳定分子（tafamidis）和基因沉默子（patisiran和inotersen）。

3. tafamidis是目前唯一一种在ATTRwt和ATTRv合并心肌病变患者中进行随机试验显示有效的药物，应考虑合理使用。

四、结语

近年来，对CA的诊断评估和治疗方法已得到重大改善。随着AL型和ATTR型特异性治疗的进展，人们对 CA 早期识别和诊断重要性的认识不断增加。心血管专科医生学习识别 CA 的临床线索、掌握有效的诊断策略并了解主要治疗进展势在必行。该立场声明旨在为临床医生提供诊断和管理的关键要素，帮助早期识别、诊断和治疗，希望进一步改善 CA 患者的预后。

最后，以图 3 进行总结。

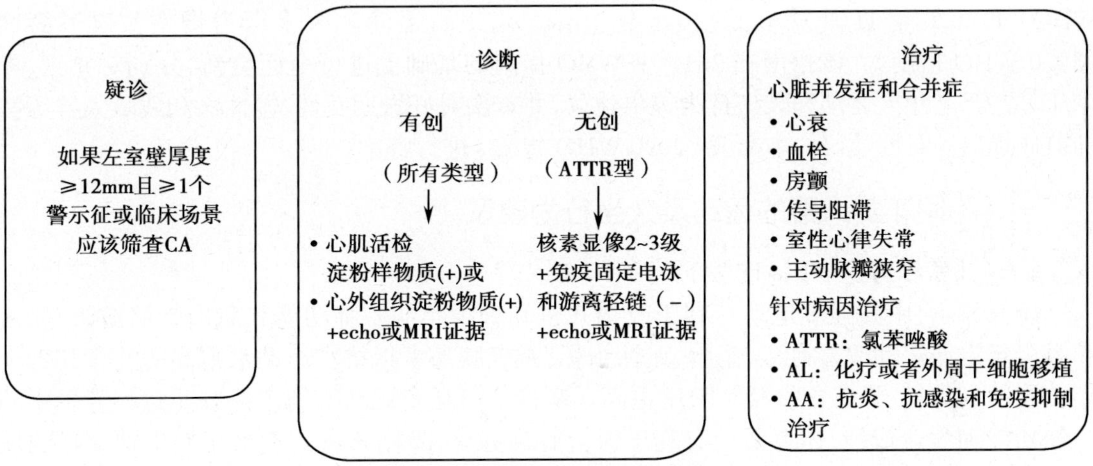

图 3　CA 的筛查、诊断和治疗一览

（田 庄　沈珠军）

《2020 年世界卫生组织运动和久坐行为指南》解读

运动减少、久坐行为影响人群健康甚至威胁生命，世界卫生组织（World Health Organization，WHO）于 2020 年 11 月发布了《2020 年世界卫生组织运动和久坐行为指南》，以下简称《2020 WHO 指南》。该指南在 2010 年 WHO 指南的基础上进行全面更新，分别对儿童、青少年、成人、老年人运动和久坐行为提出建议，并首次对妊娠期女性、慢性病和残障人群等特殊群体提出针对性建议。本文就《2020 WHO 指南》进行解读。

一、不同年龄人群的运动及久坐行为建议

（一）儿童和青少年（5~17 岁）

研究显示，中高强度运动有利于改善儿童和青少年的心肺功能和肌肉骨骼健康，儿童和青少年定期运动改善血压、血脂、血糖指标，减轻胰岛素抵抗。运动水平高的儿童和青少年较同龄人骨量、骨矿含量及骨密度更高。坚持中高强度运动有助于提升儿童和青少年的认知功能和学业成绩，体育活动有利于保持心理健康，降低儿童和青少年发生抑郁症的风险。荟萃分析显示，每周多次运动且持续运动超过 6 周的儿童和青少年较不运动同龄人的认知功能及记忆水平有更大提升。另有荟萃分析纳入 162 项研究（包含来自 31 个国家的 204 171 名个体），结果显示，运动总体强度与身体、心理和认知健康指标呈正相关。

儿童与青少年运动和健康获益的剂量 - 反应关系尚不明确，研究证据显示每天 60 分钟中高强度运动（以有氧运动为主）有益于儿童和青少年的健康，与中等强度的持续训练相比，间断高强度训练对心肺健康可能更有益。《2020 WHO 指南》推荐，儿童及青少年每周进行至少 3 天增强肌肉和骨骼的运动，循序渐进的运动方式有助于降低儿童和青少年运动风险。

尽管课外阅读、作业、绘画等久坐活动有助于提升成长期的儿童和青少年的认知功能和社会能力，但越来越多的证据显示，儿童和青少年在屏幕前（如电视和电脑）久坐的时间增加与不良健康状况和社会行为有关。因此，《2020 WHO 指南》首次建议对儿童久坐行为（尤其是久坐于屏幕前的时间）加以限制（表 1）。

表 1　2020 年 WHO 运动及久坐行为指南对于儿童和青少年的推荐

推荐条目	推荐级别	证据水平
运动		
每周平均每天进行 60 分钟以上中高强度运动，以有氧运动为主	强烈推荐	中
每周进行 3 天以上高强度有氧运动及增强肌肉和骨骼力量训练	强烈推荐	中
久坐行为		
限制儿童和青少年的久坐时间，尤其是久坐于屏幕前的时间	强烈推荐	低

（二）成人（18~64 岁）

高级别证据表明，运动能够降低成人高血压、2 型糖尿病和心血管疾病发病率，降低全因死亡率和心血管死亡率，且不受运动水平和强度的限制。运动有助于降低结肠癌和乳腺

癌风险,或可降低成人罹患膀胱癌、子宫内膜癌、食管癌、胃癌以及肾癌风险。大量中高强度运动有助于提高认知、记忆和执行功能,降低成人发生认知功能障碍与阿尔茨海默病的风险。相比于较少运动的成人,经常运动者罹患焦虑症和抑郁症的风险较低。此外,规律运动还有利于减重、改善睡眠和生活质量。

与儿童和青少年不同,成人运动水平和健康获益呈正相关。每周150~300分钟中等强度有氧运动降低全因死亡率、心血管疾病死亡率、2型糖尿病和癌症风险,运动时间越长,获益越大。《2020 WHO指南》基于无论多长时间的运动均有益于健康的证据,取消了过去对于有氧运动应至少持续10分钟的建议。尽管目前尚缺乏成人运动获益大于风险的证据,但运动导致的突发心脏不良事件罕见,常与过度剧烈运动相关;运动可导致骨骼肌损伤,但不增加骨折或膝髋部骨关节炎的风险。随着运动强度增大,冠心病和心衰患者发生心血管事件的相对风险增加,但绝对风险较低,运动中逐渐增加运动频率和强度可以降低相关不良事件的风险。

近年研究显示,成人久坐行为增加罹患心血管疾病、癌症和2型糖尿病的风险,增加全因死亡率、心血管疾病死亡率和癌症死亡率。久坐行为还可增加子宫内膜癌、结肠癌和肺癌的风险。久坐时间与全因死亡率呈正相关,久坐7.5~9小时死亡风险增加,超过9.5小时更显著(表2)。

表2　2020年WHO运动及久坐行为指南对于成人的推荐

推荐条目	推荐级别	证据水平
运动		
所有成人进行规律运动	强烈推荐	中
每周进行150~300分钟以上中等强度的有氧运动,或75~150分钟以上高强度有氧运动,或等量中高强度组合运动	强烈推荐	中
每周进行≥2天中等或更高强度的增强肌肉运动	强烈推荐	中
中等强度有氧运动每周可增至300分钟以上,或高强度有氧运动增至150分钟以上,或进行等量的中高强度组合运动	有条件推荐	中
久坐行为		
限制久坐时间,任何强度(包括低强度)的运动代替久坐均有益于健康	强烈推荐	中
为减少久坐对健康的危害,应进行高于推荐水平的中高强度运动	强烈推荐	中

(三)老年人(≥65岁)

老年人运动获益与普通成人相同,老年人运动与健康结局(包括跌倒相关损伤、身体功能下降、虚弱和骨质疏松症)的研究显示,运动有助于保持老年人骨骼健康,提高心肺适应性和身体灵活性,降低虚弱和身体机能下降的风险;老年人运动水平与身体机能下降风险呈负相关,老年人增加运动频率、持续时间和总量有利于维持身体功能、降低死亡风险。与单一运动类型相比,进行多种类运动的老年人跌倒发生率更低、骨骼更健康,进行平衡、力量、耐力、步态和身体功能训练的复合运动可降低跌倒受伤的风险。研究显示,老年人进行指南推荐类型及强度的运动发生不良事件的风险较低。

《2020 WHO指南》对老年人的运动和久坐行为推荐与成人相同,强烈推荐老年人每周

进行 ≥ 3 天中高强度运动，增加功能平衡和力量训练为主的复合运动，根据健康状态调整运动强度，以增强身体机能并预防跌倒损伤。

二、特殊人群运动及久坐行为建议

(一) 孕产妇

妊娠期运动可以降低糖尿病、高血压、产后抑郁及体重增加的风险。大量中高级别证据表明，妊娠期运动不增加与流产、死产或分娩并发症发生率，降低早产风险。运动相关获益不随运动类型或持续时间改变，孕产妇应参加各种有氧运动和增强肌肉力量的活动。久坐行为增加妊娠期和产后女性全因死亡率、心血管疾病及癌症死亡的风险，增加心血管疾病、癌症和 2 型糖尿病的发病率，怀孕期间久坐行为还与妊娠体重过度增加、高血压、血脂异常和血糖升高有关。

《2020 WHO 指南》首次针对妊娠期和产后女性运动提出具体运动方案，建议限制久坐时间，鼓励进行任何强度（包括轻度）的体力活动，从少量的体力活动开始，随着时间的推移逐渐增加频率、强度和持续时间。可以每天进行骨盆底肌肉训练，以减少尿失禁的风险（表 3）。考虑到孕产妇群体的特殊性，对孕产妇运动注意事项进行阐述（表 4）。孕妇和产后妇女应该限制久坐，任何活动取代久坐均有益于健康。

表 3　2020 年 WHO 运动及久坐行为指南对于孕产妇的推荐

推荐条目	推荐级别	证据水平
运动		
孕产妇应进行规律运动	强烈推荐	中
每周至少进行 150 分钟中等强度有氧活动	强烈推荐	中
推荐各种有氧运动和肌肉强化运动，增加轻柔的拉伸活动是有益的	强烈推荐	中
妊娠前惯于从事高强度有氧运动或体力活动的女性，可在妊娠期和产后继续	强烈推荐	中
久坐行为		
孕产妇应减少久坐时间，任何强度（包括低强度）的运动代替久坐均有益于健康	强烈推荐	低

表 4　2020 年 WHO 运动及久坐行为指南关于孕产妇运动的注意事项

注意事项
避免在高温中进行运动，特别是在高湿度环境下
在运动前、运动中和运动后喝水以补充水分
避免参加有身体接触、跌倒风险大或低氧环境（如在高海拔地区）的运动
妊娠早期避免仰卧位活动
孕妇考虑进行体育竞赛或超过指南推荐限度的运动时，应在专业保健提供者的监督下进行
出现不适或危险情况，立即停止活动，并咨询专业医务人员
分娩后逐步恢复运动，剖宫产术后则应咨询保健提供者

(二) 慢性病患者（≥ 18 岁）

《2020 WHO 指南》首次对癌症、高血压、2 型糖尿病及艾滋病患者的久坐行为提出建议。对运动和久坐行为的推荐与成人及老年人的推荐一致。

1. 癌症　运动可以改善癌症患者体内代谢、炎症反应状态和激素水平。现有证据表明，运动可降低多种癌症的全因死亡率及肿瘤相关死亡率，主要包括乳腺癌、结直肠癌、胶质瘤、血液系统肿瘤、肺癌、前列腺癌及胃癌。各种类型的运动可能都对癌症患者有益，运动量与全因死亡率和癌症死亡率降低呈正相关。

2. 高血压　运动可以降低高血压患者心血管相关死亡率，延缓疾病进展，改善身体功能和生活质量。与不运动相比，经常运动可以使高血压患者的收缩压降低约 12mmHg，舒张压降低约 6mmHg。高血压患者心血管疾病的死亡风险随着运动水平的提高而下降。WHO 指南建议，有氧运动、肌肉增强活动以及两者结合降低心血管并发症的风险。

3. 2 型糖尿病　运动可以改善 2 型糖尿病患者的糖化血红蛋白、血压、血脂和体重指数等代谢指标，降低心血管疾病死亡率。尚缺乏评估运动对 2 型糖尿病患者生活质量和身体功能影响的足够证据。与不运动的 2 型糖尿病患者相比，少量运动者心血管死亡风险下降 32%（*HR*=0.68，95% *CI* 0.51~0.92），达到指南推荐运动量的患者心血管死亡风险下降 40%（*HR*=0.60，95% *CI* 0.44~0.82）。

4. 艾滋病　运动可以改善艾滋病毒感染者的身体和心理健康状态，减少焦虑和抑郁症状。运动对艾滋病进展的指标如 CD4 计数或病毒载量等无不良影响。

（三）残障儿童和青少年（5~17 岁）以及残障成人（≥ 18 岁）

《2020 WHO 指南》首次对残障群体运动及久坐行为提供建议，对残障儿童、青少年、成人（包含老年人）的运动和久坐行为推荐与普通儿童、青少年、成人（包含老年人）相同。强调由于残障人群受到身体条件的限制，运动时间和强度可能达不到指南推荐水平，但也应尽量减少久坐、循序渐进地增加运动以促进健康。

普通儿童和青少年在运动中的获益同样适用于残障儿童和青少年，如提高心肺功能、改善肌肉骨骼健康等。运动还可以改善患有注意缺陷、多动障碍等认知功能损害的儿童的认知功能。残障成人同样从运动中获益，对于不同的个体还可能有更多获益。研究显示，对于多发性硬化症患者，运动可以改善身体灵活性、步行速度和耐力，还可以提高认知能力。对于脊髓损伤患者，运动可以减轻肩痛，改善瘫痪肢体的血管功能，改善肌肉力量和上肢功能，提高生活质量。对于帕金森病、卒中、精神分裂症、智力残障、严重抑郁症患者，运动可以改善运动耐力和身体灵活性，提高认知和生活质量。关于残障群体久坐行为与健康结局关系的主要研究证据与普通成人相似，但证据等级降为低级。

三、总结

坚持规律的有氧运动可降低各年龄段和各特殊类型人群的全因死亡率和心血管疾病相关死亡，在高血压、糖尿病、心血管疾病及癌症等各种慢性病的发生、发展中起重要保护作用，延缓衰老所致身体功能减退，改善睡眠、认知功能和心理健康。长期久坐行为增加心血管死亡、癌症死亡和全因死亡风险。《2020 年世界卫生组织运动和久坐行为指南》基于近年的医学研究证据，针对不同人群提出针对性建议，关注孕产妇、慢性病及残障群体，指南鼓励健康保健人员和专家联合制定个体化运动方案，鼓励通过限制久坐行为、增加运动及体力活动促进全人群身心健康。

（诸葛瑞琪　刘梅林）

参考文献

[1] World Health Organization. WHO Guidelines on Physical Activity and Sedentary Behaviour [S]. Geneva: World Health Organization, 2020.

[2] Physical Activity Guidelines Advisory Committee. 2018 Physical Activity Guidelines Advisory Committee Scientific Report [M]. Washington, DC: US Department of Health and Human Services, 2018.

[3] XUE Y, YANG Y, HUANG T. Effects of chronic exercise interventions on executive function among children and adolescents: a systematic review with meta-analysis [J]. Br J Sports Med, 2019, 53 (22): 1397-1404.

[4] POITRAS V J, GRAY C E, BORGHESE M M, et al. Systematic review of the relationships between objectively measured physical activity and health indicators in school-aged children and youth [J]. Applied Physiol Nutr Metab, 2016, 41 (6 Suppl 3): S197-S239.

[5] CAO M, QUAN M, ZHUANG J. Effect of high-intensity interval training versus moderate-intensity continuous training on cardiorespiratory fitness in children and adolescents: a meta-analysis [J]. Int J Environ Res Public Health, 2019, 16 (9): 1533.

[6] CARSON V, HUNTER S, KUZIK N, et al. Systematic review of sedentary behaviour and health indicators in school-aged children and youth: an update [J]. Applied Physiol Nutr Metab, 2016, 41 (6 Suppl3): S240-S265.

[7] EKELUND U, TARP J, STEENE-JOHANNESSEN J, et al. Dose-response associations between accelerometry measured physical activity and sedentary time and all cause mortality: systematic review and harmonised meta-analysis [J]. BMJ, 2019, 366: l4570.

[8] World Health Organization. Global recommendations on physical activity for health [S]. Geneva: World Health Organization, 2010.

[9] BRASURE M, DESAI P, DAVILA H, et al. Physical activity interventions in preventing cognitive decline and Alzheimer-type dementia: a systematic review [J]. Ann Intern Med, 2018, 168 (1): 30-38.

[10] HANSEN D, ABREU A, AMBROSETTI M, et al. Exercise intensity assessment and prescription in cardiovascular rehabilitation and beyond: why and how: a position statement from the Secondary Prevention and Rehabilitation Section of the European Association of Preventive Cardiology [J]. Eur J Prev Cardiol, 2021: zwab007.

[11] SHERRINGTON C, FAIRHALL N, KWOK W, et al. Evidence on physical activity and falls prevention for people aged 65+ years: systematic review to inform the WHO guidelines on physical activity and sedentary behavior [J]. J Phys Act Health, 2020, 17 (1): 144.

[12] SHERRINGTON C, FAIRHALL N J, WALLBANK G K, et al. Exercise for preventing falls in older people living in the community [J]. Cochrane Database Syst Rev, 2019, 1 (1): CD012424.

[13] DAVENPORT M H, RUCHAT S M, SOBIERAJSKI F, et al. Impact of prenatal exercise on maternal harms, labour and delivery outcomes: a systematic review and meta-analysis [J]. Br J Sports Med, 2019, 53 (2): 99-107.

[14] FAZZI C, SAUNDERS D H, LINTON K, et al. Sedentary behaviours during pregnancy: a systematic review [J]. Int J Behav Nutr Phys Act, 2017, 14 (1): 32.

[15] FRIEDENREICH C M, STONE C R, CHEUNG W Y, et al. Physical activity and mortality in cancer survivors: a systematic review and meta-analysis [J]. JNCI Cancer Spectr, 2019, 4 (1): pkz080.

[16] STAMATAKIS E, LEE I M, BENNIE J, et al. Does strength-promoting exercise confer unique health benefits ? A pooled analysis of data on 11 population cohorts with all-cause, cancer, and cardiovascular mortality endpoints [J]. Am J Epidemiol, 2018, 187 (5): 1102-1112.

[17] COSTA E C, HAY J L, KEHLER D S, et al. Effects of high-intensity interval training versus moderate-intensity continuous training on blood pressure in adults with pre-to established hypertension: a systematic review and meta-analysis of randomized trials [J]. Sports Med, 2018, 48 (9): 2127-2142.

[18] SADARANGANI K P, HAMER M, MINDELL J S, et al. Physical activity and risk of all-cause and cardiovascular disease mortality in diabetic adults from Great Britain: pooled analysis of 10 population-based cohorts [J]. Diabetes Care, 2014, 37 (4): 1016-1023.

[19] HEISSEL A, ZECH P, RAPP M A, et al. Effects of exercise on depression and anxiety in persons living with HIV: A meta-analysis [J]. J Psychosom Res, 2019, 126: 109823.

[20] STUCKENSCHNEIDER T, ASKEW C D, MENESES A L, et al. The effect of different exercise modes on domain-specific cognitive function in patients suffering from Parkinson's Disease: a systematic review of randomized controlled trials [J]. J Parkinsons Dis, 2019, 9 (1): 73-95.

《2020 年 ESC 成人先天性心脏病管理指南》解读

《2020 年 ESC 成人先天性心脏病（ACHD）管理指南》在 2020 年欧洲心脏病学会年会（ESC）会议上重磅发布。距离上一版指南（2010 年）已有十年之久，新指南的更新内容涉及疾病诊断、复杂程度分级、治疗团队组建、风险评估、心律失常管理、肺动脉高压治疗、抗凝方案、终身管理计划、高危妊娠分类以及导管介入治疗领域的关键临床问题。本文就指南更新亮点进行解读。

一、成人先心流行病学的新趋势和新命名

到目前为止，世界范围内先心病的患病率为每 1 000 名新生儿中有 9 名，地理差异很大。虽然在许多西方发达国家，由于胎儿筛查和终止妊娠，严重先心病的患病率正在下降，但全球范围内的总体患病率正在上升。由于过去的几十年药物、外科和其他技术的发展，90% 以上的先心病患者在出生后都能活到成年。因此，社区中先心病的患病率（包括先心病术后患者）正在增加，现远远超过了儿童先心病的数量。

同时，指南提出，90% 的轻度 ACHD 患者、75% 的中度 ACHD 患者和 40% 的复杂 ACHD 患者可活到 60 岁以上。因此，相较于长大的（grown-up），新指南使用成人（adult）为术语更加贴切，ACHD 与国际行文一致，也是和 ACHD 的终身管理理念（见下文）相对应。

二、成人先心病复杂程度分级

先心病种类繁多，各种疾病预后差别大，专业性很强，为了使得患者及非该专业的医务工作者对先心病患者总体上有个了解，指南将先心病分为轻度、中度或重度三类。2018 年美国成人先心病指南中，将先心病根据解剖及病理生理复杂程度，分为简单、中度复杂、非常复杂先心病。笔者认为，相对于这种分类法，2020 年 ESC 的新分类更具实践意义（表 1）。

表 1　先心病复杂程度分级

分级	内容
轻度	• 孤立性先天性主动脉瓣疾病和二叶式主动脉疾病 • 孤立性先天性二尖瓣疾病（降落伞型瓣、瓣叶裂缺除外） • 轻度孤立性肺动脉狭窄（漏斗型、瓣膜型、瓣上型） • 孤立的小型 ASD、VSD 或 PDA • 修复继发孔 ASD、静脉窦缺损、室间隔缺损或 PDA，无残留或后遗症，如心室扩大、心室功能不全或 PAP 升高

续表

分级	内容
中度	**（未详细说明修复或未修复）** • 肺静脉异常连接（部分或全部） • 冠状动脉异常起源肺动脉 • 冠状动脉异常起源于对侧窦 • 主动脉瓣下或瓣上狭窄 • 部分或完全性房室间隔缺损，包括原发性 ASD（不包括肺血管疾病） • 继发性 ASD，中度或大型未修补缺损（不包括肺血管疾病） • 主动脉缩窄 • 双腔右心室 • Ebstein 畸形 • 马方综合征及其相关的 HTAD、Turner 综合征 • 未修复的中度或大型动脉导管未闭（除外肺血管疾病） • 周围性肺动脉狭窄 • 肺动脉狭窄（漏斗型、瓣膜型、瓣上型），中度或重度 • 主动脉窦瘤 / 瘘 • 静脉窦缺损 • 法洛四联症 - 修复术后 • 大动脉转位动脉转位术后 • 室间隔缺损伴相关异常（不包括肺血管疾病）和 / 或中度以上分流
重度	**（未详细说明修复或未修复）** • 任何与肺血管疾病相关的先心病（修复或未修复）（包括艾森门格综合征） • 任何发绀型先心病（未手术或已减轻） • 心室双出口 • Fontan 转流 • 主动脉弓离断 • 肺动脉闭锁（各种形式） • 大动脉转位（动脉转位手术除外） • 单室心（包括左 / 右心室双入口、三尖瓣 / 二尖瓣闭锁、左心发育不全综合征、任何其他解剖异常合并功能性单室心） • 永存动脉干 • 其他复杂的房室传导异常和心室动脉异常连接（如十字交叉心脏、内脏异位综合征、心室倒置）

三、ACHD 的终身化管理和专科管理团队的组建

本次指南指出先心病的管理是一个终身过程，而 2010 年 ESC 指南及 2018 年美国先心指南对此概念并未强调。随着治疗技术的发展，许多先心病患者均得到有效治疗。然而，医师不能对此过于乐观，许多先心病修复术后患者，在余下人生中，可能会并发肺动脉高压、心律失常以及残余分流等并发症，另外还有一批患者可能还遗留其他先天性异常在既往治疗时没有被发现。因此，即使是修复术后先心病患者，也需要定期随访。此外，ACHD 患者还面临结婚、生育等问题。因此，对 ACHD 患者的管理是一个终身的过程（图 1，彩图见二维码 1）。

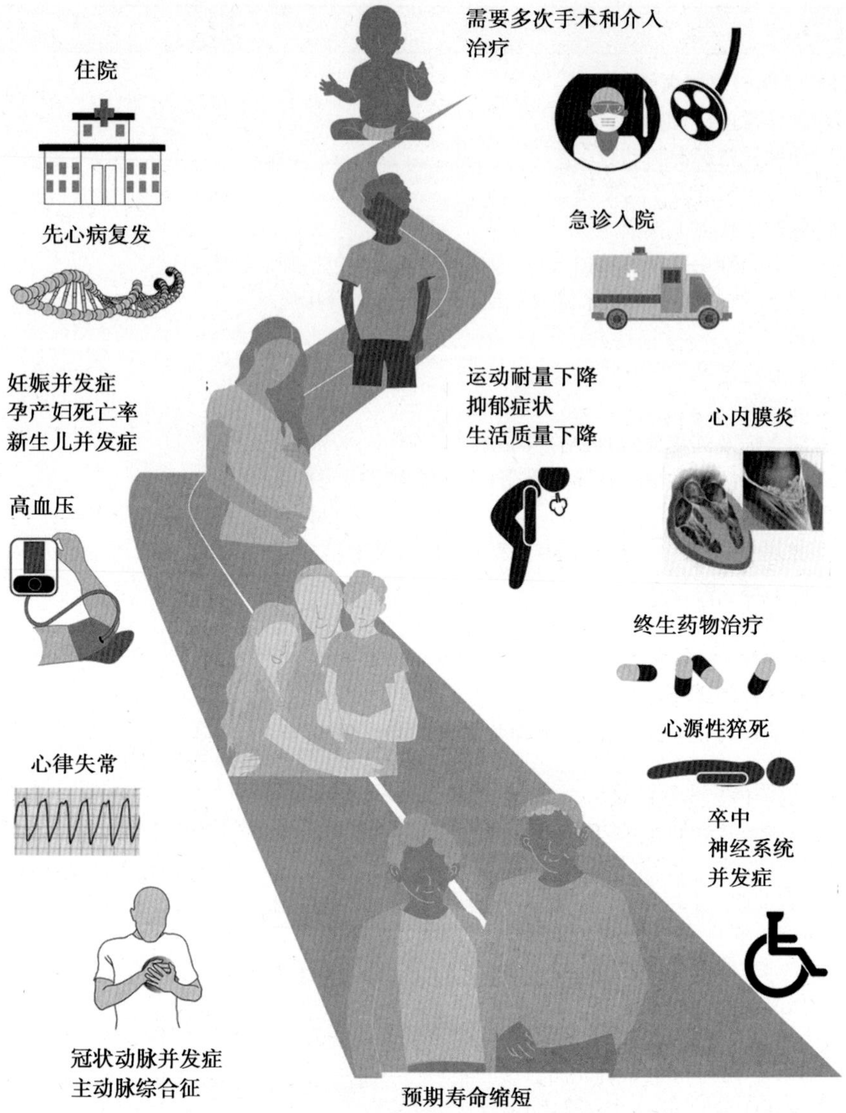

图 1　先天性心脏病是一种终身慢性病

二维码1

当先心病患者接近成年时，他们需要转移到由多学科组成的 ACHD 专科管理中心（表 2）。这种转移之前应该有一个预备性的过渡阶段，这一阶段会持续到成年，需要专门的医疗保健机构和培训计划来满足这些患者群体的需求。指南建议所有 ACHD 患者在专科中心就诊一次，允许 ACHD 专家为每个患者制定最合适的护理水平和随访间隔。

表 2　ACHD 专科管理中心的工作人员需求

成员	数量
具有 ACHD 认证的成人 / 儿科心脏病专家	≥2
ACHD 影像专家（TTE/TOE、CMR、CCT 认证）	≥2
CHD 介入医师	≥2
CHD 外科医师	≥2
有 CHD 经验和专业知识的麻醉师	≥2
专科护士（如果国家专业护理机构允许专业化）	≥2
有 ACHD 经验的侵入性电生理学家	≥1
肺血管病专家	≥1
临床遗传学家	≥1
心理学家	≥1
社会工作者	≥1
姑息护理小组	

注：ACHD，成人先天性心脏病；CHD，先天性心脏病；CMR，心血管磁共振；CCT，心血管计算机断层摄影术；TOE，经食管超声心动图；TTE，经胸超声心动图。

事实上，随着成人先心病患病人数的增多，更多的患者首次以急性病如心律失常、心力衰竭或心内膜炎就诊于普通心脏病专家。在这种情况下，普通心脏病专家应尽早对血流动力学不稳定患者进行治疗，并立即与 ACHD 中心联系，讨论指定适当的治疗管理策略或转移患者。新指南将患者管理分为三个级别：①需要专门护理中心护理的患者；②可适当的与成人心脏病服务机构建立共享护理的患者；③可在非专科诊所管理的患者（如需要，可获得专业护理）。同时，鉴于焦虑、抑郁或医疗条件问题在成年先心病患者中非常常见，指南建议专科 ACHD 中心的医疗团队应包括专业的护士、心理学家和社会工作者。

四、ACHD 患者的心律失常管理

新指南首次总结了不同类型的先心病发生各类心律失常的风险，并给出了 ACHD 合并心律失常的具体治疗建议。其中最为重要的五点内容包括：①强调了解心律失常的原因、机制以及潜在冠心病患者解剖结构的重要性；②强调在经皮或外科手术干预之前或同时进行最佳心律失常治疗的多学科方法的重要性；③如果对有症状的室上性心动过速（SVT）和室性心动过速（VT）患者进行长期药物治疗，可以考虑采用早期导管消融术，前提是在有丰富经验的中心进行；④对于接受法洛四联症修复术且伴有持续性室速的患者在行右室流出道经皮或外科再介入手术治疗前，应定位室速相关的主动脉峡部解剖位置，因为这些操作可能会导致室速基质无法进入；⑤认识到心动过缓和心房内折返性心动过速（IART）之间的关联以及 PM 植入的潜在益处。

五、ACHD 合并肺动脉高压的诊断与治疗

肺动脉高压是先心病患者最重要的合并症以及影响其预后最关键的因素之一。对于

ACHD 患者，肺动脉高压问题再强调也不为过。指南采用最新第六届世界高血压研讨会标准，将肺动脉高压标准定义为“平均肺动脉压力>20mmHg、肺血管阻力 ≥ 3wood”，给出不同肺动脉高压亚型的诊断标准(表 3)。

表 3　ACHD 肺动脉高压亚型的定义及其表征

定义	血流动力学特性 *	临床表征
肺动脉高压(PH)	平均 PAP>20mmHg	全部
毛细管前 PH(PAH)	平均 PAP>20mmHg PAWP ≤ 15mmHg PVR ≥ 3WU	修复前后分流病变(包括艾森门格综合征) 复杂 CHD(包括 UVH、节段性 PAH)
孤立性毛细管后 PH	平均 PAP>20mmHg PAWP>15mmHg PVR<3WU	系统性心室功能障碍 系统性房室瓣膜功能不全 肺静脉阻塞 三房心
合并毛细血管前、后 PH	平均 PAP>20mmHg PAWP>15mmHg PVR ≥ 3WU	同孤立性毛细管后 PH 孤立性毛细管后 PH 合并分流病变 / 复杂 CHD

注：ACHD，成人先天性心脏病；CHD，先天性心脏病；PAP，肺动脉压；PAWP，肺动脉楔压；PVR，肺血管阻力；UVH，单室心；WU，wood 单位。

* 最新的 PH 定义将平均 PAP 从 ≥ 25mmHg 降低到>20mmHg，但毛细管前 PH 还需 PVR ≥ 3WU。

相对于既往指南，本次指南用了大量的篇幅介绍了 ACHD 合并肺动脉高压的处理，包括：患者一般处理、抗凝治疗(一般不建议)、手术修复及药物治疗。ACHD 合并肺动脉高压治疗主要建议见表 4。本中心通过研究提出房缺合并肺高压患者，可行封堵的肺动脉平均压阈值为 ≤ 35mmHg。

表 4　ACHD 合并肺动脉高压的治疗建议

推荐	推荐级别	证据水平
确诊为先心病合并毛细血管前肺高压[a]的患者不建议妊娠	Ⅰ	C
推荐所有先心病合并肺高压的患者行风险评估[b]	Ⅰ	C
在低中危患者中(简单病变已修复)合并毛细血管前肺高压的患者建议初始的或是序贯的联合治疗。在高危患者中应该初始就给予包括静脉应用前列素类药物的联合治疗[b]	Ⅰ	A
在活动耐量下降的埃森曼格综合征患者中(6MWT 距离<450m)，推荐初始但用内皮素受体拮抗剂，若患者症状无改善，建议序贯联合治疗	Ⅱa	B

注：6MWT，6 分钟步行试验。[a] 由于毛细血管前肺高压患者妊娠风险较毛细血管后肺高压患者妊娠风险大很多，故右心导管检查在所有怀疑毛细血管前肺高压患者中都应该进行，以明确诊断；[b] 具体参见 2015 年 ESC/ERS 肺高压诊断和治疗指南。

六、ACHD 合并高危妊娠的诊治

本次指南借鉴了 2018 年 ESC 发布的《心血管疾病与妊娠指南》中的推荐内容，强调应向所有妇女提供孕前咨询，专科诊治需要由多学科团队提供，且由妊娠心脏团队带领。这支团队由成人先心病学家、产科医师和麻醉师，必要时还要有其他专家，包括临床遗传学家组成。

大多数 ACHD 患者能够承受妊娠，但患复杂先心病的女性具有较高的风险。指南首次明确了具有高危和极高危妊娠风险的先心病类型（表 5），指出 ACHD 合并毛细血管前肺动脉高压的患者推荐避免妊娠，发绀型埃森门格综合征患者即使不合并肺高压，但动脉血氧饱和度<90%，也应避免妊娠。据估计，10%~30% 的先天性心脏病都有遗传基础，因此，新指南强调遗传咨询需要考虑到每一个 ACHD 患者，评估先心病的复发风险（表 6）和计划生育非常重要。

表 5　妊娠高危和极高危风险的 ACHD 种类

孕产妇死亡或严重发病率风险显著增加（mWHO Ⅲ级）（心脏事件发生率 19%~27%）	极高的孕产妇死亡率或严重并发症的风险（mWHO Ⅳ级）*（心脏事件发生率 40%~100%）
未修复的发绀型心脏病	肺高压
中度左室收缩功能异常（EF 30%~45%）	重度左室收缩功能异常（EF<30% 或 NYHA Ⅲ~Ⅳ级）
右心系统受累但心室功能良好或轻度下降	右心系统受累且心室功能中重度下降
Fontan 循环：如果患者其他方面都很好，且心脏条件简单	Fontan 循环，且合并其他复杂情况
重度无症状性主动脉瓣狭窄	重度症状性主动脉瓣狭窄
中度二尖瓣狭窄	重度二尖瓣狭窄
中度主动脉扩张（40~45mm 在马方综合征或其他 HTAD；45~50mm 在 BAV；20~25mm/m^2 在 Turner 综合征）	重度主动脉扩张（>45mm 在马方综合征或其他 HTAD；>50mm 在 BAV；>25mm/m^2 在 Turner 综合征）
机械瓣置换术后	重度人工瓣狭窄

注：BAV，bicuspid aortic valve，先天性二叶式主动脉瓣畸形；HTAD，heritable thoracic aortic disease，遗传性胸主动脉疾病；mWHO，modified World Health Organization，经修改的世界卫生组织；NYHA，New York Heart Association，纽约心功能分级。* 妊娠在下述情况重必须避免。

表 6　各种先天性心脏病的复发率（根据受影响的父母的性别分类）

	复发率 /%*	
	女性	男性
ASD	4~6	1.5~3.5
VSD	6~10	2~3.5
AVSD	11.5~14	1~4.5
PDA	3.5~4	2~2.5
CoA	4~6.5	2~3.5
Marfan/HTAD	50[b]	

续表

	复发率 /%*	
	女性	男性
LVOTO	8~18	3~4
RVOTO	4~6.5	2~3.5
Eisenmenger syndrome	6	NR
TOF	2~2.5	1.5
Pulmonary atresia/VSD	NR	NR
TGA	2[b]	
ccTGA	3~5[b]	
UVH（HLHS）	21[b]	

注：ASD，atrial septal defect，房间隔缺损；AVSD，atrioventricular septal defect，房室间隔缺损；ccTGA，congenitally corrected transposition of the great arteries，先天性大动脉转位；CoA，coarctation of the aorta，主动脉缩窄；HLHS，hypoplastic left heart syndrome，左心发育不全综合征；HTAD，heritable thoracic aortic disease，遗传性胸主动脉疾病；LVOTO，left ventricular out-flow tract obstruction，左心室流出道梗阻；NR，not reported，未报告；PDA，patent ductus arteriosus，动脉导管未闭；PS，pulmonary stenosis，肺动脉狭窄；RVOTO，right ventricular outflow tract obstruction，右心室流出道梗阻；TGA，transposition of the great arteries，大动脉转位；TOF，tetralogy of Fallot，法洛四联症；UVH，univentricular heart，单室心；VSD，ventricular septal defect，室间隔缺损。* 除了马方综合征，发病率适用于孤立的心脏病变患者已知的遗传 / 综合征实体已被排除在外；[a] 根据 Pierpont 等的文章修订；[b] 未找到性别相关的数据。

七、ACHD 中的导管介入治疗

以往，心导管术主要用于诊断和评估，其适应证包括评估肺血管阻力、心室舒张功能（包括收缩性和限制性）、压差、分流定量、冠状动脉造影，以及当无创性评估不确定时评估心外血管情况（如主动脉 - 肺动脉瘘）。如今，导管介入早已跨入了先心病的治疗领域，无论是单纯导管介入还是与外科联合的杂交手术，导管介入治疗正在成为传统外科开胸手术的绝佳替代，避免了二次开胸和体外循环。临床常见的经皮介入手术是分流（特别是Ⅱ孔型房间隔缺损、室间隔缺损、动脉导管未闭）、动静脉瘘、异常侧支循环的封堵，还有肺动脉瓣球囊扩张、经皮肺动脉瓣置入术、先天性二叶式主动脉瓣经导管主动脉瓣置换术、大血管狭窄的球囊扩张术或支架置入术。

新指南强调 ACHD 的介入治疗需要在 ACHD 专科管理中心，由 ACHD 多学科团队成员来进行，指出 ACHD 的导管介入治疗非常重要的一部分工作是恰当地处理并发症，强调成人先心介入治疗有其特殊性，需要成人和儿童先天性心脏病介入治疗的共同协作。

八、特定疾病处理的更新

2020 年 ESC 成人先心管理指南还就不同类型的具体疾病管理进行了修改和更新，给出了更具体的临床实践指导。大篇幅增加了有关导管介入治疗的推荐，涉及几乎所有的具体疾病。其中亮点包括：①首次指出经导管 VSD 封堵术已成为一种外科手术的替代方法，特别是在残余 VSD、外科手术难以到达的 VSD 以及位于室间隔中央的肌型 VSD；②在技术上可行的情况下，经有创测量证实无创性血压梯度升高的正常血压患者（峰值压

差 ≥ 20mmHg)，则应考虑对缩窄进行导管治疗（支架置入）（Ⅱa 类推荐）；③对于没有自然流出道的患者，导管介入治疗如果解剖上可行，应首选（TPVI）（Ⅰ类推荐）；④对于 Fontan 循环术后不明原因的水肿、运动能力下降、新发心律失常、发绀和咯血，应行进行心导管检查术（Ⅰ类推荐）。

（陈莎莎　潘文志　周达新）

参考文献

[1] BAUMGARTNER H, DE BACKER J, BABU-NARAYAN S V, et al. 2020 ESC Guidelines for the management of adult congenital heart disease [J]. Eur Heart J, 2021, 42 (6): 563-645.

[2] BAUMGARTNER H, BONHOEFFER P, DE GROOT N M, et al. ESC Guidelines for the management of grown-up congenital heart disease (new version 2010)[J]. Eur Heart J, 2010, 31 (23): 2915-2957.

[3] STOUT K K, DANIELS C J, ABOULHOSN J A, et al. 2018 AHA/ACC guideline for the management of adults with congenital heart disease: A report of the American College of Cardiology/American Heart Association task force on clinical practice guidelines [J]. J Am Coll Cardiol, 2019, 73 (12): e81-e192.

[4] PAN W, ZHANG Y, GUAN L, et al. Usefulness of mean pulmonary artery pressure for predicting outcomes of transcatheter closure of atrial septal defect with pulmonary arterial hypertension [J]. EuroIntervention, 2019, 16 (12): e1029-e1035.

[5] REGITZ-ZAGROSEK V, ROOS-HESSELINK J W, BAUERSACHS J, et al. 2018 ESC Guidelines for the management of cardiovascular diseases during pregnancy [J]. Eur Heart J, 2018, 39: 3165-3241.

《无创性心血管影像学技术临床适用标准中国专家共识》解读

无创性心血管影像学技术不仅可以用来评估心脏解剖、功能和组织学,而且在疾病的诊断、预后和危险分层中同样发挥着重要作用。充分认识每一种影像学的特点以及临床检查适应证,把握由简单到复杂,由无创、微创到有创的检查原则,并在实践中考虑到各种影像学技术的效价比、侵袭性和优势互补等至关重要。

一、无创性心血管影像学技术

1. 超声心动图　超声心动图是心血管疾病临床一线影像学诊断方法,超声心动图是目前时间分辨率最高的无创性影像学技术。主要用于评价心脏结构、功能以及血流动力学等,其常规技术包括M型、二维灰阶显像、彩色多普勒血流成像、频谱多普勒显像等。经胸超声心动图(TTE)是最常见的检查方法,经食管超声心动图(TEE)为半侵入性检查。近年来,三维超声心动图(3DE)、斑点追踪超声心动图(STE)、对比增强超声心动图(CE,又称为声学造影),可进一步提高对心内膜和心内结构及功能的识别能力。

2. 放射性核素显像　心血管核素显像是利用核素标记的示踪剂对心脏和血管的血流灌注、代谢等进行无创性评价的一种功能性影像学技术。放射性核素显像的设备分为两类,一类是单光子发射型计算机断层显像(SPECT)仪,另一类是正电子发射型计算机断层显像(PET)仪。目前新兴的PET/CT、SPECT/CT和PET/MRI等融合影像设备走进临床,核医学的显像内涵日渐丰富,逐渐向功能 - 解剖影像一体化的方向发展。

3. CT　CT主要用于心血管疾病的解剖学评价。目前,CT在心血管疾病诊断的临床应用主要包括以评价冠状动脉为主的冠状动脉CTA(CCTA)和诊断大血管疾患为主的主动脉 / 肺动脉 / 肺静脉造影。此外,冠状动脉血流储备分数(CT-FFR)可以准确评价冠状动脉狭窄的血流动力学意义。

4. 心脏磁共振(CMR)　CMR多参数成像能够对心脏形态、功能、心肌灌注、血管造影、组织特性等进行"一站式"检查,一方面,CMR被誉为评估心脏结构和功能的金标准;另一方面,CMR能够显示心肌水平的组织学特征,实现在体组织"病理影像化"。4D磁共振血流成像(4D flow)是一种无创的可以对心脏及大血管血流情况进行定性和定量分析的新技术。其同时对三个相互垂直的维度进行编码,并获得相位流速编码电影,不仅可以动态三维显示心腔和大中动脉的血流动力学特征,并且能够准确测量扫描范围内各个位置血流的方向、速度、剪切力等重要参数。4D flow研究主要集中于先天性心脏病、瓣膜性心脏病以及肺动脉高压等疾病中,近年来在主动脉病变(主动脉瓣膜病变、主动脉硬化、胸主动脉瘤等)中的研究尤其突出。

二、无创性心血管影像学技术的临床应用

(一)冠心病

1. 冠状动脉狭窄与再血管化

(1)CCTA:CCTA是目前无创性评价心脏血管解剖和斑块特征的最佳方法,其主要临床

价值在于钙化积分与危险分层、冠心病中等PTP患者排除阻塞性冠状动脉狭窄以及高危斑块特征识别与预后评价。

CCTA评价直径≥3mm的支架通畅性的准确性良好，敏感度和特异度均在90%以上，但目前64层螺旋CT无法对部分直径<3mm的支架进行诊断。CCTA还是评价桥血管通畅性的最佳无创性影像学方法，其诊断桥血管病变的敏感度和特异度在95%以上。而且对于部分桥血管手术方式不明确或桥血管开口闭塞的患者，CTA较冠状动脉造影更有优势。

冠状动脉钙化积分（coronary artery calcium score，CACS）可通过观察冠状动脉管壁钙化程度进行冠心病患者的危险分层，目前临床上广泛采用的是Agatston评分。MESA研究显示，CACS 1~100分、101~300分和>300分人群的主要不良心血管事件发生率分别为无冠状动脉钙化人群的3.16倍、7.73倍和9.67倍。需要注意的是，无钙化并不能除外阻塞性冠状动脉狭窄，重度钙化也并不一定提示伴有阻塞性冠状动脉狭窄。

基于CCTA的高敏感度和阴性预测价值，目前的循证医学证据支持在冠心病中度PTP患者中使用CTA排除阻塞性冠状动脉狭窄。

(2)磁共振血管成像（MRA）和PET：冠状动脉MRA目前尚不够成熟，也缺乏充足的循证医学证据，因此暂不推荐应用于临床。^{18}F-NaF PET可以检测到冠脉微钙化。PET和MRI都不是急性冠脉综合征急诊的一线检查。但PET/MRI可对急性心肌梗死的梗死心肌、水肿程度、危险面积及抢救心肌进行详细评价。

(3)斑点追踪超声心动图和无创心肌做功：斑点追踪超声心动图可以在EF正常及无室壁运动异常的患者中筛选出冠心病患者，其诊断敏感性为74.2%，特异性为69.8%，AUC为0.8。

无创心肌做功是超声心动图技术衍生出的新技术，是一种整合心肌应变和左室压力，能够无创性测量左室压力-应变环的新技术。在无节段性室壁运动异常且EF正常患者中，静息时左室压力-应变环得出的整体心肌做功是比GLS更敏感的检测冠心病的指标。这是一个潜在的有价值的临床工具，可以协助冠心病的早期诊断。

2. 心肌缺血

(1)核素心肌灌注显像：核素心肌灌注显像是目前国际上应用最多、最成熟的评价心肌缺血的无创性影像学技术。

对于中度PTP的患者，核素心肌灌注显像最为适用，特别是中高PTP的患者。总体上，运动负荷SPECT心肌灌注显像诊断冠心病的敏感度为82%~88%，特异度为70%~88%；药物负荷SPECT心肌灌注显像诊断冠心病的敏感度为88%~91%，特异度为75%~90%。FDG PET是用于左心室功能障碍合并缺血性心力衰竭患者风险分层的重要工具。近期的欧洲指南指出，FDG PET可以预测心力衰竭、心功能状态、患者生活质量及血运重建术后全心或区域收缩功能的改善情况。

相较于目前无创性的检测手段，PET/CT提供了一种分子水平的评价心肌细胞存活的手段。PET的血流灌注结合心肌代谢显像对心肌细胞存活数量的评估，可以指导临床决策，预测血运重建术后患者左心室功能恢复的情况，甚至对患者远期预后进行评估。

虽PET心肌灌注显像的诊断价值优于SPECT心肌灌注显像，但不具临床普适性。

近年来，PET/CT和部分具备动态采集功能的SPECT均能够进行心肌血流绝对定量。在检测冠状动脉微循环障碍方面具有很大潜力。

(2)磁共振心肌灌注成像：近年来药物负荷磁共振心肌灌注成像检测心肌缺血发展

迅速。多项研究提示，以 FFR 结果为“金标准”，负荷磁共振心肌灌注成像的敏感度为 84%~90%，特异度为 89%~92%，并且对 MACE 有较高的阴性预测能力。尽管目前磁共振心肌灌注成像在国内应用尚处于起步阶段，但可以预期其在将来冠心病的诊断与指导治疗中会发挥更大的作用，建议有条件的单位开展此项检查。

(3) CT 心肌灌注成像（myocardial computed tomography perfusion imaging，CTP）：无论采用何种 CTP 采集模式，患者选择都最为重要。在无冠心病或非梗阻性狭窄（狭窄程度 ≤ 50%）的情况下，单独采用冠状动脉 CTA 对除外心肌缺血有很高的阴性预测价值。因此，心肌 CTP 一般应用于不能或难以确定是否存在缺血的情况，例如在存在血流动力学意义未知的冠状动脉狭窄、严重的冠状动脉钙化或冠状动脉支架的情况下。

在任何原因导致的冠状动脉节段性狭窄无法评价时，心肌 CTP 可以提高对狭窄和缺血的诊断准确性。

(4) 负荷超声心动图：负荷超声心动图评估心肌缺血在国外应用广泛，对于中高度 PTP 的患者，负荷超声心动图诊断冠心病的总体准确度为 88%，特异度为 83%，但国内开展较少。

(5) CT-FFR（fractional flow reserve，血流储备分数）：CT-FFR 技术是以静息 CTA 数据为基础，采用计算流体力学（CFD）方法来模拟冠脉内血流与压力，再经过复杂的图像处理和运算过程，可以获取冠状动脉树任意点上的 FFR 值。针对冠状动脉 CT 血流储备分数应用，中华医学会放射学分会撰写的中国专家建议，推荐 CCTA 检查至少在 64 排探测器以上的 CT 设备上完成；严格遵守心血管 CT 指南的扫描规范，控制 CCTA 的影像质量，使得冠状动脉图像质量达到优秀标准，提高 CT-FFR 的成功率和准确度；推荐使用病变水平 CT-FFR 值，即狭窄病变远端 2~3cm 测量的 CT-FFR 值判别是否为缺血特异性狭窄，推荐同时报告每支血管水平的 CT-FFR 值；CT-FFR 分析的主要适应证为 CCTA 显示的狭窄程度为 30%~70% 的病变；对病变远端 CT-FFR 值 >0.80，认为该病变不会引起缺血改变；<0.70 的病变，认为是缺血特异性病变，推荐进行血运重建；位于“灰区”CT-FFR 值（0.70~0.80）的患者，是否需要血运重建应综合考虑临床和其他功能影像学信息；CT-FFR 与单独的 CCTA 相比诊断缺血特异性狭窄有更高的诊断效能；目前的证据显示钙化对 CT-FFR 诊断效能无影响，但对钙化积分 $>1\,000$ 患者的诊断效能还需进一步研究；对疑似冠心病患者推荐行全冠状动脉树的 CT-FFR 分析，无创评估多支血管病变的功能意义，制定后续治疗决策；CT-FFR 可作为冠心病患者近期和远期预后评估的方法，改善患者的危险分层能力；对计划行经皮冠状动脉介入治疗（PCI）的患者，可通过 CT-FFR 分析选择目标病灶，并预测支架放置后的功能性改变，但其价值需要进一步研究；CT-FFR 是心肌桥所致血流动力学变化较准确的无创性功能评估方法，在其他冠状动脉病变中的价值仍需进一步探索。

3. 心肌梗死　近期的前瞻性 STICH 研究发现，利用核素心肌灌注显像和超声心动图评估存活心肌并没有使患者受益。因此，专家组推荐在条件具备的情况下应该使用 ^{18}F-FDG PET 或磁共振延迟强化显像评估存活心肌。

(1) 核素心肌代谢显像：^{18}F-FDG PET 心肌代谢显像是目前评价存活心肌的“金标准”。前瞻性随机对照研究（PARR-2）结果显示，在经验丰富的医疗中心，通过 PET 评价存活心肌指导治疗可提高患者 1 年和 5 年无事件生存率。

(2) CMR 钆对比剂延迟强化：CMR 钆对比剂延迟强化能够可靠地识别心肌坏死和纤维化，通俗而言“亮的即是死的”。

荟萃分析评估了延迟强化诊断急性心肌梗死后心肌顿抑的价值，如延迟强化范围小于室壁厚度的 50%，其预测心肌顿抑的敏感度为 87%，特异度为 68%，阳性预测值为 83%，阴性预测值为 72%，总体诊断准确性为 82%。且该人群可从再血管化治疗中获益。还有研究结果显示，如果延迟强化范围超过 75% 则恢复的可能性小于 2%。因此，延迟强化是冠心病患者预后的独立预测因子。

延迟强化还可用于急性心肌梗死后微循环阻塞的检测，并且也是 MACE 的预测因子。美国心脏学会与欧洲心脏病学会的专家共识一致推荐 CMR 作为一线影像学检查用于 MINOCA 病因诊断和危险分层。目前 PET 是测量 CFR 的无创性技术金标准。

4. 心肌梗死并发症　心肌梗死机械并发症主要包括室间隔穿孔、心脏破裂、左心室室壁瘤、附壁血栓、乳头肌功能不全等。超声心动图是评估心肌梗死机械并发症的主要影像学方法，CMR 除了显示心脏结构、功能外，还能够提供组织学特征，因此在真假室壁瘤及附壁血栓的鉴别诊断中价值更大。

（二）心肌病

1995 年，世界卫生组织（WHO）首次将心肌病分为肥厚型心肌病（HCM）、扩张型心肌病（DCM）、限制型心肌病（RCM）、致心律失常性右心室心肌病或发育不良（ARVC/D）及未定型心肌病。2006 年美国心脏学会、2008 年欧洲心脏病学会分别对心肌病的定义及分类进行了更新，欧洲心脏病学会把心肌病定义为“心肌结构和功能异常，且冠状动脉疾病、高血压、心脏瓣膜病和先天性心脏病等不能充分解释这些异常的疾病”。超声心动图和 CMR 在心肌病的诊断与鉴别诊断上优势明显，特别是 CMR 在心肌病的预后判断和危险分层中具有重要的指导作用。

1. HCM　超声心动图是诊断与筛查 HCM 的首选方法，其临床价值在于：①显示心腔大小、室壁厚度与运动，明确心肌肥厚的部位、程度与范围；②测量心内血流速度和压差，评估有无梗阻及其程度；③判断有无二尖瓣收缩期前向运动（SAM 征）和瓣膜反流等；④运动负荷超声心动图检查可以排除或发现隐性梗阻患者。

CMR 是评估心脏结构和功能的“金标准”，可以像超声心动图一样在任意切面上显示心腔大小、室壁厚度并实时动态观察心肌收缩和舒张变化，同时也能识别 SAM 征，二尖瓣反流、主动脉瓣反流和左心室流出道压力阶差等对于超声心动图易漏诊的心尖肥厚型心肌病更是首选，尤其是合并心尖部室壁瘤的患者。

CMR 评估 HCM 另一个重要优势在于可通过钆对比剂延迟强化识别心肌纤维化，研究表明，1/2~2/3 的 HCM 患者伴有心肌纤维化，通常位于右心室插入点和室壁最厚处。心肌纤维化一方面是高血压性心脏病和 HCM 的鉴别要点，另一方面可以对 HCM 进行预后评估和危险分层。

2. DCM　无论是超声心动图还是 CMR 都能够充分显示 DCM 三大基本特征，即左心室扩大、室壁变薄和左心功能不全。CMR 的最大特点在于其组织学特征，有助于疾病的鉴别诊断、预后判断和危险分层的评估。室间隔肌壁间强化是 DCM 最常见的延迟强化征象，多项研究显示延迟强化存在与否以及程度与 DCM 全因死亡率、心血管病死率、心力衰竭和猝死等密切相关，也是心脏移植适应证最重要的参考指标。因此推荐 CMR 作为 DCM 患者接受心脏移植术前评估和术后随访的影像学方法。在接受埋藏式心脏转复除颤器（ICD）置入的 DCM 患者，延迟强化也是主要终点事件的强力预测因子。

3. RCM　超声心动图可显示 RCM 的心房增大、房室瓣反流以及舒张功能受限等，通过舒张期二尖瓣血流频谱随呼吸变化的特点可帮助与缩窄性心包炎相鉴别。CMR 能够清楚显示 RCM 的结构与功能变化,但因为大部分患者合并房颤,推荐采用实时成像或单次激发电影序列替代平衡稳态自由进动技术的电影序列。原发性 RCM 病因不明,通常延迟强化阳性率较低,也无特异性改变。然而,一些代谢和浸润性心肌病常具有 RCM 的特征,如心室舒张功能受限、心房扩大伴房颤等。但这些疾患通常都表现为不同程度的心室壁增厚,延迟强化阳性率较高,多数呈弥漫性强化,如心肌淀粉样变、糖原沉积症、Fabry 病等。因此,在这种情况下推荐使用 CMR 进行 RCM 的病因诊断。

4. ARVC/D　超声心动图能够提供 ARVC/D 与右心室结构和功能异常改变相关的证据,CMR 则在评估心脏结构与功能的基础上,还能够针对心肌脂肪和纤维化浸润进行在体组织学成像。CMR 传统的自旋回波序列如 T_1WI 和 T_2WI 可以直接识别脂肪,延迟强化可以识别纤维化;结合脂肪抑制技术和水脂分离技术能够进一步将脂肪和纤维组织分开。因此,推荐使用 CMR 在临床疑似 ARVC/D 的患者中进行心脏形态学和心肌组织学评价。值得注意的是,由于右心室壁薄以及心外膜下脂肪的存在,延迟强化的假阳率较高。

5. 心肌炎及感染性心内膜炎　CMR 诊断心肌炎的依据:①以 T_2WI 为代表的水成像序列能够观察心肌水肿的变化;②结合对比剂增强的 T_1WI 能够反映心肌充血的变化;③延迟强化能够显示心肌坏死和纤维化改变。根据 2009 年心肌炎共识标准,符合以上任意两项即可诊断心肌炎。对于初次检查疑似而不能确诊者,建议在 1~2 周后复查 CMR。目前 CMR 是唯一能够在体进行组织学成像的无创性检查方法,因此推荐对于临床怀疑心肌炎或确诊心肌炎治疗后随访的患者使用 CMR 进行影像学评价。

超声心动图是早期筛查感染性心内膜炎最重要的检查,可以发现心脏赘生物,脓肿,人造瓣膜断裂或新瓣膜反流。^{18}F-FDG PET/CT 和用放射性标记的白细胞 SPECT/CT(尤其非自体瓣膜)以及心脏 CTA 如果看到瓣周病变或者人造瓣膜的瓣周病变(仅用于人造瓣膜植入>3 个月)也是诊断主要诊断标准之一。近来发展的经食管二维超声心动图显著地优于经胸壁二维超声心动图。90% 的病例可发现赘生物,能检出更小的直径在 1~1.5mm 的赘生物。第一次心超结果阴性,但仍高度怀疑 IE 时,3~5 天后复查;治疗过程中,不能解释的进行性心衰,心脏杂音发生变化,新发的房室传导阻滞或心律失常;治疗结束时,IE 患者存在复发的风险,因此需要建立新的基线,以及指导后期的治疗(是否需要手术?)。

6. 左心室心肌致密化不全(left ventricular noncompaction,LVNC)　超声心动图诊断的标准为收缩末期非致密化与致密化心肌之比>2.0,但是因近场回声弱,评估心尖部有一定的限制。CMR 诊断标准为舒张末期心内膜下非致密化心肌与外层致密化心肌之比>2.3。其他一些心肌疾病在左心室腔扩大的基础上,也可见到类似的致密化不全征象,如 DCM 等,但比值≤2.0,且心尖部很少受累。在 CMR 电影序列上,内层海绵状心肌呈“栅栏状”,增多且粗乱的肌小梁与深陷的隐窝黑白相间,客观地再现了 LVNC 的真实状况。专家组推荐在超声心动图初筛的基础上,尽可能使用 CMR 进一步明确诊断。

7. 心肌淀粉样变　心肌淀粉样变是全身性淀粉样变累及心脏所致。结合临床指标,核素 ^{99m}Tc-PYP 显像对转甲状腺素蛋白淀粉样变心肌病诊断的准确性非常高,建议有条件的单位尽可能开展。

超声心动图可以显示左、右心室增厚的心肌以及心肌淀粉样蛋白所致的“毛玻璃样”回声,同时可以评估左心室舒张功能障碍的相应改变,可作为初筛的影像学方法。

CMR 不仅能够准确显示心肌淀粉样变的结构和功能变化，而且通过延迟强化能够全面、清晰地显示淀粉样病的程度和范围，结合临床基本上可以取代心内膜活检。心肌淀粉样变的延迟强化特征表现为：典型者心肌弥漫性粉尘样强化；心内膜下强化为主，有时在室间隔可见“斑马征”；右心室壁、心房壁以及房间隔等常呈现不同程度的强化。推荐使用 CMR 作为诊断心肌淀粉样变的首选影像学方法。

（三）心律失常

心脏电生理学是现代临床心脏病学的一个重要亚学科。CT、超声心动图和 CMR 对上述治疗方法的术前评价、术中指导和术后随访均具有重要的临床价值。

1. CT 肺静脉造影　房颤患者肺静脉隔离术前需要对肺静脉三维解剖及左心房结构做出准确评价。CT 肺静脉造影具有扫描速度快、覆盖范围大的优势，可在任意平面进行分割和三维重建，是目前评估肺静脉解剖结构的最佳影像学方法。CT 肺静脉造影可显示肺静脉开口形态和直径、有无肺静脉解剖变异（副肺静脉），有无肺静脉异位引流，并对其他可能影响介入操作的血管解剖（如头臂静脉和上腔静脉变异）做出一站式评价。此外，将 CT 肺静脉三维图像和电解剖标测图像融合，能够更准确地指导个体化消融径线的选择。对于消融术后并发症，如肺静脉狭窄，CT 也是最佳的诊断方法。

目前的循证医学证据推荐使用 CT 进行左心耳解剖学评价。左心耳的形态学评价与左心耳血栓检出是房颤患者左心耳封堵或肺静脉隔离术前另一重要评估内容。CT 可对左心耳形态进行三维精准评价，包括左心耳开口径线和深度测量、解剖学分型（鸡翅型、风向标型、菜花型和仙人掌型）和有无血栓等。使用 CT 作为左心耳封堵器大小选择的影像学标准，可减少术后残余漏的发生率。

2. 超声心动图　受左心耳解剖位置限制，评价左心耳结构需行 TEE 检查。TEE 可多角度实时探查左心耳，全面评价左心耳解剖形态、深度、入口大小等，也是检出左心耳血栓的主要方法，在房颤消融术和左心耳封堵介入治疗中发挥着重要的指导作用。TEE 在经皮左心耳封堵介入治疗中的价值：术前形态学评估和适应证选择；协助确定房间隔穿刺位置并引导穿刺过程；协助确定释放部位，实时指导封堵器打开，即刻评估效果，监测并发症。

3. CMR 钆对比剂延迟强化　CMR 在心律失常中的价值为评价其组织学特征。心肌纤维化是诱发心律失常的病理基础，借助延迟强化能够在体识别心肌纤维化，据此可建立心脏病风险预测模型，指导射频消融和 ICD 置入。研究显示，延迟强化预测心律失常事件危险比在 5~8。在无心肌梗死病史的患者中，延迟强化也是死亡强有力的独立预测因子。

（四）肺血管疾病

先天性肺血管疾病根据超声心动图和肺动脉 CTA 可以确诊。获得性肺血管疾病，尤其是肺动脉高压的病因诊断，需要影像学方法的联合应用和综合评价。

1. 肺动脉 CTA　肺动脉 CTA 空间分辨率高，能够清楚显示肺动脉主干及主要分支的全貌和细节，判断有无血栓等。对于临床怀疑急性肺动脉栓塞（PE）或慢性血栓栓塞性肺动脉高压（CTEPH），肺动脉 CTA 均为首选的影像学评估方法。

2. 肺动脉 MRA　只推荐作为 CTEPH 的补充手段。

3. 超声心动图　超声心动图是肺高血压筛查和右心功能评估的最常用方法：①根据三尖瓣反流速度和其他超声征象，如右心扩大、肺动脉内径增宽和肺动脉瓣反流速度增快、下腔静脉增宽以及吸气塌陷率减小等判断肺高血压的可能性；②明确有无心内异常分流、二尖瓣狭窄、左心功能减低等，判断部分肺高血压病因；③评估右心功能，目前主要以二维超声心动图为主，结合三尖瓣环收缩期位移、右心室面积变化分数、心肌做功指数等参数综合评估。三维超声心动图可以测量右心室容积和射血分数，其准确性已被验证，但受技术和图像质量的限制目前未常规临床应用。

4. 核素肺通气/灌注显像　肺灌注/通气显像系功能性显像，其对 CTEPH 的敏感度高达 97%，而显像阴性则基本可以排除 CTEPH，因此推荐临床疑诊 CTEPH 的患者首选肺灌注/通气显像。肺灌注/通气显像适用于无法进行 CTA 的人群。肺灌注显像的结果判定需要结合肺通气显像，必要时还需要结合临床资料、D-二聚体、胸部 X 线片或 CT 等信息。

（五）主动脉疾病

主动脉 CTA 是诊断急性主动脉综合征最佳的影像学方法。

1. 主动脉 CTA　主动脉 CTA 可快速、大范围地进行全主动脉成像，是评价主动脉解剖特征的最佳影像学方法。

2. 主动脉 MRA　主动脉 MRA 能够全程显示主动脉管腔的畅性和管壁结构。其最大优势在于无辐射损害，不适用于血流动力学不稳定的急性患者。目前推荐可应用于择期检查的患者，尤其是合并肾功能不全、碘对比剂过敏或对射线敏感的人群。

MRI 还可对大血管疾病患者的血流动力学参数进行定性和定量分析，随着四维血流成像技术的出现，通过获取流体三维及四维数据，能够获得更多的血流动力学信息。

3. 主动脉超声　TTE 主要显示升主动脉近端以及部分弓降部，因此对急性胸痛患者临床上可使用 TTE 进行初步筛查，尤其适用于血流动力学不稳定的疑诊主动脉夹层患者。

4. 核素显像　不推荐常规临床应用评价主动脉疾病。

（六）心脏瓣膜病

心血管影像学在瓣膜性心脏病的诊断、治疗决策、术中监测及随访中发挥着越来越重要的作用。超声心动图无疑是评价瓣膜性心脏病最主要的影像学方法，贯穿于其诊断、治疗、随访等全过程，CTA 在 TAVR 术前筛选中也发挥着指导作用。

1. 超声心动图　超声心动图能够实时显示瓣膜结构、启闭状态和血流动力学改变等。常规 TTE 是评价瓣膜结构与功能的主要技术，经食管二维或三维超声心动图可提供更多细节。对于二尖瓣，经食管三维超声心动图能够以“二尖瓣外科视野”显示二尖瓣结构与功能，是二尖瓣经导管缘对缘修复术前筛选、术中指导器械置入以及术后评价的关键技术。TAVR 术前需要对主动脉瓣以及主动脉根部结构，包括主动脉瓣环、窦部、升主动脉等进行全面评估和测量。

彩色和频谱多普勒超声心动图是实时评价房室瓣和半月瓣血流动力学最重要和最成熟的方法，其主要临床应用：①连续多普勒可以测量主动脉瓣收缩期峰值流速、峰值压力阶差、平均压力阶差，应用多普勒连续方程法测算主动脉瓣狭窄瓣口面积，是评估主动脉瓣狭窄程度的主要方法；②根据舒张期二尖瓣血流速度、平均跨瓣压力阶差及压力半降时间可评估二尖瓣狭窄程度，在风湿性心脏病二尖瓣狭窄中应用价值最大；③瓣膜反流程度的评估主要根据彩色多普勒反流束大小并结合瓣膜结构、房室大小和功能等进行定性或半定量评估。

2. CTA　采用心电门控的全主动脉 CTA 是 TAVR 术前评价的首选方法。该检查的扫描范围包含了自锁骨下动脉至双侧股动脉的中段，可同时评价主动脉瓣环长短径和周长、主动脉瓣叶解剖类型、瓣环和瓣下钙化程度、瓣环水平距离冠状动脉开口长度、主动脉窦和窦管交界区直径和高度、是否合并冠状动脉狭窄、TAVR 入路血管条件（主动脉、髂动脉、股动脉等）。基于目前循证医学证据，推荐使用 CTA 作为 TAVR 术前必不可少的影像学检查方法，并根据 CTA 瓣环测量数据选择合适的瓣膜装置。

3. CMR　CMR 是继超声心动图之后，另一种能够无创性评估心脏瓣膜功能并定性和定量评估血流动力学变化的影像学方法。相较电影技术，流速编码相位可以定量分析，包括计算瓣膜反流指数、流速和峰值压力阶差等。但相较超声，因其时间分辨力相对不足，通常会低估峰值流速，从而限制其应用。

心脏 4D flow MRI 作为新兴评估技术在主动脉瓣、二尖瓣、三尖瓣的狭窄和关闭不全领域发展迅速，可以为临床医生决策提供越来越准确的诊断，风险分层、治疗选择和最佳治疗计划，制定最佳手术策略。

（七）先天性心脏病

超声心动图无疑是首选的一线检查方法，心血管造影是诊断的金标准并且不可或缺，CTA 和 CMR 则是重要的补充方法。

1. 超声心动图　超声心动图能够实时评价心内结构和功能。通常按照先天性心脏病节段分析法，依次观察心房、心室、大动脉及其连接关系。首先判断心房位置和大小、房间隔完整性、肺静脉和腔静脉引流部位等；接下来评价心室的形态和位置、室间隔完整性、房室连接、二尖瓣和三尖瓣功能等；进一步确定大动脉位置、瓣膜功能以及心室大动脉连接关系等。超声心动图不足之处在于其对心外畸形显示度较差，对体形过胖或过瘦者难以获得理想图像。应用彩色多普勒超声心动图可同时显示，进一步可估测肺动脉压力，定性和半定量评估瓣膜反流。相较增强超声心动图，特别是右心对比增强可提高心内异常分流检测率。

2. CMR　CMR 推荐用于超声声窗差、体重大而造影显示欠佳者。

3. CTA　CCTA 是诊断冠状动脉畸形的最佳影像学方法。冠状动脉解剖畸形包括冠状动脉起源异常（高位开口、起自对侧冠状窦和肺动脉等）、冠状动脉走行异常（心肌桥）和冠状动脉终止异常（冠状动脉瘘）等。相较与其他方法，CCTA 诊断冠状动脉畸形优势明显。

（八）心包积液和心包炎

超声心动图、CT 和 CMR 在诊断心包积液和心包炎中优势互补。

1. 心包积液大多由超声心动图检查发现并诊断，根据心包腔内液性暗区的深度可进行半定量估测（心包积液量的估侧：微量，心包腔无回声区宽为 0.2~0.3cm，30~50ml；少量，左室后壁心包腔内无回声区 0.5cm 左右，而右室前壁心包腔内液性暗区，50~200ml；中量，左室后壁心包腔内 1.0~2.0cm，右室前壁 0.5~1cm，200~500ml；大量，左室后壁心包腔内 2.0cm，右室前壁 1.0cm，超过 500ml）。根据右心室壁舒张期塌陷，室间隔异常运动，二、三尖瓣血流频谱随呼吸的变化等，判断有无心脏压塞，在超声引导下的心包穿刺更加安全、可靠。根据心包增厚回声增强、心房增大，舒张期左心室后壁运动平坦，二尖瓣舒张早期血流速度峰值（E 峰）/ 舒张晚期血流速度峰值（A 峰）>1.5，吸气相二尖瓣 E 峰下降 >25% 等征象，可提示缩窄性心包炎。

2. 心 T_1WI 能够识别增厚的心包，T_2WI 能够识别心外膜下心肌水肿，磁共振电影序列能够识别运动受限的心包和积液，延迟强化则能显示心包炎症或纤维化组织，推荐有条件的单位尽可能采用。

3. CT 对心包钙化敏感，因此也是长期以来诊断缩窄性心包炎最可靠的方法。

（九）心脏肿瘤

心脏肿瘤并不少见，以继发性心脏肿瘤为主，其为原发性心脏肿瘤的 20~40 倍。原发性肿瘤中，良性肿瘤占 3/4，以黏液瘤最为常见；恶性肿瘤约占 1/4，以肉瘤最为常见。但是，即使是良性肿瘤，也可以通过改变血流动力学、诱发血栓或心律不齐等造成严重后果。

1. 超声心动图　能够甄别囊实性肿瘤，对以黏液瘤为代表的腔内肿瘤形态、位置及其与瓣膜的关系显示充分并可进行初步定性。

2. CMR 多参数扫描序列　能较好地显示肿瘤的形态、大小及其毗邻关系。基于其高度的组织分辨率，能够对心包囊肿、脂肪瘤、淋巴管瘤等进行诊断；结合钆对比剂，能鉴别出纤维瘤。但是对于大部分肿瘤还是需要结合临床和流行病学特点综合评价判断肿瘤的良恶性。

3. CT　对钙化和脂肪组织敏感。但与超声心动图或 CMR 比较，CT 时间分辨率较低，软组织分辨率也不及 CMR，且有一定的辐射损害。

4. ^{18}F-FDG PET/CT 显像　在心脏良恶性肿瘤诊断和鉴别诊断中具有重要价值。多数心脏恶性肿瘤通常表现为葡萄糖代谢异常增高，而良性病变的葡萄糖代谢通常较低。但是，由于心脏恶性肿瘤的发病率低，常难以进行病理诊断，目前 ^{18}F-FDG 心脏肿瘤显像的循证医学证据尚不充分。根据文献报道和临床实践，以下情况可以考虑行 ^{18}F-FDG 显像：①其他方法不能明确诊断；②疑诊或确诊心脏转移瘤，寻找原发灶；③疑诊或确诊心脏原发肿瘤，评价是否有心脏外转移。

总之，无创性影像学技术已经成为心血管病临床实践不可或缺的重要组成部分。因此，如何客观评价和规范使用日新月异的影像学技术，是临床医生的迫切需求，进一步为临床和患者带来切实的利益，是临床医生和影像学从业人员责无旁贷的职责（表 1）。

表 1　无创性心血管影像学技术临床应用推荐概览

临床场景	超声心动图	核医学	CT	心脏磁共振
心脏结构	A（8 分）	R（1 分）	M（6 分）	A（9 分）
心脏功能	A（9 分）	M（4 分）	R（3 分）	A（9 分）
瓣膜功能	A（9 分）	NA	R（1 分）	M（6 分）
冠状动脉狭窄	NA	NA	A（9 分）	R（3 分）
冠状动脉斑块	NA	R（1 分）	A（8 分）	R（1 分）
支架与桥血管	NA	NA	A（8 分）	R（3 分）
心肌缺血	M（5 分）	A（9 分）	M（4 分）	A（7 分）
存活心肌	M（4 分）	A（9 分）	R（3 分）	A（8 分）
心肌梗死	M（4 分）	A（8 分）	R（3 分）	A（9 分）
微循环障碍	M（4 分）	A（8 分）	R（2 分）	M（6 分）
心肌纤维化	NA	NA	R（2 分）	A（9 分）
左心房及左心耳	A（9 分）	NA	A（8 分）	M（4 分）
TAVR 术前评估	A（9 分）	NA	A（9 分）	M（5 分）
TAVR 术中引导	A（9 分）	NA	NA	NA
心包结构	M（5 分）	NA	M（5 分）	A（7 分）
心脏肿瘤	M（6 分）	A（7 分）	M（5 分）	A（7 分）

续表

临床场景	超声心动图	核医学	CT	心脏磁共振
主动脉解剖	M(4 分)	NA	A(9 分)	A(8 分)
主动脉血流	M(4 分)	NA	NA	A(7 分)
肺动脉 / 静脉解剖	M(4 分)	NA	A(9 分)	A(7 分)
肺动脉血流	A(7 分)	NA	NA	M(5 分)
肺通气 / 灌注	NA	A(8 分)	NA	NA

注：TAVR 为经导管主动脉瓣置换术；A 为合理(appropriate),7~9 分，表明该影像学方法可对相应临床场景做出评价，患者获益最大，为最优选择，推荐作为该临床场景的一线影像学诊断方法；M 为可能合理(maybe appropriate),4~6 分，表明该影像学方法可对相应临床场景做出评价，患者有一定获益，在一线推荐方法结果不明确或禁忌的情况下，推荐作为该临床场景的补充诊断方法；R 为不合理(rarely appropriate),1~3 分，表明该影像学方法可对相应临床场景做出评价，但患者获益不明确，且存在安全性、效价比或普及性等方面的限制，不推荐作为该临床场景的影像学诊断方法；NA 为不适用(not applicable),表明该影像学方法无法对该临床场景做出评价

（季福绥）

参考文献

[1] 无创性心血管影像学技术临床适用标准中国专家共识 [J]. 中华心血管病杂志, 2020, 48 (11): 906-921.

[2] PUYMIRAT E, CAUDRON J, STEG P G, et al. Prognostic impact of non-compliance with guidelines recommended times to reperfusion therapy in ST-elevation myocardial infarction. The FAST-MI 2010 registry [J]. Eur Heart J Acute Cardiovasc Care, 2017, 6: 26-33.

[3] PATEL A R, BAMBERG F, BRANCH K, et al. Society of cardiovascular computed tomography expert consensus document on myocardial computed tomography perfusion imaging [J]. JCCT, 2020 (14): 87-100.

[4] BLANKEN C P S, FARAG E S, BOEKHOLDT S M, et al. Advanced cardiac MRI techniques for evaluation of left-sided valvular heart disease [J]. J Magn Reson Imaging, 2018, 48 (2): 318-329.

[5] 中华医学会放射学分会 . 冠状动脉 CT 血流储备分数应用中国专家建议 [J]. 中华放射学杂志, 2020, 54 (10): 925-933.

[6] BOE E, RUSSELL K, EEK C, et al. Non-invasive myocardial work index identifies acute coronary occlusion in patients with non-ST-segment elevation-acute coronary syndrome [J]. Eur Heart J Cardiovasc Imaging, 2015, 16: 1247-1255.

[7] RUSSELL K, ERIKSEN M, AABERGE L, et al. A novel clinical method for quantification of regional left ventricular pressure-strain loop area: a non-invasive index of myocardial work [J]. Eur Heart J, 2012, 33: 724-733.

[8] HYEON C W, YI H K, KIM E K, et al. The role of 18F-fluorodeoxyglucose-positron emission tomography/computed tomography in the differential diagnosis of pericardial disease [J]. Sci Rep, 2020, 10 (1): 21524.

[9] HABIB G, LANCELLOTTI P, ANTUNES M J, et al. ESC Scientific Document Group. 2015 ESC Guidelines for the management of infective endocarditis: The Task Force for the Management of Infective Endocarditis of the European Society of Cardiology (ESC). Endorsed by: European Association for Cardio-Thoracic Surgery (EACTS), the European Association of Nuclear Medicine (EANM)[J]. Eur Heart J, 2015, 36 (44): 3075-3128.

冠状动脉微血管疾病的诊疗原则

1967 年 Likoff 等首先报道了一组冠状动脉造影正常的冠心病患者的临床表现，1973 年 Kemp 等将此病命名为"X 综合征"，但在此后的 40 年中，关于冠状动脉微血管疾病的文献仅限于学术讨论，直到 2013 年，欧洲心脏病学会正式将此病命名为微血管功能异常（CMD）并作为冠心病的一种类型，列入稳定性冠状动脉疾病治疗指南。

长期以来，临床心脏病学界对于冠心病的认识仅局限于心外膜下冠状动脉的结构和功能异常，但选择性冠状动脉造影只能显示内径>500μm 的血流传输动脉而不能显示内径<500μm 的冠状前小动脉和小动脉，后者构成了冠状动脉的微循环且其血管数量占到了整个冠状动脉树的 95%。冠状动脉微血管疾病（coronary microvascular disease，CMVD）是指在多种致病因素的作用下，冠状前小动脉和小动脉的结构和 / 或功能异常所致的劳力性心绞痛或心肌缺血客观证据的临床综合征。多项研究也显示，冠状动脉造影显示正常和非阻塞性冠状动脉病变患者的主要心血管事件和全因死亡率显著高于对照人群，冠状动脉微血管疾病可能是导致这些患者不良预后的重要原因。因此，仅以心外膜下冠状动脉的异常来解释整个冠状动脉循环的疾病，显然是"只见树木不见森林"。

一、冠脉微循环和缺血性心脏病

2017 年张运教授等编写了中国首部"冠状动脉微血管疾病诊断和治疗的中国专家共识"。该共识将微血管疾病按照微血管病变的不同病因，将 CMVD 分为 3 种类型，即不合并阻塞性冠状动脉疾病的 CMVD、合并阻塞性冠状动脉疾病的 CMVD 以及其他类型的 CMVD。2020 年 ESC 冠脉病理生理和微循环工作组按照表型及冠脉病变严重程度，分为非阻塞性慢性冠脉综合征（CCS）的 CMVD、阻塞性 CCS 的 CMVD、非阻塞性 ACS 的 CMVD、阻塞性 ACS 的 CMVD 以及冠脉无复流中的 CMVD。

（一）慢性冠脉综合征（CCS）的 CMVD

1. 非阻塞性慢性冠脉综合征（CCS）的 CMVD　Murthy 等研究发现，在大多数非阻塞性缺血性冠状动脉疾病（ischemia with no obstructive coronary artery disease，INOCA）患者中可以观察到隐匿性冠状动脉异常。在 139 例患者（平均年龄为 54 岁，女性占 3/4）中，77% 的心绞痛患者有冠状动脉病变，44% 有血管内皮功能障碍，21% 有微血管病变，5% 血流储备分数≤0.8。WISE 研究发现，将近 50% 无冠脉阻塞性胸痛的女性主要表现为冠脉微血管功能障碍（CMVD）。Lee 等研究发现，虽然冠脉造影显示冠脉狭窄程度<50%，但仍有 44% 的患者存在内皮功能异常，有 5% 的患者 FFR≤0.8 则提示存在心肌缺血，21% 患者冠脉微血管阻力指数≥25，即存在微血管功能障碍。目前尚无大样本人群的 CMVD 的流行病学资料。以往小样本的临床研究显示，在具有心肌缺血症状但冠状动脉造影显示非阻塞性病变的患者中，CMVD 的发生率为 45%~60%。总之，多种因素单独或共同参与了 INOCA 的发病。这些危险因素包括高血压、严重的主动脉瓣狭窄、严重贫血、2 型糖尿病、药物、心衰或心源性休克、冠脉痉挛、心肌病、先天性心脏病、冠脉解剖异常或心肌桥等。其中，冠脉微血管功能障碍（coronary microvascular dysfunction，CMVD）被认为可能是 INOCA 发生的重

要机制。

非阻塞性 CCS 中的 CMVD 的机制尚不完全清楚,内皮功能障碍是 CMVD 发病的关键机制。这包括内皮细胞依赖的血管舒缩功能异常,表现为对 NO 引起的血管舒张功能的减弱以及对内皮素 -1(ET-1)、前列腺素 H2 和血栓素 A2 导致的血管收缩反应增强。神经体液因素参与其中,包括交感神经活性的增加及肾素 - 血管紧张素 - 醛固酮系统的激活,导致冠状动脉血管收缩。微血管结构的变化也是导致 CMVD 的重要机制,包括阻力动脉的负性重构及血管密度的降低都会降低冠脉的血流储备,并导致血流量下降,产生心肌区域性缺血。

2. 阻塞性 CCS 的 CMVD　与健康的心脏不同,在心外膜血管狭窄的基础上,如果再合并微血管疾病,往往会进一步加重心肌缺血。实验研究表明,狭窄后灌注压力的降低可以引发远端微血管的结构和功能改变,包括冠状动脉阻力血管的负性重塑和毛细血管密度的降低。毛细血管密度的降低也可见于接受冠状动脉搭桥手术的患者,是冠状动脉搭桥手术后功能恢复不佳的一个预测因素,预示着血管重建后的功能恢复不良。

ISCHEMIA 试验采用了随机、开放的设计,将 5 179 例 SPECT、PET、心脏磁共振成像(CMR)、超声或心电图负荷试验显示中度 - 重度心肌缺血和主要心外膜血管>50% 狭窄的阻塞性 CCS 患者随机分为 PCI 联合药物治疗组和药物治疗组,ISCHEMIA 试验的结论为,在伴有中 - 重度心肌缺血的 SCD 患者,PCI 与药物治疗相比,未减少缺血性心血管事件或全因死亡率,但明显改善了患者的生活质量。为什么在中 - 重度心肌缺血的 SCD 患者中,PCI 不能改善长期预后呢? PROSPECT 研究发现,罪犯和非罪犯病变导致心血管事件的危险相似,而后者主要是非阻塞性冠状动脉易损斑块,PCI 无法解决此类病变。在阻塞性和非阻塞性 SCD 患者中,冠状动脉微血管疾病的发生率高达 50%,这些病变可导致心肌缺血和不良预后,但 PCI 无法解决。

狭窄远端的冠状动脉微血管功能重塑可能反映在血管扩张功能的受损以及血管收缩反应的增加。在慢性狭窄的猪的离体冠状动脉中记录了 ET-1 诱导的强烈的血管收缩。已经证明随着 CAD 疾病的进展,内皮衍生超极化因子(EDHF)逐渐取代 NO,成为调节人类冠状动脉微血管张力的主要因子。实验研究表明,动脉血管结构的负性重构可以在体外低管腔内压力下产生,并被 ET-1 增强,而被氨氯地平阻断。

(二) 急性冠脉综合征(ACS)的 CMVD

1. 非阻塞性 ACS 的 CMVD　研究显示,约 90% 的急性心肌梗死(AMI)患者的冠脉造影显示存在阻塞性冠状脉疾病(CAD),但仍有 10% 的病例的冠脉造影结果未见明显阻塞(冠脉狭窄 ≥ 50%),称为冠状动脉非阻塞性心肌梗死(MINOCA)。

研究证实,ACS 的发病并非由于斑块过大阻塞管腔,而是由于易损斑块的破裂或糜烂继发管腔内血栓形成导致。一项病理学研究发现,90% 急性或慢性缺血性心脏病患者是由临界冠脉狭窄导致的。研究发现,在 212 名 ACS 患者中,30.6% 的患者冠脉造影正常或接近正常。1999 年发表的 GUSTO Ⅱb 试验对 12 142 例 ACS 患者进行了冠脉造影,发现 6.8% 的男性和 10.2% 的女性 ST 段上抬型心肌梗死患者、4.2% 的男性和 9.1% 的女性非 ST 段上抬型心肌梗死患者以及 13.9% 的男性和 30.5% 的女性不稳定性心绞痛患者,冠脉造影显示为非阻塞性狭窄。在 MINOCA 患者中,冠状动脉微血管痉挛占 16%。非阻塞性 ACS 患者表现出明显的冠状动脉功能障碍,涉及冠状动脉微循环,主要表现为微血管收缩反应性的增加以及舒张功能的降低。

2. 阻塞性 ACS 的 CMVD　通常认为心外膜血管狭窄导致的心血管事件发生在微血管

疾病之前,并且是微血管结构和功能障碍的重要原因。最新的观点认为,ACS 是易损斑块及微血管疾病共同作用的结果,导致了心肌损害及心梗面积的扩大。一过性或永久性的微血管功能障碍限制了冠状动脉血流,导致剪切力的改变,进一步影响内皮功能,促进了心外膜血管的血栓形成。

由于缺乏 ACS 之前的微血管功能障碍的数据,CMVD 是否在 ACS 中发挥关键性作用还有待于进一步的研究证实。因此,要了解 ACS 之前、期间和之后涉及微循环损伤的机制还需要进一步的研究证实。

3. CMVD 与无复流　急性心肌梗死(AMI)后及时的再灌注治疗是减少梗死面积和改善心功能的关键因素。然而,由于无复流现象的存在,即使心外膜血管没有残留狭窄的情况下,血管再灌注也不一定能重新建立有效的微循环再灌注,这种现象在女性患者中发生率更高。动物模型的结果表明,经皮冠状动脉介入治疗(PCI)后微循环的再灌注效果不理想,这与微血管栓塞(MVO)有关,后者多继发于内皮损伤和 / 或血栓或斑块碎屑脱落所致。多项研究证实,MVO 是不良左心室重塑的独立预测因素。最近对 7 项随机试验的汇总分析认为,STEMI 患者初次 PCI 术后存在 MVO 及其程度与 1 年内发生的主要不良心血管事件密切相关。

多种机制参与无复流的过程中。由缺血再灌注和 / 或冠心病的危险因素如代谢功能障碍、高血压、衰老、高脂血症等引起的冠状动脉微血管内皮损伤,在无复流现象中发挥关键作用。另外,炎症通路的激活、心肌细胞的水肿、血小板的激活或白细胞的浸润等也参与了无复流的发生、发展过程中。随着缺血再灌注损伤严重程度的增加,甚至出现更广泛的微血管损伤,导致血管通透性增加、毛细血管壁变薄、细胞间的链接丧失,最终导致心肌细胞的水肿和心肌内出血。虽然没有证据表明无复流会造成心肌细胞的继发性损伤,但它可能会影响梗死区的愈合,即导致梗死区心肌变薄,从而加剧梗死后的心室重塑。将来需要进行更多的创新性的临床前期研究及临床相关研究,以期达到减少 MVO 的发生并进一步改善临床预后。

(三) CMVD 与 AMI 的再灌注

临床证据表明,CMVD 可能会导致急性心肌梗死血运重建成功后持续性或复发心绞痛的发生。这个未解决的临床问题影响了 1 年随访中 1/5~1/3 接受心肌血运重建的患者。AMI 再灌注后的 CMVD 可能导致左室重塑、心功能降低及预后的进一步恶化。然而,临床医生对如何减轻 AMI 再灌注后的 CMVD 以及改善患者心肌缺血的症状和体征缺乏足够的重视。部分原因是对基本的病理生理学认识不足。成功的 PCI 术后,多种潜在因素如内皮功能障碍、氧化应激增加、NO 释放减少以及血管狭窄远端的低剪切力等可能对微血管功能产生负面影响,进而导致 CMVD。此外,PCI 之前已经存在的被掩盖的 CMVD 也可能是造成 PCI 后的心绞痛和 / 或心肌缺血的发生。缺血 / 再灌注损伤对冠状动脉微循环的损伤表现在其引起的可逆性的间质水肿对微循环的压迫以及毛细血管的破坏伴发的心肌内出血。间质铁的沉积会诱发炎症反应,进一步加重微血管损伤。AMI 再灌注后的微血管损伤机制与心肌损伤的机制并无不同。然而,这两种损伤的病理生理学机制的时间和因果关系还需要进一步厘清。

二、CMVD 的危险因素及发病机制

(一) CMVD 的危险因素

CMVD 的危险因素与心外膜血管的危险因素没有差别,包括糖尿病、肥胖症、高血压、

高脂血症、吸烟、高龄以及性别等，这些危险因素对 CMVD 具有单独和协同作用。

1. 糖尿病和肥胖　糖尿病和 CMVD 相互促进，互为因果。糖尿病是 CMVD 形成的重要的危险因素，反过来肌肉和脂肪组织的微血管功能障碍也促进了 2 型糖尿病的发生和发展。CMVD 出现在糖尿病的高糖血症之前，而不是高糖血症导致的 CMVD。糖尿病 CMVD 表现为 NO 活性降低、活性氧（ROS）增加、内皮素增加、内皮屏障功能降低以及炎症活动升高等。由于糖尿病是一种内分泌多器官疾病，因此，糖尿病相关的 CMVD 已经在多个器官中被发现，包括心脏、视网膜、肾脏和皮肤等。超重和肥胖在 2 型糖尿病中很常见，即使缺乏心肌缺血的症状和体征，也常常表现为 CMVD 特征。在人类肥胖中，特别是在腹部肥胖中，血管周围及心外膜脂肪组织在冠状动脉血管和心脏周围聚集并促进炎症反应，导致 CMVD 的出现。由于糖尿病患者存在糖脂代谢紊乱，导致冠脉内皮依赖及非依赖的舒缩功能异常，所以常常合并非阻塞性 CAD。

2. 高血压病　高血压病通过促进微循环的功能和结构改变加剧了 CMVD。临床研究表明，高血压的微血管特征表现为阻力动脉的负性重塑和微血管稀疏，进而减少了心肌血流的灌注。

慢性高血压、肥胖和糖尿病一方面加剧了肾脏功能损害，是慢性肾脏病（CKD）重要的危险因素，同时它们又促进了心血管并发症如心肌肥厚、心力衰竭和心肌缺血等，而这些并发症与 CMVD 密切相关。

糖尿病和高血压之间的分子联系在 Zucker 大鼠上得到充分体现。研究发现，血糖浓度的升高激活了 Rho 激酶，促进血管紧张素 1 型（AT1）受体的循环利用，进而导致血管紧张素Ⅱ诱导的动脉持续性收缩，表现为微血管舒缩功能的异常，最终出现 CMVD。

3. 血脂异常　血脂异常是导致 CMVD 的一个主要危险因素。研究发现，高胆固醇血症患者在动脉粥样硬化的早期阶段以及在血管造影显示冠状动脉狭窄之前就已经出现了 CFR 降低。血浆总胆固醇和低密度脂蛋白的水平与 FFR 和 IMR 呈显著负相关，而与冠状动脉粥样硬化的严重程度或病变血管的数量无关。研究表明，高胆固醇血症患者一旦发生 STEMI，其早期伴发的 CMVD 能够导致患者心肌梗死面积扩大以及心肌梗死后出现不良的左室重构。磁共振光谱学研究发现，INOCA 女性患者存在心肌缺血相关的心肌脂肪变性，导致心脏舒张功能减退，表现为心肌细胞甘油三酯含量增加及心脏舒张环应变率下降，两者呈显著的负相关，进一步说明了 CMVD 触发了游离脂肪酸到心肌细胞的异位脂质沉积。

与高胆固醇血症相关的 CMVD 主要与小动脉内皮依赖性血管舒张功能的损伤有关，部分原因是 ROS 生成增加。Hein 等发现，在导管动脉中存在的 Ox-LDL 依赖性变化也出现在微血管中。Ox-LDL 导致了 NO 合酶（eNOS）的表达减少以及功能的降低，促进了小动脉内皮依赖性舒张功能的进一步损害。而 Ox-LDL 并不影响由环氧化合酶和细胞色素 P450 单氧化酶介导的小动脉的血管扩张功能。

此外，血脂异常诱发的 CMVD 的发病机制还包括炎症反应、获得性细胞免疫反应以及血栓前状态等。

4. 性别　WISE 研究显示，女性的 INOCA 及 CMVD 患者多于男性。Ricci 等研究发现，疑似或确诊缺血性心脏病的女性患者，在年轻时，其动脉粥样硬化程度较男性低，阻塞性冠心病的发病率也较低。然而，年轻女性的 STEMI 的患病率与男性相似，而在 STEMI 后，女性的死亡率往往更高，这可能是由于女性的血管较小、侧支循环流量少、血管僵硬度高以及常常并发 CMVD 所致。另外，女性的冠脉危险因素及合并症明显多于男性也是一个不容忽视的原因。研究表明，危险因素对死亡率的影响取决于年龄和性别。与男性相比，女性糖尿病患者更容易出现内皮功能障碍和 CMVD。同样，吸烟对男女来说都是一个公认的心血管危险因素，但在 60 岁以下的女性中危险性显著增加，如果吸烟的年轻女性同时使用口服避孕药危险性则更为明显。

实验结果也表明，在 NO 介导的微血管舒缩功能的调节方面存在着复杂的、与雌激素相关的特异性性别差异，这些发现有助于更好地了解男女性患者在流行病学、病理生理学、临床特征、预后和治疗成功方面的差异，而冠状动脉循环的性别差异似乎更加明显。因此，临床上迫切需要改进与性别特异性相关的治疗方法及预防措施。

此外，高危妊娠（如妊娠期伴有高血压或糖尿病）以及其他与女性生殖周期有关的因素（如多囊卵巢综合征）使女性更容易患上心血管疾病，最近称为性别特异性心血管危险因素。然而，它们与冠脉微循环的病理相关性尚未确定。

（二）CMVD 的病理生理机制

1. 微血管内皮细胞功能功能障碍和血管痉挛性心绞痛　Maseri 等提出冠状动脉痉挛是变异型心绞痛的潜在致病因素。Bugiardini 等将“血管痉挛性心绞痛”定义为冠脉造影显示正常光滑冠状动脉的情况下，由于弥漫性心外膜冠状动脉收缩，导致管腔直径狭窄 ≥ 50%，限制了心肌的血流供应，产生心肌缺血。在血管痉挛性心绞痛中，通过对冠状动脉血流测量的评估发现，微循环障碍仍然是主要的罪魁祸首。冠状动脉内注入乙酰胆碱试验，能够引起弥漫性心外膜血管收缩反应，进一步提示血管痉挛性心绞痛与内皮功能障碍密切相关。在一项胸痛伴冠脉造影正常的女性患者的研究中证实，内皮功能的评估可以明确动脉粥样硬化早期的血管舒缩功能的变化。

2. 血流动力学机制——压力和剪应力　血管内皮层直接暴露在循环血流动力作用下，高血压加速了心外膜冠状动脉粥样硬化斑块的发展和微血管的内皮功能障碍。动物实验发现，高腔内压力会导致大鼠离体的小冠状动脉和小动脉的收缩，进而保护了远端微循环，包括毛细血管床以及由于高液压 / 滤过压而产生的水肿。然而，由于血管收缩造成了血流速度的增快，对上游大血管的内皮细胞施加了更高的剪切应力。

血液动力学形成的压力和剪切力对血管内皮细胞产生了广泛的机械和分子信号作用，影响了这些细胞的形态和血管运动功能。因此，内皮细胞“感觉”和“传导”异常的压力和剪切力进而转化为异常的细胞信号，从而导致血管损伤。然而，机械转导和化学信号之间是如何相互作用的以及不同血管床对剪切应力的反应方面仍然存在许多难题和挑战。

3. 炎症反应　炎症是冠心病斑块不稳定的核心因素，在 CMVD 的发病中的作用逐渐得到证实。研究发现，hs-CRP 在 CMVD 患者中的水平明显高于冠脉正常者；Cosin-Sales 等研究发现，hs-CRF 水平与动态心电图检测的心肌缺血事件高度相关。同时研究还发现 hs-CRP 水平越高的患者，冠脉血流量对乙酰胆碱的反应越弱，进一步提示炎症因素在 CMVD 中发挥重要作用。

炎症反应是 CMVD 和动脉粥样硬化之间的联系纽带。炎症介导的内皮细胞激活表现为 ROS 产生增多以及血小板和白细胞对内皮细胞的黏附增强，从而导致心外膜冠状动脉内皮功能障碍及 CMVD。ROS/ 超氧化酶产物导致 NO 生成减少以及生物利用度下降，促进了炎症反应的发生，其中如 c-Jun N 端激酶等应激激活蛋白激酶可能参与其中。

4. 血小板的激活　临床研究证实，缺血 / 再灌注导致微血管中大量血小板的激活。因此，血小板参与了大部分患者 PCI 术后发生的功能性和结构性冠状动脉微栓塞（MVO）。

血小板通过形成远端微栓子、附着在再灌注的毛细血管或静脉内皮或白细胞上，促进缩血管物质和炎症介质的释放，进而降低微循环的血流。血小板黏附不需要暴露的细胞外基质，在炎症反应活跃的具有完整内皮的微血管中就可以发生。氧化应激、内皮细胞的激活以及伴随而来的白细胞的聚集，是微循环中血小板黏附到内皮细胞的共同特征。介导这种相互作用的分子是 p- 选择素和 p- 选择素配体 1 或糖蛋白 Ⅰb 和 vW 因子。血小板黏附在内皮细胞后，加速了炎症反应的过程。血小板从预先形成的颗粒中释放大量的蛋白质、合成生物活性分子（ROS、血栓素）或促进分子从膜上脱落（如 CD40L），增加了内皮细胞表达黏附分子如细胞间黏附分子 1 的表达，促进了白细胞 - 内皮细胞的相互作用。血小板 CD40L 与内皮细胞产生的 CD40 受体的相互作用，诱导了炎症相关的微血管血栓形成。

除了通过黏附到内皮细胞发生作用外，活化的血小板高表达 HMGB1（高迁移率族蛋白 B1），以增强中性粒细胞细胞外陷阱（NETs）的产生。最近一项大鼠缺血 / 再灌注的实验研究显示，由 NET 介导的微血栓形成导致了心肌的无复流。

Lanza 等研究发现，INOCA 患者在胶原 /ADP 刺激下，其血小板反应性随着运动而下降。流式细胞仪检测结果亦发现，与静息状态下比较，活动后 ADP 诱发的血小板受体表达及聚集性均显著下降，而在 CAD 患者中随着运动量增加，血小板反应性是明显增加的。在 INOCA 患者中，腺苷能够抑制 ADP 或凝血酶诱导的血小板的聚集。

5. 心脏自主神经系统调节异常　冠状动脉微血管张力定义为舒张时最大血管直径与基线直径的比率，由肌源性张力、邻近细胞的代谢调控、内皮细胞功能和循环因素共同参与调节。肾上腺素能神经参与微血管张力调节，在运动期间或存在内皮功能障碍时特别重要，但对健康冠状动脉静息状态下的血管张力的调控作用较小，因为正常条件下，冠状动脉循环主要由非神经源性的机制调节。α 和 β 肾上腺素能受体在血管内皮和平滑肌细胞上调节冠状动脉循环。交感神经活性的增加刺激肾上腺素能 β 受体，导致血管的舒张，其中 β_2 是冠状动脉微循环中的主要肾上腺素受体。相反，刺激肾上腺素能 α 受体导致血管的收缩，其中 α_2 受体大量分布在微血管系统中，当位于内皮细胞上时与血管舒张有关。

慢性自主神经功能失调的特点是交感系统和副交感系统之间的不平衡。自主神经功能障碍包括交感神经活性增加、血管收缩性增强，和 / 或支配心脏、大血管及微血管的自主神经纤维的损伤。如高脂血症、糖尿病等患者的肾上腺素能神经调节的血管收缩明显增强，而正常非神经性调节的血管舒张功能明显减弱。尽管研究发现，血管内皮细胞 M_3 受体的激活可导致 NO 合成的增加以及血管舒张，但冠状动脉微循环中的副交感神经的作用仍有争议。

AMI 及 PCI 术后患者出现的 CMVD，可能与交感神经介导的血管收缩反应有关，术前应用 α_1 受体拮抗剂能够预防或减少 CMVD 的发生。这进一步支持了神经机制引起 CMVD 的假说。

6. 新型冠状病毒（COVID-19）与 CMVD　Bangalore 等报道了 9 例感染新型冠状病毒（COVID-19）患者伴有 ST 段抬高型心肌损伤，其中 3 例患者（33%）的冠状动脉造影显示冠状动脉未见明显狭窄，因此这些患者的心肌损伤可能部分是由于冠状动脉功能异常及 CMVD 所致。已经有内皮功能障碍的患者，一旦感染新型冠状病毒，更容易出现 COVID-19 的心血管并发症，如心功能不全、心肌炎和血栓栓塞等。推测引起严重急性呼吸综合征的新型冠状病毒通过与 ACE2（血管紧张素转换酶 2）结合并进入内皮细胞，导致 ACE2 的降解并丧失其活性，最终导致心功能不全、冠状动脉收缩、心外膜脂肪组织炎症反应加剧以及微循环功能障碍。

Sakamoto 等证实，感染新型冠状病毒患者尸检结果显示，心脏中的 ACE2 的表达明显降低，在心肌内微血管的内皮细胞很难检测到，但在冠状动脉的内皮细胞中很容易被检测到，由此推测到新型冠状病毒参与了 CMVD。Nagashima 等在 COVID-19 患者死后肺样本中发现，内皮细胞表达 IL-6、TNF-α、细胞间黏附分子 1 和 caspase-1 的水平明显升高，提供了内皮病变的证据，而内皮病变被认为是 COVID-19 引起凝血功能障碍的重要原因。迄今为止还没有任何研究直接讨论潜在血管扩张剂血管紧张素（1-7）在调节 CMVD 中的作用，血管紧张素（1-7）是 ACE2 作用于 Ang Ⅱ 的产物，增强 NO 和 EDH 介导的猪冠状动脉的舒张作用。研究表明，如果在内皮中保留 ACE2 的活性，并防止 ACE2 裂解成可溶性 ACE2，可能会减轻感染 COVID-19 后相关的炎症反应，对减少感染期间的心血管并发症有益。

三、CMVD 的诊断

目前尚缺少体内能直接观察到冠状动脉微循环的检测方法。对 CMVD 的诊断包括非侵入性技术如经胸多普勒超声（TTDE）、单光子发射断层扫描（SPECT）、正电子发射计算机断层扫描（PET）、心肌声学造影（MCE）、心脏磁共振（CMR）、心脏 CT（CCT）等，以及侵入性技术如冠脉造影（CAG）、多普勒血流导丝、CFR、温度稀释法及 IMR 等。冠状动脉微血管疾病的诊断技术详见表 1。

表 1　冠状动脉微血管疾病的诊断技术

技术	技术特点	优缺点
非侵入性检查		
SPECT	利用铊 -201 或锝 -99m 标记的示踪剂，记录静息和负荷状态下心肌中的放射活性，进而可发现两种状态下的节段性心肌灌注减低、灌注缺损或灌注再分布征象，在心外膜下冠状动脉无明显狭窄的情况下，有助于诊断 CMVD 所致的心肌缺血	优点：有较高的诊断敏感性和阴性预测价值 缺点：无法定量测定 CFR、空间分辨率低和放射性损伤
PET	通过记录心肌摄取核素动态变化的左室腔和心肌的时间 - 放射活性曲线，可准确计算出每克心肌每分钟单位体积的血流量[MBF，ml/（min·g）]。可以测定冠状动脉血流储备（CFR）	优点：可测量静息和充血状态下的 MBF，能对整个心脏及局部心肌的微血管功能状态进行评价 缺点：耗时、花费高、技术要求高、不能反复测量、空间分辨率低以及放射性损伤
TTDE	TTDE 可测量心外膜冠状动脉血流速度，后者与 CBF 呈正相关。在记录到静息状态下 LAD 舒张期流速后，静脉注射腺苷或双嘧达莫，测量冠状动脉最大充血状态下的 LAD 舒张期流速，然后可计算得出 CFR，即冠状动脉充血状态下舒张期峰值或平均流速与冠状动脉静息状态下相应测值的比值。研究发现，TTDE 的 CFR 测值与冠状动脉内多普勒测量的 CFR 具有良好的一致性。在确诊和疑诊的冠心病患者中，TTDE 测量的 LAD 的 CFR>2.17 时，提示预后良好	优点：无创、省时、可床旁检查、花费较低和可重复测量等 缺点：仅在评价 LAD 的微血管功能时具有较好的可靠性，并非所有患者都能获得满意的超声窗，超声医生必须具有操作经验

续表

技术	技术特点	优缺点
MCE	MCE是利用微泡造影剂观察心肌灌注的方法，可计算出每克心肌每分钟单位体积的血流量（MBF）。MCE结合利用经胸多普勒超声技术，可清晰显示左前降支（LAD）远端的基线及腺苷注射下的血流量，可以测定CFR	需要有较好的彩色多普勒操作经验，学习曲线较长。对于回旋支和右冠脉的测量有误差
CMR	通过心肌与血池信号对比或者注射顺磁性造影剂引起的信号强度改变，评价心肌缺血和微血管阻塞状况。可以通过绘制感兴趣区域的强度曲线，测量静息及充血状态的MBF。腺苷负荷状态下的CMR心肌灌注成像，对于已知或可疑冠心病的患者具有较好的诊断价值。在心肌梗死患者，CMR可以有效鉴别再灌注后微血管阻塞，表现为两种形式：在T_1加权像中，钆造影剂注入后滞留在梗死区域，形成与正常洗脱造影剂的存活心肌之间的信号对比以及高信号梗死心肌中的低信号区域（MVO）；在部分患者，微血管完整性遭到破坏，血红蛋白进入心肌内引起T_2弛豫时间的缩短，形成T_2加权像明亮区域中的低信号区域	优点：空间分辨率较高，无离子辐射危险，无信号衰减，可同时检测心肌功能、组织形态、心肌水肿和心肌灌注，能准确评价心内膜及心外膜下的心肌灌注、冠状动脉阻力及舒张期充盈时间 缺点：钆造影剂在肾功能不全患者中引起的不良反应
CCT	利用CT成像技术计算腺苷负荷状态下的心肌衰减梯度，可以判断冠脉微血管的功能状态	优点：临床应用越来越广泛 缺点：放射线量较大
侵入性检查		
CAG	可从心外膜冠状动脉显影速度和心肌显影速度两个方面评价冠状动脉微血管功能 心外膜冠状动脉显影速度：①TIMI血流分级；②TIMI血流计帧法（TIMI frame count，TFC） 心肌显影速度：①TIMI心肌显影分级（TIMI myocardial blush grading，TMBG）；②心肌显影密度分级（myocardial blush grade，MBG）；③TIMI心肌灌注帧数（TMPFC）	优点：PCI术后可对微血管功能即刻评价，技术可行，分析简便 缺点：上述基于血流显影速度的指标均受到冠状动脉灌注压和心率的影响，且不能反映冠状动脉血流储备
多普勒血流导丝	应用多普勒血流速度描记仪及其配套的多普勒导丝，经动脉插管至冠状动脉远端，记录血流频谱，然后冠状动脉内注入腺苷，测量充血状态下的冠状动脉血流速度。计算充血状态和基础状态的舒张期冠状动脉血流速度，即可得出CFR。联合应用压力导丝，还可得出冠状动脉微血管阻力（coronary microvascular resistance，CMR）	优点：可准确地测量各条冠状动脉内的血流速度、CFR和CMR 缺点：血流速度受到导丝在管腔中的位置、管腔中的流速分布、注射血管扩张剂后管腔面积的变化等因素的影响
CFR	常用心导管测量CFR，计算充血状态和基础状态的舒张期冠状动脉血流速度，即可得出CFR。可以定量评价冠脉舒张状态下的最大血流储备	优点：可评价整个冠脉舒张状态下最大血流储备，无法区分是大血管的还是微血管的血流储备 缺点：变异性较大

续表

技术	技术特点	优缺点
温度稀释法	基于 Fick 法原理，将已知温度和注射速率的冷盐水由导管注入冠状静脉窦，在导管下游测量血液的温度，血液温度下降的幅度表明示踪剂稀释的程度，与 CBF 成正比，由此可推算 CBF。由温度稀释曲线可记录到生理盐水离开指引导管至导丝传感器的时间，即平均传导时间(mean transit time，T)，T 值与 CBF 成反比，记录基线状态和充血状态时的 T 值之比即 CFR(T 基础 /T 充血)。研究证实，温度稀释法与冠状动脉内多普勒测量的 CFR 具有良好的相关性	缺点：Pd 和 T 测值受到压力、温度、盐水注射剂量和速度、盐水与血液混合不匀等因素的影响，因而测值有一定变异
IMR	IMR 定义为冠状动脉充血状态下狭窄病变远端的压力 Pd 除以 1/T，即压力与流量的比值，Pd 和 T 可用带有温度感受器的压力导丝来测量。IMR 可特异性地评价狭窄病变远端的微血管功能，可准确预测急性心肌梗死再灌注治疗后的心肌组织灌注水平、心室重塑及心功能的恢复	缺点：IMR 测值与心血管事件的关系尚不明了，需要大样本和多中心的随访研究来确定 IMR 的合理界限值

注：SPECT，单光子发射断层扫描；PET，正电子发射断层扫描；TTDE，经胸多普勒超声；MCE，心肌声学造影；CMR，心脏磁共振；CCT，心脏断层扫描；CAG，选择性冠状动脉造影；CFR，冠状动脉血流储备；IMR，冠状动脉微血管阻力指数。

1. 非侵入性检查　经胸多普勒超声(TTDE)可测量心外膜冠脉血流速度，后者与 CBF 呈正相关。应用现代的彩色多普勒技术，可在>90% 患者中清晰显示左前降支(LAD)远端的血流，如静脉注射声学造影剂，进行心肌声学造影(MCE)，LAD 血流显像成功率接近 100%。心血管磁共振成像(CMRI)可同时获得心脏解剖、心肌灌注与代谢、心室功能及冠脉成像的信息，是一种较可靠评价心肌灌注缺损的方法。其他无创性检查还包括正电子发射计算机断层扫描(PET)、门电路闪烁照相法等。

2. 侵入性检查　冠脉内多普勒血流导丝技术是评价冠脉微血管功能的可靠方法。冠脉微血管功能常通过检测冠脉微血管对血管扩张剂的反应来评估，常用的测量指标 CFR 是冠脉微血管呈最大限度扩张时的冠脉血流量(CBF)与基础状态下冠脉血流量的比值。血管扩张剂包括内皮非依赖型血管扩张剂(主要作用于血管平滑肌细胞)及内皮依赖型血管扩张剂(主要作用于血管内皮细胞)。临床上常用的冠脉舒张剂如下：

(1)腺苷：腺苷是最常用的检测冠脉微血管功能的非内皮依赖性舒张血管的药物，静脉注射剂量为 140μg/(kg·min)，冠脉内注射剂量为 2~16μg/(kg·min)，注射时间为 1.5~6 分钟。常见的不良反应有房室传导阻滞或窦房阻滞导致的心动过缓及支气管痉挛。腺苷的半衰期很短，仅为 10 秒，不良反应可很快消失。

(2)双嘧达莫：此药通过抑制腺苷降解而发挥作用，故药理作用类似于腺苷。静脉注射剂量为 0.56~0.84mg/kg。应用腺苷或双嘧达莫后 CFR<2.5 提示冠脉微血管舒张功能异常，临床上推荐 CFR<2.0 作为判断微血管功能障碍的临界值。

(3)乙酰胆碱：是最常用的检测内皮依赖性冠脉微血管功能的舒张血管的药物，但需要冠脉内注射。乙酰胆碱可通过刺激内皮细胞释放 NO 扩张血管，但亦可通过直接刺激平滑肌细胞收缩血管，在内皮功能正常的情况下，乙酰胆碱的血管扩张作用占主导地位，但如出现内皮功能异常，乙酰胆碱的血管收缩作用占有优势，从而可导致血管痉挛。通常间隔 2 分钟给予 2μg、10μg、50μg 三次冠脉内弹丸式注射。冠脉内注入乙酰胆碱后，利用定量冠脉造影法检测冠脉直径以排除心外膜下冠脉痉挛，同时观察心绞痛症状和心电图 ST-T 改变。一旦出现心肌缺血，应立即冠脉内注射尼可地尔对抗冠脉微血管痉挛。

此外，还有温度稀释法检测冠脉血流量。这一技术基于 Fick 法原理，即将已知温度和注射速率的冷盐水由导管注入冠状静脉窦，在导管下游测量血液的温度，血液温度下降的幅度表明示踪剂稀释的程度，与 CBF 成正比，由此可推算 CBF。研究证实，温度稀释法与冠脉内多普勒测量的 CFR 具有良好的相关性。利用温度稀释法还可测量微循环阻力指数（index of microvascular resistance，IMR），IMR 定义为冠脉远端的压力 Pd 除以 1/T，即压力与流量的比值，Pd 和 T 均可用带有温度感受器的压力导丝获得。研究表明，IMR 可准确评价急性心肌梗死再灌注治疗后的心肌组织灌注水平、心室重塑及心功能的恢复。

张运教授等编写的“冠状动脉微血管疾病诊断和治疗的中国专家共识”提出：①在临床疑诊 CMVD 的患者，在排除心外膜下冠状动脉狭窄和痉挛病变后，应首先采用静脉注射腺苷或双嘧达莫的方法并选用 TTDE、CMR 或 PET 等无创性影像技术测量 CFR，目前 PET 是测量 CFR 的无创性技术“金标准”；②在上述患者中，如无创性技术测量的 CFR ≥ 2.0，可在冠状动脉注射腺苷前后，采用冠状动脉内多普勒血流导丝技术测量 CFR 和 CMR，目前冠状动脉内多普勒血流导丝是测量 CFR 的创伤性技术“金标准”；③如临床疑诊 CMVD 但冠状动脉内多普勒血流测量的 CFR ≥ 2.0，应选择冠状动脉内注射乙酰胆碱的方法，如心外膜下冠状动脉无痉挛但出现心绞痛症状和缺血型 ST-T 改变，可诊断为 CMVD，同时应立即冠状动脉内注射硝酸甘油或尼可地尔对抗冠状动脉微血管的痉挛。

四、CMVD 的治疗进展

目前，文献中尚无以 CMVD 为研究对象并以心血管事件为观察终点的大样本随机临床试验，因此何种治疗能够降低 CMVD 的心血管事件率尚不明了。尽管如此，文献中已有以 CMVD 为研究对象并以冠状动脉微血管功能为终点的小样本随机临床研究或非随机观察研究。另外，多项研究指出，对 INOCA 应制定积极的防治策略，从而减少冠心病患者的冠脉事件，降低死亡率至关重要。

针对 CMVD 治疗，除了积极地改善生活方式外，应严格控制危险因素。对心绞痛症状明显者，应积极给予药物干预以减少心绞痛发作。同时针对冠心病的二级预防进行积极的药物干预，以改善 CMVD 的临床预后。

探寻 CMVD 新的治疗方法仍然是研究者追寻的目标，有些尚未得到临床证实。研究发现，在少数微血管痉挛所致 ST 段上抬的心绞痛（微血管“变异型心绞痛”）的患者，Rho 激酶抑制剂法舒地尔（fasudil）可以改善 CMVD、抑制乙酰胆碱诱发的微血管痉挛，减少心绞痛发作。此外，针对血管周围脂肪组织的靶向治疗，可以刺激血管活性、增加血管舒张因子的产生，如脂联素或硫化氢等，可以改善 CMVD 的症状和预后。

（一）危险因素的控制

1. 高血压　研究发现，在非阻塞性 CAD 合并高血压患者中，应用抗高血压药物能够有效改善微血管功能障碍。研究发现，ACEI 及 ARB 药物能够改善内皮依赖性的微血管功能异常，而二氢吡啶类 CCB 没有发现有此功能。一项研究显示，非二氢吡啶类 CCB 如维拉帕米能够改善微血管功能异常。

β 受体阻滞剂：奈必洛尔通过激活 β_3 受体而发挥内皮保护作用，在非阻塞性冠心病治疗中发挥作用。卡维地洛因其具有 α 受体阻滞作用，对微血管病变具有有益作用。在美托洛尔及阿替洛尔未见上述微血管保护作用。

抗高血压治疗对内皮依赖性的微血管的保护作用的研究较少。有 PET 研究显示，奥美沙坦能够增加 CFR，改善微循环功能障碍，而氨氯地平没有此作用。另一项研究显示，尽管维拉帕米和依那普利在降压效果上相近，但前者能够明显改善内皮功能，进而改善微血管功能。这些研究说明，微血管功能改善是降压药物的降压效果之外的作用。可能的机制包括：对血管平滑肌细胞的直接作用、抗氧化作用、改善血管的内皮功能及舒张功能，同时还具有改善自主神经系统功能作用。值得注意的是，近年来的研究揭示，高血压患者出现 CFR 下降与是否存在左室肥厚及左室肥厚的程度高度相关，提示微血管功能障碍是左室重构及内皮细胞、平滑肌细胞功能改变的必然结果。

2. 高脂血症　一些小样本的随机试验和病例对照研究显示，他汀类药物对运动耐受性、运动诱导的可逆灌注缺陷、内皮功能以及生活质量有积极的改善作用。ACS 患者无论有无 STEMI，心肌声学造影显示，在血运重建前进行他汀治疗可以明显改善患者的冠状动脉微血管灌注。对 8 项 TIMI 试验的分析结果显示，他汀类药物能够显著降低 INOCA 患者 30 天的死亡或再梗死发生率。此外，来自瑞典心脏中心的 9 136 名 MINOCA 患者，在长期（>4 年）随访中，也证实了他汀类药物能够在降低主要心血管事件（全因死亡率、心肌梗死、缺血性卒中和心脏衰竭）发挥重要的作用。

近年的研究显示，应用阿托伐他汀能够显著改善高脂血症患者的 CFR，提示他汀类药物能够改善患者内皮依赖的微血管功能。尽管一些研究发现他汀类药物能够显著改善内皮依赖的大的冠脉及外周血管的舒缩功能，但他汀类药物能否改善微血管功能的研究尚缺乏系统的较大规模的研究证实。对于他汀类药物改善微血管功能障碍的作用机制，除了其调脂作用外，调脂作用外的作用如抗炎、抗氧化以及上调 eNOS、提高血管 NO 的生物利用率等可能发挥作用。

3. 糖尿病　与高血压及高脂血症的研究相比，糖尿病患者血糖控制与改善微血管障碍的研究相对较少。研究发现，2 型糖尿病患者中应用优降糖或格列美脲联合二甲双胍，能够显著改善其内皮功能及增加冠脉的 CFR。在 1 型糖尿病患者中应用胰岛素能够增加 CFR，其长期疗效有待观察。

4. 其他危险因素控制　晚近的研究发现，肥胖患者的减肥可以使双嘧达莫诱导的冠脉血流量增加，而这种改善与脂肪细胞因子的增加相关。吸烟者的冠脉血流储备明显下降，而维生素 C 可以使吸烟者的 CFR 明显改善。

（二）控制心绞痛症状

对于 INOCA 患者由于频繁出现心绞痛症状，应考虑给予药物治疗，以减轻心绞痛症状，改善患者的生活质量。

1. β 受体阻滞剂　由于 β 受体阻滞剂能够抑制交感神经兴奋、减慢心率、减少心肌耗氧量及增加冠脉的灌注，在抗心绞痛中发挥重要作用，尤其是针对交感活性增高或心率较快的患者。研究发现，与安慰剂或其他药物比较，β 受体阻滞剂在非阻塞性冠心病患者合并微血管病变中能够减轻心绞痛症状，减少 24 小时动态心电图中 ST 压低的时间和次数。亦有研究发现，β 受体阻滞剂阿替洛尔对减少心脏 X 综合征患者心绞痛的发作频率有效。

2. 钙通道阻滞剂　在大血管痉挛性心绞痛中，推荐服用钙通道阻滞剂。一项始于 1988 年的针对血管痉挛性心绞痛患者的研究显示，钙通道阻滞剂可改善患者生活质量，且患者不会出现梗死。研究发现，在微血管痉挛性心绞痛患者中应用钙通道阻滞剂明显减轻心绞痛症状，在随访的(47.8 ± 27.5)个月中没有发生不良心血管事件。在非阻塞性冠心病患者合并微血管病变中，目前推荐应用非二氢吡啶药物如地尔硫䓬进行抗心绞痛治疗。复合型 L、T 型钙通道阻滞剂咪拉地尔，可减少冠状动脉血流缓慢综合征患者的心绞痛频率。

3. 硝酸酯类药物 硝酸酯类药物由于能够扩张静脉减轻心脏前负荷及扩张冠脉，在冠心病的心绞痛治疗中应用广泛。然而，在非阻塞性冠心病合并微血管病变以及冠脉痉挛患者中，舌下含服短效硝酸酯类药物作用有限。在日本的一项针对 1 429 例血管痉挛性心绞痛患者的观察性研究中发现，服用硝酸盐与否对主要不良心血管事件的影响没有差异(*HR*=1.28，95% *CI* 0.72~2.28)。在合并微血管病变应用硝酸酯类药物有时效果欠佳，主要是硝酸酯类药物对微血管扩张作用有限，有时还起到反作用，主要原因在于硝酸酯类药物有时导致低血压的发生，同时激活了交感神经系统，增快了心率。有报道显示，静脉内或冠脉内注射硝酸酯类药物能够减少 CRF。

4. 尼可地尔 具有 ATP 敏感钾离子通道开放剂的作用，同时兼有拟硝酸酯类作用，能够有效地扩张冠脉阻力血管，对非阻塞性冠心病合并微血管病变患者的心绞痛治疗效果较好。IONA 研究结果显示，尼可地尔能够显著降低稳定型心绞痛不良心血管事件的发生率。JCAD 研究发现，尼可地尔能够显著降低稳定型心绞痛全因死亡率 35%，降低心血管死亡率 56%。研究发现，冠脉内注射尼可地尔减少 ACS 及非 ACS 患者无复流发生率，尼可地尔能够改善稳定性冠心病患者的微血管功能。Yamabe 等研究发现，口服或静脉内注射尼可地尔 2 周，能够显著减少 24 小时动态心电图中 ST 压低的时间和次数，减少心绞痛症状持续时间。

5. 伊伐布雷定 伊伐布雷定(ivabradine)为首个选择性特异性心脏起搏电流(If)抑制剂，具有特殊的降低心率作用。临床研究表明，其在治疗稳定性心绞痛方面具有良好的疗效和安全性。伊伐布雷定能够改善阻塞性冠心病患者的心绞痛症状和心电图缺血的变化，而在非阻塞性冠心病患者中，仅一项研究显示，与安慰剂比较，伊伐布雷定能够非阻塞性冠心病合并微血管病变患者的心绞痛症状。

6. 曲美他嗪 曲美他嗪可抑制游离脂肪酸的 β 氧化，使游离脂肪酸代谢减少，从而使心肌以葡萄糖代谢为主产生能量，从而在产生更多的 ATP，抑制酸中毒和钙超载，进而改善心绞痛症状。在一项双盲对照研究中，曲美他嗪能够显著增加非阻塞性冠心病合并微血管病变患者的运动耐量，减少 ST 压低的持续时间。

7. 雷诺嗪 脂肪酸部分氧化酶抑制剂，通过改变心脏代谢方式减少心脏需氧量，从而降低心绞痛发作的可能性。同时还具有抑制 Na^+ 内流，促进 Ca^+ 外流，从而减少细胞内钙超载，扩张冠脉，改善心脏的舒张功能的作用。口服 ranolazine 后不引起心率减慢和血压下降。在一项稳定型心绞痛的负荷运动试验表明，与安慰剂组相比，雷诺嗪显著延长了运动试验的持续时间，减少了每周发作心绞痛的次数和频度，延长了出现 ST 段压低的时间。在一项小样本随机对照研究中，20 例非阻塞性冠心病合并微血管病变的女性患者应用雷诺嗪后，能够显著心绞痛症状，增加患者的 CRF。在另一项对照研究中，与安慰剂或伊伐布雷定相比，45 例微血管病变患者经过 4 周治疗后，雷诺嗪能够显著减少心绞痛症状，增加患者的运动耐量。

8. 茶碱类药物 茶碱类药物是腺苷受体拮抗剂，通过拮抗微血管病变部位的腺苷的分泌而增加冠脉 CRF。Picano 等研究发现，氨茶碱能够改善微血管病变患者心绞痛症状，改善患者的运动耐量，尤其适合合并 COPD 患者。在一项研究中观察到，静脉注射氨茶碱能够明显微血管心绞痛症状及心电图 ST 压低程度。Radice 等观察到口服 400mg 的氨茶碱能够减轻运动诱发的微血管心绞痛症状及心电图 ST 压低程度。

9. α 受体阻滞剂　冠脉阻力血管的收缩,加重了微血管功能障碍,而 α 受体阻滞剂由于能够扩张冠脉,理论上讲在微血管心绞痛中能够发挥有益作用。Rosen 等研究发现 α 受体阻滞剂多沙唑嗪能够增加冠脉血流储备,而另一项研究 Botker 等发现多沙唑嗪并未能减轻心绞痛的症状及改善 ST 压低情况。α 受体阻滞剂在微血管病变中的作用仍需研究证实。

(三) 抗血小板药物

由于证据不足,临床上没有明确推荐常规使用包括阿司匹林在内血小板抑制剂治疗 CMVD。在冠脉造影证实的 INOCA 患者中,常常推荐常规使用阿司匹林进行抗血小板治疗。新型 $P2Y_{12}$ 抑制剂替格瑞洛,由于其抑制腺苷的降解,增加腺苷水平,后者通过扩张血管来保护微循环,改善 CMVD。研究替格瑞洛对微循环的保护作用的临床研究正在进行中。

五、结语

总之,CMVD 是缺血性心脏病的一个重要的组成部分。它是由微血管功能和结构的病理性改变导致,与内皮功能障碍密切相关。功能障碍主要是对血管活性物质 NO、ET-1 等的反应性改变,导致微血管舒缩功能障碍。结构改变包括小动脉的负性重塑和毛细血管密度的降低。功能及结构的改变最终导致了冠状动脉血管阻力的增加,心肌灌注减少。CMVD 的诊断技术包括非侵入性诊断方法及侵入性诊断方法。随着评估冠状动脉生理学技术的进步,CMVD 将越来越受到临床医生的重视,开发逆转冠状动脉微血管功能及结构异常的新药可能成为治疗缺血性心脏病的重要方法。

(陈文强　张 运)

参考文献

[1] Task Force Members, MONTALESCOT G, SECHTEM U, et al. 2013 ESC guidelines on the management of stable coronary artery disease: the Task Force on the management of stable coronary artery disease of the European Society of Cardiology [J]. Eur Heart J, 2013, 34 (38): 2949-3003.

[2] CHILIAN W M. Coronary microcirculation in health and disease. Summary of an NHLBI workshop [J]. Circulation, 1997, 95: 522-528.

[3] JESPERSEN L, HVELPLUND A, ABILDSTRØM S Z, et al. Stable angina pectoris with no obstructive coronary artery disease is associated with increased risks of major adverse cardiovascular events [J]. Eur Heart J, 2012, 33: 734-744.

[4] MURTHY V L, NAYA M, TAQUETI V R, et al. Effects of sex on coronary microvascular dysfunction and cardiac outcomes [J]. Circulation, 2014, 129: 2518-2527.

[5] 中华医学会心血管病学分会基础研究学组，中华医学会心血管病学分会介入心脏病学组，中华医学会心血管病学分会女性心脏健康学组，等．冠状动脉微血管疾病诊断和治疗的中国专家共识 [J]. 中国循环杂志，2017, 32 (5): 421-430.

[6] PADRO T, MANFRINI O, BUGIARDINI R, et al. ESC Working Group on Coronary Pathophysiology and Microcirculation position paper on 'coronary microvascular dysfunction in cardiovascular disease'[J]. Cardiovasc Res, 2020, 116: 741-755.

[7] MURTHY V L, NAYA M, TAQUETI V R, et al. Effects of sex on coronary microvascular dysfunction and cardiac outcomes [J]. Circulation, 2014, 129 (24): 2518-2527.

[8] VON MERING G O, ARANT C B, WESSEL T R, et al. National Heart, Lung, and Blood Institute. Abnormal coronary vasomotion as a prognostic indicator of cardiovascular events in women: results from the National Heart, Lung, and Blood Institute Sponsored Women's Ischemia Syndrome Evaluation (WISE)[J]. Circulation, 2004, 109: 722-725.

[9] LEE B K, LIM H S, FEARON W F, et al. Invasive evaluation of patients with angina in the absence of obstructive coronary artery disease [J]. Circulation, 2015, 131: 1054-1060.

[10] CREA F, LANZA G A, CAMICI P G. Coronary microvascular dysfunction [M]. Milan: Springer-Verlag Italia, 2014.

[11] CAMICI P G, D'AMATI G, RIMOLDI O. Coronary microvascular dysfunction: mechanisms and functional assessment [J]. Nat Rev Cardiol, 2015, 12: 48-62.

[12] HERSCOVICI R, SEDLAK T, WEI J, et al. Ischemia and no obstructive coronary artery disease (INOCA): what is the risk？[J]. J Am Heart Assoc, 2018, 7: e008868.

[13] LEVY B I, HEUSCH G, CAMICI P G. The many faces of myocardial ischaemia and angina [J]. Cardiovasc Res, 2019, 115: 1460-1470.

[14] BRADLEY S M, MADDOX T M, STANISLAWSKI M A, et al. Normal coronary rates for elective angiography in the Veterans Affairs Healthcare System: insights from the VA CART program (veterans affairs clinical assessment reporting and tracking)[J]. J Am Coll Cardiol, 2014, 63: 417-426.

[15] JESPERSEN L, HVELPLUND A, ABILDSTROM S Z, et al. Stable angina pectoris with no obstructive coronary artery disease is associated with increased risks of major adverse cardiovascular events [J]. Eur Heart J, 2012, 33: 734-744.

[16] BADIMON L, BUGIARDINI R, CENKO E, et al. Position paper of the European Society of Cardiology-working group of coronary pathophysiology and microcirculation: obesity and heart disease [J]. Eur Heart J, 2017, 38: 1951-1958.

[17] BERWICK Z C, DICK G M, TUNE J D. Heart of the matter: coronary dysfunction in metabolic syndrome [J]. J Mol Cell Cardiol, 2012, 52: 848-856.

[18] FORD T J, ROCCHICCIOLI P, GOOD R, et al. Systemic microvascular dysfunction in microvascular and vasospastic angina [J]. Eur Heart J, 2018, 39: 4086-4097.

[19] TRASK A J, KATZ P S, KELLY A P, et al. Dynamic micro-and macrovascular remodeling in coronary circulation of obese Ossabaw pigs with metabolic syndrome [J]. J Appl Physiol, 2012, 113: 1128-1140.

[20] DUNCKER D J, KOLLER A, MERKUS D, et al. Regulation of coronary blood flow in health and ischemic heart disease [J]. Prog Cardiovasc Dis, 2015, 57: 409-422.

[21] JOHNSON N P, KIRKEEIDE R L, GOULD K L. Is discordance of coronary flow reserve and fractional flow reserve due to methodology or clinically relevant coronary pathophysiology？[J]. JACC Cardiovasc Imaging, 2012, 5: 193-202.

[22] SHIMONI S, FRANGOGIANNIS N G, AGGELI C J, et al. Microvascular structural correlates of myocardial contrast echocardiography in patients with coronary artery disease and left ventricular dysfunction [J]. Circulation, 2002, 106: 950-956.

[23] KELLY R F, CABRERA J A, ZIEMBA E A, et al. Continued depression of maximal oxygen consumption and mitochondrial proteomic expression despite successful coronary artery bypass grafting in a swine model of hibernation [J]. J Thorac Cardiovasc Surg, 2011, 141: 261-268.

[24] VILAHUR G, ONATE B, CUBEDO J, et al. Allogenic adiposederived stem cell therapy overcomes ischemia-induced microvessel rarefaction in the myocardium: systems biology study [J]. Stem Cell Res Ther, 2017, 8: 52.

[25] HEUSCH G, DEUSSEN A. The effects of cardiac sympathetic nerve stimulation on perfusion of stenotic

coronary arteries in the dog [J]. Circ Res, 1983, 53: 8-15.

[26] SOROP O, MERKUS D, DE BEER V J, et al. Functional and structural adaptations of coronary microvessels distal to a chronic coronary artery stenosis [J]. Circ Res, 2008, 102: 795-803.

[27] BEYER A M, ZINKEVICH N, MILLER B, et al. Transition in the mechanism of flow-mediated dilation with aging and development of coronary artery disease [J]. Basic Res Cardiol, 2017, 112: 5.

[28] VAN DEN AKKER J, SCHOORL M J, BAKKER E N, et al. Small artery remodeling: current concepts and questions [J]. J Vasc Res, 2010, 47: 183-202.

[29] AGEWALL S, BELTRAME J F, REYNOLDS H R, et al. ESC working group position paper on myocardial infarction with non-obstructive coronary arteries [J]. Eur Heart J, 2017, 38 (3): 143-153.

[30] PASUPATHY S, TAVELLA R, BELTRAME J F. Myocardial infarction with nonobstructive coronary arteries (MINOCA): The past, present, and future management [J]. Circulation, 2017, 135: 1490-1493.

[31] THYGESEN K, ALPERT J S, JAFFE A S, et al. Executive Group on behalf of the Joint European Society of Cardiology (ESC)/American College of Cardiology (ACC)/American Heart Association (AHA)/World Heart Federation (WHF) Task Force for the Universal Definition of Myocardial Infarction. Fourth universal definition of myocardial infarction [J]. Circulation, 2018, 138: e618-e651.

[32] MONTONE R A, NICCOLI G, FRACASSI F, et al. Patients with acute myocardial infarction and non-obstructive coronary arteries: safety and prognostic relevance of invasive coronary provocative tests [J]. Eur Heart J, 2018, 39: 91-98.

[33] LERMAN A, HOLMES D R, HERRMANN J, et al. Microcirculatory dysfunction in STelevation myocardial infarction: cause, consequence, or both ? [J]. Eur Heart J, 2007, 28: 788-797.

[34] CENKO E, VAN DER SCHAAR M, YOON J, et al. Sex-specific treatment effects after primary percutaneous intervention: a study on coronary blood flow and delay to hospital presentation [J]. J Am Heart Assoc, 2019, 8: e011190.

[35] JAFFE R, CHARRON T, PULEY G, et al. Microvascular obstruction and the no-reflow phenomenon after percutaneous coronary intervention [J]. Circulation, 2008, 117: 3152-3156.

[36] KALI A, COKIC I, TANG R, et al. Persistent microvascular obstruction after myocardial infarction culminates in the confluence of ferric iron oxide crystals, proinflammatory burden, and adverse remodeling [J]. Circ Cardiovasc Imaging, 2016, 9: e004996.

[37] DE WAHA S, PATEL M R, GRANGER C B, et al. Relationship between microvascular obstruction and adverse events following primary percutaneous coronary intervention for ST segment elevation myocardial infarction: an individual patient data pooled analysis from seven randomized trials [J]. Eur Heart J, 2017, 38: 3502-3510.

[38] CENKO E, RICCI B, KEDEV S, et al. The no reflow phenomenon in the young and in the elderly [J]. Int J Cardiol, 2016, 222: 1122-1128.

[39] DE WAARD G A, HOLLANDER M R, TEUNISSEN P F, et al. Changes in coronary blood flow after acute myocardial infarction: insights from a patient study and an experimental porcine model [J]. JACC Cardiovasc Interv, 2016, 9: 602-613.

[40] KLONER R A, KING K S, HARRINGTON M G. No-reflow phenomenon in the heart and brain [J]. Am J Physiol Heart Circ Physiol, 2018, 315: H550-H562.

[41] VILAHUR G, GUTIERREZ M, CASANI L, et al. Protective effects of ticagrelor on myocardial injury after infarction [J]. Circulation, 2016, 134: 1708-1719.

[42] VILAHUR G, GUTIERREZ M, CASANI L, et al. $P2Y_{12}$ antagonists and cardiac repair post-myocardial infarction: global and regional heart function analysis and molecular assessments in pigs [J]. Cardiovasc Res, 2018, 114: 1860-1870.

[43] HESS C N, KALTENBACH L A, DOLL J A, et al. Race and sex differences in post-myocardial infarction angina frequency and risk of 1-year unplanned rehospitalization [J]. Circulation, 2017, 135: 532-543.

[44] MARIA G D, CUCULI F, PATEL N, et al. How does coronary stent implantation impact on the status of the microcirculation during primary percutaneous coronary intervention in patients with ST-elevation myocardial infarction ? [J]. Eur Heart J, 2015, 36: 3165-3177.

[45] BORLOTTI A, JEROSCH-HEROLD M, LIU D, et al. Acute microvascular impairment post-reperfused STEMI is reversible and has additional clinical predictive value: a CMR OxAMI study [J]. JACC Cardiovasc Imaging, 2019, 12: 1783-1793.

[46] NICCOLI G, MONTONE R A, LANZA G A, et al. Angina after percutaneous coronary intervention: the need for precision medicine [J]. Int J Cardiol, 2017, 248: 14-19.

[47] HEUSCH G. Coronary microvascular obstruction: the new frontier in cardioprotection [J]. Basic Res Cardiol, 2019, 114: 45.

[48] WASSERMAN D H, WANG T J, BROWN N J. The vasculature in prediabetes [J]. Circ Res, 2018, 122: 1135-1150.

[49] HINKEL R, HOWE A, RENNER S, et al. Diabetes mellitus-induced microvascular destabilization in the myocardium [J]. J Am Coll Cardiol, 2017, 69: 131-143.

[50] MAZUREK T, ZHANG L, ZALEWSKI A, et al. Human epicardial adipose tissue is a source of inflammatory mediators [J]. Circulation, 2003, 108: 2460-2466.

[51] NAHSER P J Jr, BROWN R E, OSKARSSON H, et al. Maximal coronary flow reserve and metabolic coronary vasodilation in patients with diabetes mellitus [J]. Circulation, 1995, 91: 635-640.

[52] TRIANTAFYLLOU A, ANYFANTI P, TRIANTAFYLLOU G, et al. Impaired metabolic profile is a predictor of capillary rarefaction in a population of hypertensive and normotensive individuals [J]. J Am Soc Hypertens, 2016, 10: 640-646.

[53] SMITH S M, HUO T, DELIA JOHNSON B, et al. Cardiovascular and mortality risk of apparent resistant hypertension in women with suspected myocardial ischemia: a report from the NHLBI-sponsored WISE Study [J]. J Am Heart Assoc, 2014, 3: e000660.

[54] SHAH N R, CHARYTAN D M, MURTHY V L, et al. Prognostic value of coronary flow reserve in patients with dialysis dependent ESRD [J]. J Am Soc Nephrol, 2016, 27: 1823-1829.

[55] BAGI Z, FEHER A, CASSUTO J, et al. Increased availability of angiotensin AT 1 receptors leads to sustained arterial constriction to angiotensin Ⅱ in diabetes—role for Rho-kinase activation [J]. Br J Pharmacol, 2011, 163: 1059-1068.

[56] ALONSO R, MATA P, DE ANDRES R, et al. Sustained long-term improvement of arterial endothelial function in heterozygous familial hypercholesterolemia patients treated with simvastatin [J]. Atherosclerosis, 2001, 157: 423-429.

[57] WEI J, NELSON M D, SZCZEPANIAK E W, et al. Myocardial steatosis as a possible mechanistic link between diastolic dysfunction and coronary microvascular dysfunction in women [J]. Am J Physiol Heart Circ Physiol, 2016, 310: H14-H19.

[58] REINDL M, REINSTADLER S J, FEISTRITZER H J, et al. Relation of low-density lipoprotein cholesterol with microvascular injury and clinical outcome in revascularized ST-elevation myocardial infarction [J]. J Am Heart Assoc, 2017, 6: e006957.

[59] HEIN T W, LIAO J C, KUO L. oxLDL specifically impairs endothelium-dependent, NO-mediated dilation of coronary arterioles [J]. Am J Physiol Circ Physiol, 2000, 278 (1): H175-H183.

[60] WESSEL T R, ARANT C B, MCGORRAY S P, et al. Coronary microvascular reactivity is only partially predicted by atherosclerosis risk factors or coronary artery disease in women evaluated for suspected ischemia: results from the NHLBI Women's Ischemia Syndrome Evaluation (WISE)[J]. Clin Cardiol, 2007, 30: 69-74.

[61] RICCI B, CENKO E, VASILJEVIC Z, et al. Acute Coronary Syndrome: the Risk to Young Women [J]. J Am Heart Assoc, 2017, 6: e007519.

[62] CENKO E, YOON J, KEDEV S, et al. Sex differences in outcomes after STEMI: effect modification by treatment strategy and age [J]. JAMA Intern Med, 2018, 178: 632-639.

[63] KOLLER A. Perspectives: microvascular endothelial dysfunction and gender [J]. Eur Heart J Suppl, 2014, 16: A16-A19.

[64] VACCARINO V, BADIMON L, CORTI R, et al. Ischaemic heart disease in women: are there sex differences in pathophysiology and risk factors ? Position paper from the working group on coronary pathophysiology and microcirculation of the European Society of Cardiology [J]. Cardiovasc Res, 2011, 90: 9-17.

[65] MASERI A, SEVERI S, NES M D, et al. "Variant" angina: one aspect of a continuous spectrum of vasospastic myocardial ischemia. Pathogenetic mechanisms, estimated incidence and clinical and coronary arteriographic findings in 138 patients [J]. Am J Cardiol, 1978, 42: 1019-1035.

[66] BUGIARDINI R, POZZATI A, OTTANI F, et al. Vasotonic angina: a spectrum of ischemic syndromes involving functional abnormalities of the epicardial and microvascular coronary circulation [J]. J Am Coll Cardiol, 1993, 22: 417-425.

[67] HALCOX J P J, SCHENKE W H, ZALOS G, et al. Prognostic value of coronary vascular endothelial dysfunction [J]. Circulation, 2002, 106: 653-658.

[68] BUGIARDINI R, MANFRINI O, PIZZI C, et al. Endothelial function predicts future development of coronary artery disease: a study of women with chest pain and normal coronary angiograms [J]. Circulation, 2004, 109: 2518-2523.

[69] SZEKERES M, NADASY G L, DORNYEI G, et al. Remodeling of wall mechanics and the myogenic mechanism of rat intramural coronary arterioles in response to a short-term daily exercise program: role of endothelial factors [J]. J Vasc Res, 2018, 55: 87-97.

[70] SIASOS G, TSIGKOU V, ZAROMYTIDOU M, et al. Role of local coronary blood flow patterns and shear stress on the development of microvascular and epicardial endothelial dysfunction and coronary plaque [J]. Curr Opin Cardiol, 2018, 33: 638-644.

[71] HODGES G J, STEWART D G, DAVISON P J, et al. The role of shear stress on cutaneous microvascular endothelial function in humans [J]. Eur J Appl Physiol, 2017, 117: 2457-2468.

[72] RECIO-MAYORAL A, RIMOLDI O E, CAMICI P G, et al. Inflammation and microvascular dysfunction in cardiac syndrome X patients without conventional risk factors for coronary artery disease [J]. JACC Cardiovasc Imaging, 2013, 6: 660-667.

[73] ONG P, SIVANATHAN R, BORGULYA G, et al. Obesity, inflammation and brachial artery flow-mediated dilatation: therapeutic targets in patients with microvascular angina (cardiac syndrome X)[J]. Cardiovasc Drugs Ther, 2012, 26: 239-244.

[74] MUNDI S, MASSARO M, SCODITTI E, et al. Endothelial permeability, LDL deposition, and cardiovascular risk factors—a review [J]. Cardiovasc Res, 2018, 114: 35-52.

[75] FORSTERMANN U, XIA N, LI H. Roles of vascular oxidative stress and nitric oxide in the pathogenesis of atherosclerosis [J]. Circ Res, 2017, 120: 713-735.

[76] OSTO E, MATTER C M, KOUROEDOV A, et al. c-Jun N-terminal kinase 2 deficiency protects against hypercholesterolemia-induced endothelial dysfunction and oxidative stress [J]. Circulation, 2008, 118: 2073-2080.

[77] GUTTERMAN D D, CHABOWSKI D S, KADLEC A O, et al. The human microcirculation [J]. Circ Res, 2016, 118: 157-172.

[78] NICCOLI G, SCALONE G, LERMAN A, et al. Coronary microvascular obstruction in acute myocardial infarction [J]. Eur Heart J, 2016, 37: 1024-1033.

[79] STOKES K Y, GRANGER D N. Platelets: a critical link between inflammation and microvascular dysfunction [J]. J Physiol, 2012, 590: 1023-1034.

[80] TAILOR A, COOPER D, GRANGER D N. Platelet-vessel wall interactions in the microcircula-

tion [J]. Microcirculation, 2005, 12: 275-285.

[81] GAVINS F N E, LI G, RUSSELL J, et al. Microvascular thrombosis and CD40/CD40L signaling [J]. J Thromb Haemost, 2011, 9: 574-581.

[82] GE L, ZHOU X, JI W J, et al. Neutrophil extracellular traps in ischemia-reperfusion injury-induced myocardial no-reflow: therapeutic potential of DNase-based reperfusion strategy [J]. Am J Physiol Heart Circ Physiol, 2015, 308: H500-H509.

[83] LANZA G A, ANDREOTTI F, SESTITO A, et al. Platelet aggregability in cardiac syndrome X [J]. Eur Heart J, 2001, 22: 1924-1930.

[84] LANZA G A, AURIGEMMA C, FATTOROSSI A, et al. Changes in platelet receptor expression and leukocyte-platelet aggregate formation following exercise in Cardiac Syndrome X [J]. J Thromb Haemost, 2006, 4: 1623-1625.

[85] AURIGEMMA C, SCALONE G, FATTOROSSI A, et al. Adenosine inhibition of adenosine diphosphate and thrombin-induced monocyte-platelet aggregates in cardiac syndrome X [J]. Thromb Res, 2009, 124: 116-120.

[86] PRIES A R, BADIMON L, BUGIARDINI R, et al. Coronary vascular regulation, remodelling, and collateralization: mechanisms and clinical implications on behalf of the working group on coronary pathophysiology and microcirculation [J]. Eur Heart J, 2015, 36: 3134-3146.

[87] HEUSCH G, BAUMGART D, CAMICI P, et al. a-adrenergic coronary vasoconstriction and myocardial ischemia in humans [J]. Circulation, 2000, 101: 689-694.

[88] HEUSCH G. The paradox of a-adrenergic coronary vasoconstriction revisited [J]. J Mol Cell Cardiol, 2011, 51: 16-23.

[89] YUN J S, PARK Y M, CHA S A, et al. Progression of cardiovascular autonomic neuropathy and cardiovascular disease in type 2 diabetes [J]. Cardiovasc Diabetol, 2018, 17: 109.

[90] MIYASHITA T, TAKEISHI Y, TAKAHASHI H, et al. Comparison of nitric oxide production in response to carbachol between macrovascular and microvascular cardiac endothelial cells [J]. Circ J, 2002, 66: 511.

[91] GREGORINI L, MARCO J, PALOMBO C, et al. Postischemic left ventricular dysfunction is abolished by alpha-adrenergic blocking agents [J]. J Am Coll Cardiol, 1998, 31: 992-1001.

[92] DAKAK N, QUYYUMI A A, EISENHOFER G, et al. Sympathetically mediated effects of mental stress on the cardiac microcirculation of patients with coronary artery disease [J]. Am J Cardiol, 1995, 76: 125-130.

[93] RIMOLDI O, SPYROU N, FOALE R, et al. Limitation of coronary reserve after successful angioplasty is prevented by oral pretreatment with an alpha1-adrenergic antagonist [J]. J Cardiovasc Pharmacol, 2000, 36: 310-315.

[94] BANGALORE S, SHARMA A, SLOTWINER A, et al. ST-segment elevation in patients with COVID-19-a case series [J]. N Engl J Med, 2020, 382: 2478-2480.

[95] GUSTAFSON D, RAJU S, WU R, et al. Overcoming barriers: the endothelium as a linchpin of coronavirus disease 2019 pathogenesis？ [J]. Arterioscler Thromb Vasc Biol, 2020, 40: 1818-1829.

[96] KADOSH B S, GARSHICK M S, GAZTANAGA J, et al. COVID-19 and the heart and vasculature: novel approaches to reduce virus-induced inflammation in patients with cardiovascular disease [J]. Arterioscler Thromb Vasc Biol, 2020, 40: 2045-2053.

[97] PATEL V B, MORI J, MCLEAN B A, et al. ACE2 deficiency worsens epicardial adipose tissue inflammation and cardiac dysfunction in response to diet-induced obesity [J]. Diabetes, 2016, 65: 85-95.

[98] SAKAMOTO A, KAWAKAMI R, KAWAI K, et al. ACE2 (angiotensin-converting enzyme 2) and TMPRSS2 (transmembrane serine protease 2) expression and localization of SARS-CoV-2 infection in the human heart [J]. Arterioscler Thromb Vasc Biol, 2021, 41: 542-544.

[99] NAGASHIMA S, MENDES M C, CAMARGO MARTINS A P, et al. Endothelial dysfunction and thrombosis in patients with COVID-19-brief report [J]. Arterioscler Thromb Vasc Biol, 2020, 40: 2404-2407.

[100] RAFFAI G, KHANG G, VANHOUTTE P M. Angiotensin-(1-7) augments endothelium-dependent relaxations of porcine coronary arteries to bradykinin by inhibiting angiotensin-converting enzyme 1 [J]. J Cardiovasc Pharmacol, 2014, 63: 453-460.

[101] MICHAUD V, DEODHAR M, ARWOOD M, et al. ACE2 as a therapeutic target for COVID-19; its role in infectious processes and regulation by modulators of the RAAS system [J]. J Clin Med, 2020, 9: 2096.

[102] FEHER A, SINUSAS A J. Quantitative assessment of coronary microvascular function: dynamic single-photon emission computed tomography, positron emission tomography, ultrasound, computed tomography, and magnetic resonance imaging [J]. Circ Cardiovasc Imaging, 2017, 10: e006427.

[103] CAMICI P G, D'AMATI G, RIMOLDI O. Coronary microvascular dysfunction: mechanisms and functional assessment [J]. Nat Rev Cardiol, 2015, 12: 48-62.

[104] LETHEN H, TRIES H P, KERSTING S, et al. Validation of noninvasive assessment of coronary flow velocity reserve in the right coronary artery. A comparison of transthoracic echocardiographic results with intracoronary Doppler flow wire measurements [J]. Eur Heart J, 2003, 24: 1567-1575.

[105] TAKEUCHI M, OGAWA K, WAKE R, et al. Measurement of coronary flow velocity reserve in the posterior descending coronary artery by contrast-enhanced transthoracic Doppler echocardiography [J]. J Am Soc Echocardiogr, 2004, 17: 21-27.

[106] ZIADI M C, DEKEMP R A, WILLIAMS K A, et al. Impaired myocardial flow reserve on rubidium-82 positron emission tomography imaging predicts adverse outcomes in patients assessed for myocardial ischemia [J]. J Am Coll Cardiol, 2011, 58: 740-748.

[107] DANAD I, RAIJMAKERS P G, APPELMAN Y E, et al. Coronary risk factors and myocardial blood flow in patients evaluated for coronary artery disease: a quantitative [^{15}O] H_2O PET/CT study [J]. Eur J Nucl Med Mol Imaging, 2012, 39: 102-112.

[108] PETERSEN S E, JEROSCH-HEROLD M, HUDSMITH L E, et al. Evidence for microvascular dysfunction in hypertrophic cardiomyopathy: new insights from multiparametric magnetic resonance imaging [J]. Circulation, 2007, 115: 2418-2425.

[109] MOTWANI M, JOGIYA R, KOZERKE S, et al. Advanced cardiovascular magnetic resonance myocardial perfusion imaging: high-spatial resolution versus 3-dimensional whole-heart coverage [J]. Circ Cardiovasc Imaging, 2013, 6: 339-348.

[110] JOYE J D, SCHULMAN D S, LASORDA D, et al. Intracoronary Doppler guide wire versus stress single-photon emission computed tomographic thallium-201 imaging in assessment of intermediate coronary stenoses [J]. J Am Coll Cardiol, 1994, 24: 940-947.

[111] DING S, PU J, QIAO Z Q, et al. TIMI myocardial perfusion frame count: a new method to assess myocardial perfusion and its predictive value for short-term prognosis [J]. Catheter Cardiovasc Interv, 2010, 75: 722-732.

[112] GE H, DING S, AN D, et al. Frame counting improves the assessment of post-reperfusion microvascular patency by TIMI myocardial perfusion grade: Evidence from cardiac magnetic resonance imaging [J]. Int J Cardiol, 2016, 203: 360-366.

[113] PIJLS N H, DE BRUYNE B, SMITH L, et al. Coronary thermodilution to assess flow reserve: validation in humans [J]. Circulation, 2002, 105: 2482-2486.

[114] FEARON W F, SHAH M, NG M, et al. Predictive value of the index of microcirculatory resistance in patients with ST-segment elevation myocardial infarction [J]. J Am Coll Cardiol, 2008, 51: 560-565.

[115] ITO N, NANTO S, DOI Y, et al. High index of microcirculatory resistance level after successful primary percutaneous coronary intervention can be improved by intracoronary administration of nicorandil [J]. Circ J, 2010, 74: 909-915.

[116] CREA F, CAMICI P G, BAIREY MERZ C N. Coronary microvascular dysfunction: an update [J]. Eur Heart J, 2014, 35: 1101-1111.

[117] TITTERINGTON J S, HUNG O Y, WENGER N K. Microvascular angina: an update on diagnosis and treatment [J]. Future Cardiol, 2015, 11 (2): 229-242.

[118] MARINESCU M A, LÖFFLER A I, OUELLETTE M, et al. Coronary microvascular dysfunction, microvascular angina, and treatment strategies [J]. JACC Cardiovasc Imaging, 2015, 8: 210-220.

[119] OHBA K, SUGIYAMA S, SUMIDA H, et al. Microvascular coronary artery spasm presents distinctive clinical features with endothelial dysfunction asnonobstructive coronary artery disease [J]. J Am Heart Assoc, 2012, 1: e002485.

[120] OHYAMA K, MATSUMOTO Y, TAKANAMI K, et al. Coronary adventitial and perivascular adipose tissue inflammation in patients with vasospastic angina [J]. J Am Coll Cardiol, 2018, 71: 414-425.

[121] ANTONOPOULOS A S, MARGARITIS M, VERHEULE S, et al. Mutual regulation of epicardial adipose tissue and myocardial redox state by PPAR-c/adiponectin signalling [J]. Circ Res, 2016, 118: 842-855.

[122] WOJCICKA G, JAMROZ-WISNIEWSKA A, ATANASOVA P, et al. Differential effects of statins on endogenous H_2S formation in perivascular adipose tissue [J]. Pharmacol Res, 2011, 63: 68-76.

[123] HILLER K H, RUILE P, KRAUS G, et al. Tissue ACE inhibition improves microcirculation in remote myocardium after coronary stenosis: MR imaging study in rats [J]. Microvasc Res, 2010, 80: 484-490.

[124] PIZZI C, MANFRINI O, FONTANA F, et al. Angiotensin-converting enzyme inhibitors and 3-hydroxy-3-methylglutaryl coenzyme A reductase in cardiac Syndrome X: role of superoxide dismutase activity [J]. Circulation, 2004, 109: 53-58.

[125] ANGIELSKI S, MALINSKI T. Third-generation beta-blockers stimulate nitric oxide release from endothelial cells through ATP efflux: a novel mechanism for antihypertensive action [J]. Circulation, 2003, 107: 2747-2752.

[126] ERIKSSON B E, TYNI-LENNE R, SVEDENHAG J, et al. Physical training in Syndrome X: physical training counteracts deconditioning and pain in Syndrome X [J]. J Am Coll Cardiol, 2000, 36: 1619-1625.

[127] KAYIKCIOGLU M. Benefits of statin treatment in cardiac syndrome-X [J]. Eur Heart J, 2003, 24: 1999-2005.

[128] FABIAN E, VARGA A, PICANO E, et al. Effect of simvastatin on endothelial function in cardiac syndrome X patients [J]. Am J Cardiol, 2004, 94: 652-655.

[129] MANFRINI O, PIZZI C, MORGAGNI G, et al. Effect of pravastatin on myocardial perfusion after percutaneous transluminal coronary angioplasty [J]. Am J Cardiol, 2004, 93: 1391-1393.

[130] PARASKEVAIDIS I A, ILIODROMITIS E K, IKONOMIDIS I, et al. The effect of acute administration of statins on coronary microcirculation during the pre-revascularization period in patients with myocardial infraction [J]. Atherosclerosis, 2012, 223: 184-189.

[131] DE FERRARI G M, FOX K A, WHITE J A, et al. Outcomes among non-ST-segment elevation acute coronary syndromes patients with no angiographically obstructive coronary artery disease: observations from 37, 101 patients [J]. Eur Hear J Acute Cardiovasc Care, 2014, 3: 37-45.

[132] LINDAHL B, BARON T, ERLINGE D, et al. Medical therapy for secondary prevention and long-term outcome in patients with myocardial infarction with nonobstructive coronary artery disease [J]. Circulation, 2017, 135: 1481-1489.

[133] SMITH J F, LEMMEY H A L, BORYSOVA L, et al. Endothelial nitric oxide suppresses action-potential-like transient spikes and vasospasm in small resistance arteries [J]. Hypertension, 2020, 76: 785-794.

[134] YAO K, NAGASHIMA K, MIKI H. Pharmacological, pharmacokinetic, and clinical properties of benidipine hydrochloride, a novel, long-acting calcium channel blocker [J]. J Pharmacol Sci, 2006, 100: 243-261.

[135] BUGIARDINI R, BORGHI A, POZZATI A, et al. The paradox of nitrates in patients with angina pectoris and angiographically normal coronary arteries [J]. Am J Cardiol, 1993, 72: 343-347.

[136] LANZA G A, PARRINELLO R, FIGLIOZZI S. Management of microvascular angina pectoris [J]. Am J

Cardiovasc Drugs, 2014, 14: 31-40.

[137] TAGLIAMONTE E, RIGO F, CIRILLO T, et al. Effects of ranolazine on noninvasive coronary flow reserve in patients with myocardial ischemia but without obstructive coronary artery disease [J]. Echocardiography, 2015, 32: 516-521.

[138] BAIREY MERZ C N, HANDBERG E M, SHUFELT C L, et al. A randomized, placebo-controlled trial of late Na current inhibition (ranolazine) in coronary microvascular dysfunction (CMD): impact on angina and myocardial perfusion reserve [J]. Eur Heart J, 2016, 37: 1504-1513.

[139] VILAHUR G, GUTIERREZ M, CASANI L, et al. Protective effects of ticagrelor on myocardial injury after infarction [J]. Circulation, 2016, 134: 1708-1719.

[140] VILAHUR G, GUTIERREZ M, CASANI L, et al. $P2Y_{12}$ antagonists and cardiac repair post-myocardial infarction: global and regional heart function analysis and molecular assessments in pigs [J]. Cardiovasc Res, 2018, 114: 1860-1870.

冠心病抗栓治疗合并出血后的综合评估与处理策略

1974 年 Elwood 等首次证明,阿司匹林显著降低心肌梗死患者的死亡率。从 20 世纪 80 年代起,阿司匹林开始被广泛用于冠心病的二级预防。2001 年 CRUE 研究证实,急性冠脉综合征(ACS)患者服用阿司匹林加氯吡格雷的双联抗血小板治疗(DAPT)后,其不良心血管事件发生率较单纯服用阿司匹林治疗者降低 20%。从此开启了 ACS 的 DAPT 治疗时代。近年来,比伐芦定、替格瑞洛及普拉格雷等新型抗栓药物也开始广泛应用于 ACS 的治疗。抗栓策略的发展和抗栓强度的加强使 ACS 患者的缺血事件发生率显著下降,而出血事件的风险也随之增加。抗栓治疗合并出血既增加死亡等不良事件风险,又因涉及多学科且缺乏明确指南或共识而使临床医生面临艰难抉择。

一、抗栓治疗合并出血的综合评估

对于抗栓治疗合并出血的 ACS 患者,如何做到迅速控制出血并兼顾缺血风险,是临床医生经常面临的两难境地。ACS 合并出血本身增加死亡风险,而发生出血后停用抗栓药物可能导致缺血事件,后者亦增加死亡风险。因此,一旦发生出血,应进行综合评估并权衡利弊,制定个体化的临床方案,使抗栓治疗的净获益最大化。

(一)出血相关评估

关于出血程度评判的方式多样。以“出血部位”可以分为:①穿刺部位出血:腹膜后、腹股沟、血肿或血管通路部位出血等;②外科手术相关出血:CABG 相关出血、非 CABG 手术相关出血等;③浅表出血:鼻出血、瘀斑、结膜下、口咽或浅表损伤等;④系统性出血:胃肠道、泌尿生殖道、咯血、颅内出血、眼内出血、无明显原因的血红蛋白下降(如下降 ≥ 3g/dl)等。此前,“心肌梗死溶栓”(TIMI)和“全球梗死相关动脉开通策略”出血定义在全球范围广泛使用。而上述出血定义均在心肌梗死溶栓年代制订,PCI 迅猛发展及 CABG 在冠心病血运重建中的广泛应用导致其捕获信息不全,使用趋于局限。近 20 年,为弥补其定义缺陷兼从自身研究角度出发,多项临床试验采用不同的标准制订了各种出血定义(表 1)。这也造成难以统一标准、完好解读各项临床研究的异同,对临床医生的分析与决策产生一定的困惑与干扰。2011 年出血学术研究联盟(BARC)发表标准化心血管临床研究出血定义,即 BARC 出血定义。BARC 出血定义的有效性已经在国内外的临床研究中得到证实。近年来,多数的国内外指南也推荐使用 BARC 出血定义。然而,BARC 出血定义多用于临床研究,其临床实用价值有限。因此,亟须建立涉及出血部位、血流动力学、血红蛋白下降程度、止血方法、出血时间段等多个维度的新的出血评估方法。

(二)缺血风险评估

与缺血事件相关的因素较多,临床医生需结合临床特征、病变特征、介入操作及器械特征、术中并发症、PCI 时间以及血小板功能等综合评估。由于缺血往往是多种因素共同作用的结果,单一因素的预测出血的能力有限,故通常采用综合因素评分的方法进行风险评估,如 GRACE、TIMI 评分等。然而,相关 的评分多效度不高,且大多数的评分都没有涉及解剖因素、手术情况等。此外,近年来的 ACS 相关的指南 / 共识也有一些关于缺血风险的表述(表 2)。然而,不同指

表 1　部分临床研究中的出血分类与定义

	TIMI	GUSTO	GRACE	CURE	STEEPLE	PLATO	REPLACE
严重 / 大出血	①颅内出血 ②临床可见出血(包括影像学)，伴血红蛋白浓度下降 ≥ 5g/dl	①颅内出血 ②血流动力学受损且需要干预的出血	①颅内出血 ②需要输 ≥ 2 单位浓缩红细胞 ③红细胞压积下降 ≥ 10%	①致命性出血 ②需要外科干预的出血 ③颅内出血 ④血流动力学不稳定的出血 ⑤血红蛋白下降 ≥ 5g/dl 或需要输 ≥4 单位血的出血 ⑥需要输 2~ 3 单位血的眼内出血	①致命性出血 ②颅内、眼内或腹膜后出血 ③血流动力学不稳定的出血 ④需要输血的出血 ⑤有出血症状的血红蛋白浓度下降 ≥ 3g/dl	①致命性、颅内、心包填塞的出血 ②导致低血容量性休克或严重低血压，需要升压药或手术 ③有出血症状的血红蛋白浓度下降大于 5g/dl ④需要输 ≥4 单位全血或浓缩红细胞的出血	①颅内、眼内或腹膜后出血 ②有出血症状的血红蛋白浓度下降大于 3g/dl ③血红蛋白浓度下降大于 4g/dl ④需要输 2 单位血药制品的出血
中度出血	临床可见出血(包括影像学)，伴血红蛋白浓度下降 3~ 5g/dl	需要输血，但不导致血流动力学受损的出血	–	–	–		
小出血	临床可见出血(包括影像学)，伴血红蛋白浓度下降<3g/dl	不符合严重和中度出血标准的出血	–	任何导致药物调整的出血	①不伴外伤的肉眼血尿 ②长期、反复的鼻出血 ③消化道出血 ④咯血 ⑤结膜下出血 ⑥血肿大于 5cm 需要住院的出血 ⑦有出血症状的血红蛋白浓度下降 2~3g/dl	要求医疗介入止血的出血	有出血症状不符合大出血标准的出血
微出血	–	–	–	–		不需要干预治疗的出血	–

表 2　近年来发布的部分指南 / 共识中关于缺血风险的定义

	2020 年 ESC NSTE-ACS 指南	2019 年 ESC CCS 指南	2018 年 ESC 心肌血运重建指南	2018 年 AHA 血脂指南	2017 年 ESC ACS/ AF 抗栓后出血共识
定义名称	血栓风险	缺血事件风险	缺血风险	超高危 ASCVD	血栓事件风险
定义内容	**高血栓风险：** 复杂 CAD 且满足至少一条标准： （风险增强因素） ①需要药物治疗的糖尿病 ②再发心肌梗死 ③多支冠脉血管病变 CAD ④多血管疾病（CAD+PAD） ⑤早发（<45 岁）或快速进展 CAD(2 年内出现新病变） ⑥伴随的全身性炎症性疾病（例如 HIV，系统性红斑狼疮，慢性关节炎） ⑦慢性肾脏病，eGFR 在 15~59ml/（min·1.73m^2） （手术因素） ①至少置入 3 枚支架 ②至少处理 3 处病变 ③支架总长度>60mm ④复杂血运重建史（左主干，分叉病变置入 2 枚以上支架，慢性完全闭塞性病变，仅存血管置入支架） ⑤接受抗血小板治疗基础上有支架内血栓病史 **中血栓风险：** 非复杂 CAD 且满足至少一条标准 ①需要药物治疗的糖尿病 ②再发 MI ③多血管疾病（CAD+PAD） ④慢性肾脏病，eGFR 在 15~59ml/（min·1.73m^2）	**高缺血风险：** 弥漫性 / 多支病变的冠心病，合并以下至少一项： ①需要药物治疗的糖尿病 ②再发心肌梗死 ③外周动脉疾病 ④慢性肾脏病，eGFR 在 15~59ml/（min·1.73m^2） **中缺血风险：** 符合至少一项： ①弥漫性 / 多支病变的冠心病 ②需要药物治疗的糖尿病 ③再发心肌梗死 ④外周动脉疾病 ⑤心力衰竭 ⑥慢性肾脏病，eGFR 在 15~59ml/（min·1.73m^2）	①接受抗血小板治疗基础上有支架内血栓病史 ②仅存血管置入支架（stenting of the last remaining patent coronary artery） ③糖尿病合并弥漫性多支病变 ④慢性肾脏病 ⑤至少置入 3 枚支架 ⑥至少处理了 3 处病变 ⑦双支架技术处理分叉病变 ⑧支架总长度>60mm ⑨处理 CTO 病变 ⑩既往 STEMI	超高危动脉粥样硬化性心血管疾病（ASCVD）：发生过 ≥2 次严重的 ASCVD 事件或发生过 1 次严重的 ASCVD 事件合并≥2 个高风险因素 **严重 ASCVD 事件：** ①近期 ACS（过去 12 个月以内） ②既往心肌梗死（12 个月以上） ③缺血性卒中病史 ④有症状的周围血管病（ABI <0.85 的间歇性跛行，既往再血管化或截肢） **高风险因素：** ①年龄 ≥65 岁 ②家族性高胆固醇血症 ③既往 CABG 或 PCI 术 ④糖尿病 ⑤高血压 ⑥慢性肾脏病，eGFR 在 15~59ml/（min·1.73m^2） ⑦当前吸烟 ⑧接受最大耐受剂量他汀治疗后，LDL-C ≥2.6mmol/L ⑨充血性心力衰竭病史	**极高危：** ① ACS 或 PCI 患者置入新一代 DES <8 天 ②置入生物血管支架<30 天 **高危：** ① ACS 或 PCI 患者置入新一代 DES <8~30 天 ②置入生物血管支架 1~12 个月 **中危：** ACS 或 PCI 患者置入新一代 DES 1~12 个月 **中低危：** 稳定 CAD（ACS 或 PCI 患者置入新一代 DES 12 个月后），但血管病变复杂（左主干，分叉病变，复发的 ACS） **低危：** 稳定 CAD（ACS 或 PCI 患者置入新一代 DES 12 个月后），且无额外的风险

南/共识对缺血风险表述的侧重点并不相同，且纳入的危险因素也有较大的差异。

ACS抗栓治疗合并出血的处理需要同时兼顾出血和缺血。如果将ACS抗栓治疗合并出血的处理比作一架天平，那么出血程度分级就是“砝码”，它决定了停用抗栓药物的方式（如立即停用所有药物、根据具体情况停用部分药物、不需要停药等）。而缺血风险就是“平衡螺母”，它影响了停用药物的种类及如何恢复药物等（如是停用那些药物、何时恢复药物、恢复药物是否需要降阶等）。在处理出血的过程中，我们既要选好“砝码”，又要调准“平衡螺母”，只有这样才能精确的找到出血和缺血的平衡点，使抗栓治疗的获益最大化。然而，关于“缺血风险评估”目前仍无统一标准，这对医生的临床决策产生了很大的困扰。因各临床研究纳入的患者各不相同且分析的参数也存在差异，基于临床研究建立的风险评分其被认可程度较低。笔者认为，参照2019年高出血风险学术研究联盟（ARC-HBR）制定的高出血风险人群的定义，建立“高缺血风险人群的定义”可能是解决当前问题的有效途径。

二、抗栓治疗合并出血的处理

（一）抗栓治疗相关出血多学科团队

抗栓治疗合并出血涉及多学科且缺乏明确指南或共识，亟须整合多学科意见指导临床处理。心血管内科医师必须与相关学科密切协作并建立多学科团队共同处理抗栓治疗相关出血。多学科团队能及时综合的评估每位患者，根据临床表现、检查结果、距ACS发病的时间及使用抗栓药物的情况等，决定主诊科室，调整抗栓治疗策略等。抗栓治疗相关出血多学科团队的建立将抗栓治疗合并出血的救治模式由单一学科的“串联”模式改为多学科“并联”。本文我们也是抛砖引玉提出“抗栓治疗相关出血多学科团队”的概念。未来需要广泛推广多学科团队处理抗栓治疗相关出血的理念，建立健全“抗栓治疗相关出血多学科团队”建立的机制。

（二）一般处理原则

严重出血可导致循环衰竭乃至死亡，但输血本身也可导致或加重炎症反应，输血适应证把握不当可能增高病死率。一般建议，血红蛋白低于70g/L时应考虑输血，但应严格控制将血红蛋白升至70~90g/L，有望降低病死率，而通过输血将血红蛋白升至90~110g/L的患者6周病死率反而升高。因而，只要患者生命体征平稳，临床上不建议过多输血。另外，禁用静脉止血剂、抗纤溶剂（如止血敏、止血芳酸等）。

（三）主要部位出血的处理

1. 上消化道出血的处理

（1）风险评估：ACS抗栓治疗过程中一旦发生上消化道出血，心内科医生应尽快评估患者的出血程度并联合消化内科、普外科等相关科室建立抗栓治疗相关出血的多学科团队，依据患者的临床症状与体征（如血压、心率等）、实验室检查（如红细胞压积、血红蛋白、血尿素氮、黑便等）、内镜检查及风险评分（如Blatchford评分、Rockall评分、Forrest分级等）行风险评估。

（2）抗栓药物的调整：

1）根据患者病情合理停用抗栓药物，尽量避免同时停用两种抗血小板药物：ACS抗栓治疗发生上消化道出血的患者，在尽快明确出血原因并积极治疗原发病的基础上，应权衡出血和缺血风险决定是否停用抗血小板治疗及何时恢复抗血小板治疗。对于服用DAPT患者，尽量避免同时停用两种抗血小板药物。既往的一项研究回顾分析了122例DAPT治疗发生晚期(30~365 天)和极晚期(>365 天)支架内血栓的患者,研究发现,与停用两种抗血小板药的患者相比,维持阿司匹林的患者支架内血栓风险显著减低。2016 年发布的《ACS 抗栓治疗合并出血防治多学科专家共识》建议,小出血(如 BARC<3 型)患者,可在充分止血及监测下继续服用抗栓药物;严重出血(如 BARC ≥ 3 型)患者,应考虑减少药物种类及剂量。当出血无法控制或可能威胁生命时,应立即停药,并予新鲜血小板输注等治疗;对于血栓事件高风险的患者(如 BMS 置入 ≤ 1 个月或 DES 置入 ≤ 3 个月),应积极采用内镜下止血治疗,并尽可能保留 DAPT。2018 年《亚太地区服抗栓药物患者接受内镜检查的管理》建议,对于冠脉支架置入术后服用 DAPT 患者,因为支架内血栓风险高,不推荐同时停用两种抗血小板药物(强烈推荐,低质量证据)。2021 年《冠心病双联抗血小板治疗中国专家共识》建议,如是微小出血,则可继续 DAPT 治疗;如为轻度出血,可考虑缩短 DAPT 持续时间或降阶治疗,尤其是再次出血时;如发生中度出血或严重出血,应考虑停用 DAPT,改为单联抗血小板治疗(SAPT),且更倾向于保留 $P2Y_{12}$ 受体抑制剂;如发生危及生命的出血事件,则应立即停用所有抗栓药物。

2)优先停用何种抗血小板药物仍存争议:一项纳入 3 580 例伴胃肠道出血史的 ACS 患者的病例对照研究,研究将纳入的患者分为阿司匹林 + 质子泵抑制剂(PPI)、氯吡格雷、氯吡格雷 +PPI 三组。结果显示,与阿司匹林 +PPI 组相比,氯吡格雷组与氯吡格雷 +PPI 组消化道出血风险更低;与阿司匹林 +PPI 组相比,氯吡格雷组的心血管事件风险更低。2018 年《ACS 特殊人群抗血小板治疗中国专家建议》建议,轻度出血患者无需停用 DAPT,如有明显出血(血红蛋白下降大于 3g 或需要住院治疗,但未引起血流动力学紊乱),可考虑首先停用阿司匹林,如出现危及生命的活动性出血,可停用所有抗血小板药物。2021 年《冠心病双联抗血小板治疗中国专家共识》建议,对于上消化道出血更倾向于保留 $P2Y_{12}$ 受体抑制剂。

3)有抗栓指征的患者出血控制后应及早恢复使用抗血小板药物:满足以下条件考虑出血已经得到控制,5 天后可恢复使用抗血小板药物,包括血流动力学稳定;不输血情况下,血红蛋白稳定;BUN 不继续升高;肠鸣音不活跃;便潜血转阴(非必需条件)。2018 年《亚太地区服抗栓药物患者接受内镜检查的管理》在急性非静脉曲张性上消化道出血中,置入药物洗脱支架的患者应在内镜止血后 2~3 天恢复替格瑞洛,5 天内恢复氯吡格雷和普拉格雷。目前,仍缺乏重新启用 $P2Y_{12}$ 受体抑制剂最佳时机的临床数据。

上消化道出血患者止血后 $P2Y_{12}$ 抑制剂优选用氯吡格雷。对 PLATO 研究的出血事件分析发现,与氯吡格雷相比,替格瑞洛增加 ACS 患者 DAPT 期间的消化道出血发生(P=0.048)。2018 年《ACS 特殊人群抗血小板治疗中国专家建议》建议,服用替格瑞洛发生消化道出血的患者,建议停用替格瑞洛,如轻、中度出血可考虑直接换用氯吡格雷,重度出血需停用 $P2Y_{12}$ 抑制剂治疗者,在出血停止后换用氯吡格雷。

(3)治疗:

1)内镜诊断与治疗:内镜既可明确出血的病因和部位,还能通过其进行止血治疗,是抗栓治疗合并出血处理的重要环节。然而,内镜操作因停用抗栓药物可导致缺失事件,操作过程又可损伤消化道加重出血。因此,内镜检查应兼顾缺血、出血及内镜操作的风险。利用内镜处理抗栓治疗出血的患者时,应根据患者病情合理选择内镜检查时机和治疗策略,建议及早完成。《ACS 抗栓治疗合并出血的多学科专家共识》建议,合并 BARC ≥ 3 型出血的患者,应在严密监测及生命体征平稳的条件下于 24~48 小时内(严重出血 12 小时以内)行内镜检查。

2）药物治疗：PPI 是预防和治疗抗血小板药物致消化道损伤的首选药物。对于无法或需延迟进行内镜检查的患者，建议立即给予静脉 PPI，必要时可联合胃黏膜保护剂治疗。禁用静脉止血剂、抗纤溶剂（如止血敏、止血芳酸等）。

3）其他治疗：内镜和药物治疗无法止血的患者，需联合介入放射科和普外科共同处理出血。如药物治疗和内镜治疗无法控制的出血，应考虑靶向或经验性经导管动脉栓塞治疗。动脉栓塞治疗无效者需行外科手术治疗。

4）消化道再出血：ACS 合并上消化道出血的患者在成功止血后，再出血并不少见（可达 13% 左右），而再出血本身也可导致病死率增高。因此，对于再出血的预防也极为重要。对于长期应用 NSAIDs 导致的溃疡性出血，应重新评估是否应该继续服用 NSAIDs。必须服用时，应尽量服用环氧化酶 -2 选择性的 NSAIDs，尽可能使用最低有效剂量并联用 PPI。再出血患者应检测并根除幽门螺杆菌。定期复查便潜血及血常规，及早发现出血并发症。

2. 颅内出血的处理

⑴出血程度判断与评估：ACS 患者一旦发生颅内出血，应尽快联合心血管内科、神经外科、神经内科、影像科等多学科评估患者病情严重程度，共同制定治疗方案。

1）临床评估：首先对患者生命体征、意识状态、颅神经麻痹症状、病理征阳性等进行评估，并借助卒中量表评估病情严重程度、判断患者病情。

2）影像学评估：头颅 CT 检查是诊断早期脑出血的"金标准"。

3）出血量评估：由神经科及影像科医生结合头颅 CT 平扫判断出血量的大小。颅内出血后应及时复查头颅 CT 检测出血量变化。

⑵抗栓药物的调整：

1）颅内出血患者早期应停用抗栓药物：研究显示，超 1/3 的颅内出血为致命性出血。笔者认为，颅内出血的早期应停用抗栓药物，紧急抢救生命。血小板激活是止血的重要机制，抗血小板药物可导致血肿增大。Thompson 等研究显示，与未使用抗血小板药物的患者相比，使用抗血小板药物的颅内出血患者的血肿更大。2018 年 *JAMA* 杂志发表的一项纳入 141 311 例颅内出血患者的研究显示，与未使用抗血小板药物的患者相比，使用 DAPT 的患者院内死亡风险更高。一项纳入 21 项研究的荟萃分析研究证实，颅内出血患者使用抗血小板药物可导致病死率增高。2016 年《ACS 抗栓治疗合并出血防治多学科专家共识》建议，脑出血量大导致生命体征紊乱或经评估有极大死亡风险的患者或脑出血量较大引发新的神经功能损伤，并极有可能导致残疾的患者应立即停用抗血小板药物，以稳定生命体征，降低残疾程度，改善整体预后。

2）有抗栓指征的患者出血控制后应及早恢复使用抗血小板药物：既往研究显示，颅内出血发生后血肿扩大的高发时间是发病后 6 小时内，少数发生在 6~24 小时，24 小时后几乎不再出现血肿扩大；与血肿增大相关的事件多发生在颅内出血发病 24 小时内。ERICH 研究显示，有抗栓指征的颅内出血患者出院时恢复抗血小板治疗不影响患者的相关功能的恢复。近期发表的一项荟萃分析显示，自发性颅内出血患者止血后恢复抗血小板治疗是安全的。Chong 等纳入 127 例颅内出血且有服用抗血小板指证（冠心病、缺血性卒中等）的患者，平均随访（62.2 ± 1.8）个月。研究结果显示，有抗血小板指征的颅内出血患者，恢复抗血小板药使缺血和出血的总血管事件发生率降低 2 倍。2019 年发表在 *Lancet* 杂志的 RESTART 研究纳入 122 家中心的 537 例非创伤性自发性脑出血，平均随访 2 年。研究结果显示，脑出血后恢复抗血小板药物不增加复发的自发性脑出血风险且显著减少主要血管事件。笔者建议，有抗栓指征的患者出血控制后应及早恢复使用抗血小板药物。然而，恢复抗栓治疗的时间目前仍不明确。2015年美国《AHA/ASA自发性脑出血诊疗指南》建议，非脑叶脑内出血后的抗凝治疗和任何类型的脑内出血后的抗血小板治疗是可以酌情考虑的，尤其是对于有明确抗栓治疗指征的患者（Ⅱb级推荐，B级证据）；在证实出血停止后，卧床的颅内出血患者在发病1~4天后可考虑皮下注射小剂量低分子量肝素或普通肝素，以预防静脉血栓栓塞（Ⅱb级推荐，B级证据）。2018年《抗栓药物治疗中颅内出血患者神经外科围手术期管理中国专家共识》建议，对于冠状动脉支架置入术后患者，若脑出血发生于支架置入后6个月内，抗血小板药物对于预防支架血栓形成至关重要，故当影像学检测确定无血肿增大后应尽早恢复抗血小板治疗，建议最晚不要超过1周，同时向家属充分告知再出血风险；若脑出血发生于支架置入术后6个月以上，则恢复抗血小板药物时间可适当向后推迟，最晚可推迟2周。2016年《ACS抗栓治疗合并出血防治多学科专家共识》建议，若为缺血事件高风险患者，可以考虑在停药7~10天后再考虑恢复抗血小板治疗。此外，也可根据病情适当减少抗血小板药物的种类或剂量，并且严密监测出血。

3）颅内出血患者止血后考虑降阶抗栓方案，$P2Y_{12}$受体抑制剂优选氯吡格雷：PLATO脑血管病史人群亚组结果显示，对有脑血管病史的ACS患者，替格瑞洛主要或危及生命颅内出血风险是氯吡格雷的2倍，院外发生的颅内出血风险增高73%，致死性颅内出血风险是氯吡格雷的10倍。替格瑞洛在中国人群中致颅内出血的风险高。中国的一项研究显示，在PCI的ACS患者中替格瑞洛致颅内出血风险高达1.5%，该比例也远远高于西方人群。此外，PLATO老年亚组的研究结果显示，与服用氯吡格雷的患者相比，老年ACS患者服用替格瑞洛患者未显著降低心血管死亡、心肌梗死和卒中的风险。ACS合并颅内出血的患者按2020年ESC《NSTE-ACS诊疗指南》的建议为高危出血风险的患者。基于最新的指南推荐，笔者建议ACS早期（如住院期间）发生的颅内出血建议恢复阿司匹林+氯吡格雷1~3个月，继而改为阿司匹林或氯吡格雷单药维持。ACS发病超过3个月（已服用DAPT超过3个月）的患者发生颅内出血后建议仅恢复阿司匹林或氯吡格雷单药并长期维持。

(3)外科手术：颅内出血的ACS患者应在神经内科医师配合下给予针对颅内出血的相关治疗（如降低颅内压、控制血压等），并严格把握外科手术适应证。

颅内出血的外科手术适应证包括幕上出血≥30ml、幕下出血≥10ml的脑出血患者具备以下条件中的任意一条，即为绝对手术指征：①脑中线结构移位≥1cm；②脑室、脑池受压变形或消失的，尤以环池、第四脑室更须注意；③出现双侧瞳孔不等大，瞳孔光反射迟钝，甚至瞳孔散大、反射消失的；④患者出现意识状态转差，如躁动不安、嗜睡、甚至昏迷的。

临床医生需根据患者的病情，合理选择手术方式。此外，2018年《抗栓药物治疗中颅内出血患者神经外科围手术期管理中国专家共识》建议，对于阿司匹林/ADP受体抑制剂相关的颅内出血患者，如果行外科手术，则建议输注射血小板；对于需要进行神经外科手术的阿司匹林/ADP受体抑制剂相关的颅内出血患者，除输注血小板外，还可以使用去氨加压素（DDAVP），推荐单剂量DDAVP治疗（0.4μg/kg静脉注射）。

（公 威　聂绍平）

参考文献

[1] ELWOOD P C, COCHRANE A L, BURR M L, et al. A randomized controlled trial of acetyl salicylic acid in the secondary prevention of mortality from myocardial infarction [J]. Br Med J, 1974, 1 (5905): 436-440.

[2] YUSUF S, ZHAO F, MEHTA S R, et al. Effects of clopidogrel in addition to aspirin in patients with acute coronary syndromes without st-segment elevation [J]. N Engl J Med, 2001, 345 (7): 494-502.

[3] KAMRAN H, JNEID H, KAYANI W T, et al. Oral Antiplatelet Therapy After Acute Coronary Syndrome: A Review [J]. JAMA, 2021, 325 (15): 1545-1555.

[4] YOU S C, RHO Y, BIKDELI B, et al. Association of Ticagrelor vs Clopidogrel With Net Adverse Clinical Events in Patients With Acute Coronary Syndrome Undergoing Percutaneous Coronary Intervention [J]. JAMA, 2020, 324 (16): 1640-1650.

[5] MEHRAN R, RAO S V, BHATT D L, et al. Standardized bleeding definitions for cardiovascular clinical trials: a consensus report from the Bleeding Academic Research Consortium [J]. Circulation, 2011, 123 (23): 2736-2747.

[6] URBAN P, MEHRAN R, COLLERAN R, et al. Defining High Bleeding Risk in Patients Undergoing Percutaneous Coronary Intervention [J]. Circulation, 2019, 140 (3): 240-261.

[7] DONOVAN K, STANWORTH S, JAIRATH V. The optimal use of blood components in the management of gastrointestinal bleeding [J]. Best Pract Res Clin Gastroenterol, 2019, 42-43: 101600.

[8] VAN MANEN L, VAN HEZEL M E, BOSHUIZEN M, et al. Effect of red blood cell transfusion on inflammation, endothelial cell activation and coagulation in the critically ill [J]. Vox Sang, 2021.

[9] EISENBERG M J, RICHARD P R, LIBERSAN D, et al. Safety of short-term discontinuation of antiplatelet therapy in patients with drug-eluting stents [J]. Circulation, 2009, 119 (12): 1634-1642.

[10] 中国医师协会心血管内科医师分会，中国医师协会心血管内科医师分会血栓防治专业委员会，中华医学会消化内镜学分会，等．急性冠状动脉综合征抗栓治疗合并出血防治多学科专家共识 [J]. 中华内科杂志，2016, 55 (10): 813-824.

[11] CHAN F K L, GOH K L, REDDY N, et al. Management of patients on antithrombotic agents undergoing emergency and elective endoscopy: joint Asian Pacific Association of Gastroenterology (APAGE) and Asian Pacific Society for Digestive Endoscopy (APSDE) practice guidelines [J]. Gut, 2018, 67 (3): 405-417.

[12] 中华医学会心血管病学分会动脉粥样硬化与冠心病学组，中华医学会心血管病学分会介入心脏病学组，中国医师协会心血管内科医师分会血栓防治专业委员会，等．冠心病双联抗血小板治疗中国专家共识 [J]. 中华心血管病杂志，2021, 49 (5): 432-454.

[13] TSAI Y W, WEN Y W, HUANG W F, et al. Cardiovascular and gastrointestinal events of three antiplatelet therapies: clopidogrel, clopidogrel plus proton-pump inhibitors, and aspirin plus proton-pump inhibitors in patients with previous gastrointestinal bleeding [J]. J Gastroenterol, 2011, 46 (1): 39-45.

[14] 中国医师协会心血管内科医师分会血栓防治专业委员会，中华医学会心血管病学分会介入心脏病学组，中华心血管病杂志编辑委员会．急性冠状动脉综合征特殊人群抗血小板治疗中国专家建议 [J]. 中华心血管病杂志，2018, 46 (4): 255-266.

[15] DINICOLANTONIO J J, D'ASCENZO F, TOMEK A, et al. Clopidogrel is safer than ticagrelor in regard to bleeds: a closer look at the PLATO trial [J]. Int J Cardiol, 2013, 168 (3): 1739-1744.

[16] LAINE L, BARKUN A N, SALTZMAN J R, et al. ACG Clinical Guideline: Upper Gastrointestinal and Ulcer Bleeding [J]. Am J Gastroenterol, 2021, 116 (5): 899-917.

[17] GRALNEK I M, STANLEY A J, MORRIS A J, et al. Endoscopic diagnosis and management of nonvariceal upper gastrointestinal hemorrhage (NVUGIH): European Society of Gastrointestinal Endos-

copy (ESGE) Guideline-Update 2021 [J]. Endoscopy, 2021, 53 (3): 300-332.
[18] BURCHELL S R, TANG J, ZHANG J H. Hematoma Expansion Following Intracerebral Hemorrhage: Mechanisms Targeting the Coagulation Cascade and Platelet Activation [J]. Curr Drug Targets, 2017, 18 (12): 1329-1344.
[19] THOMPSON B B, BÉJOT Y, CASO V, et al. Prior antiplatelet therapy and outcome following intracerebral hemorrhage: a systematic review [J]. Neurology, 2010, 75 (15): 1333-1342.
[20] INOHARA T, XIAN Y, LIANG L, et al. Association of Intracerebral Hemorrhage Among Patients Taking Non-Vitamin K Antagonist vs Vitamin K Antagonist Oral Anticoagulants With In-Hospital Mortality [J]. JAMA, 2018, 319 (5): 463-473.
[21] BROTT T, BRODERICK J, KOTHARI R, et al. Early hemorrhage growth in patients with intracerebral hemorrhage [J]. Stroke, 1997, 28 (1): 1-5.
[22] LORD A S, GILMORE E, CHOI H A, et al. Time course and predictors of neurological deterioration after intracerebral hemorrhage [J]. Stroke, 2015, 46 (3): 647-652.
[23] CHEN C J, DING D, BUELL T J, et al. Restarting antiplatelet therapy after spontaneous intracerebral hemorrhage: Functional outcomes [J]. Neurology, 2018, 91 (1): e26-e36.
[24] CHENG B, LI J, PENG L, et al. Efficacy and safety of restarting antiplatelet therapy for patients with spontaneous intracranial haemorrhage: A systematic review and meta-analysis [J]. J Clin Pharm Ther, 2021, 46 (4): 957-965.
[25] CHONG B H, CHAN K H, PONG V, et al. Use of aspirin in Chinese after recovery from primary intracranial haemorrhage [J]. Thromb Haemost, 2012, 107 (2): 241-247.
[26] RESTART Collaboration. Effects of antiplatelet therapy after stroke due to intracerebral haemorrhage (RESTART): a randomised, open-label trial [J]. Lancet, 2019, 393 (10191): 2613-2623.
[27] HEMPHILL J C 3rd, GREENBERG S M, ANDERSON C S, et al. Guidelines for the Management of Spontaneous Intracerebral Hemorrhage: A Guideline for Healthcare Professionals From the American Heart Association/American Stroke Association [J]. Stroke, 2015, 46 (7): 2032-2060.
[28] 中华医学会神经外科学分会，中国神经外科重症管理协作组. 抗栓药物治疗中颅内出血患者神经外科围手术期管理中国专家共识 (2018 版)[J]. 中华医学杂志，2018, 98 (21): 1640-1645.
[29] DINICOLANTONIO J J, SEREBRUANY V L. Comparing ticagrelor versus clopidogrel in patients with a history of cerebrovascular disease: a net clinical harm？[J]. Stroke, 2012, 43 (12): 3409-3410.
[30] 赵敏捷，周玉杰，梁静，等. 替格瑞洛联合阿司匹林用于经皮冠状动脉介入术后长期抗血小板治疗的安全性观察 [J]. 心肺血管病杂志，2016, 35 (4): 260-265.
[31] WALLENTIN L, BECKER R C, BUDAJ A, et al. Ticagrelor versus clopidogrel in patients with acute coronary syndromes [J]. N Engl J Med, 2009, 361 (11): 1045-1057.
[32] COLLET J P, THIELE H, BARBATO E, et al. 2020 ESC Guidelines for the management of acute coronary syndromes in patients presenting without persistent ST-segment elevation [J]. Eur Heart J, 2021, 42 (14): 1289-1367.

妊娠期代谢异常与远期心血管代谢风险

近年来，随着对动脉粥样性心血管疾病（atherosclerotic cardiovascular disease，ASCVD）发病机制和流行病的深入研究，越来越多的学者将ASCVD的早期防控聚焦于生命早期不良暴露，尤其是与妊娠期高血压、高血糖以及血脂紊乱相关的妊娠期心血管风险暴露领域。鉴于上述“三高问题”也是非孕期成人心血管代谢风险的研究热点和焦点，本文简要将近年来国际上与妊娠期血压、血糖和血脂调节/代谢异常相关的研究做一简介，旨在为心血管疾病的早期防控提供新的切入点和证据支持。

一、子痫前期与动脉粥样硬化性心血管疾病风险

子痫前期（preeclampsia，PE）是以妊娠20周后新发高血压、蛋白尿和多器官功能受累为特征的一组症候群。其发生率占妊娠的3%~5%，全球每年约有850万孕妇患PE，每年至少造成4万多人死亡，且近年来有增高趋势。PE严重威胁母胎安全，可以导致诸多母体严重并发症，包括胎盘早剥、急性心功能/肾功能衰竭和脑卒中等；围产儿严重并发症包括早产、胎儿生长受限、胎儿宫内窘迫、死胎等。PE现有治疗措施（如降压、解痉）均无法阻止病情进展，只能起到短暂的维持作用，终止妊娠是目前为止唯一有效的治疗手段，而过早的终止妊娠又带来了大量的早产儿、低出生体重儿的出现，围产儿发病率和婴幼儿致残率增高，由此导致了大量的社会和卫生成本支出。迄今为止，有关PE发病机制学说很多，而妊娠早期胎盘功能紊乱内皮功能损伤学说能够较全面解释PE的全部病理生理改变。2011年Karumanchi等提出PE是母体血管内皮损伤性疾病的学术观点，PE的血压升高和蛋白尿这两个标志性病理改变，均源于血管内皮损伤。PE起源于胎盘，由滋养细胞侵入不足开始，而以母体广泛内皮功能失调为终点，是一种母体血管内皮损伤性疾病。PE滋养细胞浸入子宫肌层不良，导致螺旋小动脉重铸数量明显减少，并且重铸的深度仅限于蜕膜层，不能深达子宫肌层，致使胎盘浅着床、子宫胎盘血流灌注不足、胎盘缺血缺氧及氧化应激，导致大量炎性因子释放入循环，包括可溶性血管内皮生长因子受体（sFlt1）、可溶性内皮素（sEng）、促炎细胞因子、滋养细胞碎片、活性氧、生长因子和血管生成因子等，这些炎性因子最终导致母体广泛的内皮细胞功能障碍。内皮功能障碍导致内皮素和血栓素分泌失衡，引发广泛的血管收缩，致使系统性高血压，多器官灌注减少，由此引发多脏器功能受损，出现高血压、蛋白尿、凝血功能障碍、肝肾功能异常、胎儿生长受限、HELLP综合征、肺水肿等临床表现。

（一）PE与ASCVD

在1961年，Adams等首次注意到PE与产后高血压之间存在相关性。此后，这一观点逐渐受到学术界的关注，陆续有证据提示PE可能是尚未诊断的潜在心血管问题，且与远期ASCVD密切相关。由于PE和ASCVD可能有着共同的危险因素和发生途径，PE与远期ASCVD危险因素的正相关很大程度上可能是与孕前危险因素相关的，并通过妊娠过程进一步放大。

2005年Cardiovascular Health After Maternal Placental Syndromes（CHAMPS）研究发现，相对于正常人群，有PE病史的人群患CVD风险增加10.7倍（*HR*=11.7，95% *CI* 4.9~28.3）。

Bellamy 等 2007 年通过对 1960—2006 年发表的 25 篇论文（涉及研究人群约 350 万人，PE 患者约 20 万人）进行荟萃分析发现，有 PE 病史的女性患 CVD 风险显著升高，包括增加未来发生高血压风险 2.7 倍（*RR*=3.70，95% *CI* 2.70~5.05）、缺血性心脏病风险 1.16 倍（*RR*=2.16，95% *CI* 1.86~2.52）、卒中风险 0.81 倍（*RR*=1.81，95% *CI* 1.45~2.27）、静脉血栓栓塞风险 0.79 倍（*RR*=1.79，95% *CI* 1.37~2.33）。该研究提示，PE 病史应该被认为是女性远期 CVD 风险因素。随后，Wu 等在 2017 年通过对 2005—2015 年发表的 22 篇论文（涉及研究人群数超 640 万人，PE 患者数超 25.8 万人）进行荟萃分析发现，PE 的发生对未来心血管健康有重要威胁，会增加心力衰竭风险 3.19 倍（*RR*=4.19，95% *CI* 2.09~8.38）、冠心病风险 1.5 倍（RR=2.50，95% *CI* 1.43~4.37）、心血管死亡风险 1.21 倍（*RR*=2.21，95% *CI* 1.83~2.66）、卒中风险 0.81 倍（*RR*=1.81，95% *CI* 1.29~2.55）。调整年龄和体重指数（body mass index，BMI）后，趋势仍具有一致性。这进一步证明了 PE 与远期 ASCVD 风险的密切关系，建议有 PE 病史的女性应进行心血管危险因素的终身评估。除此之外，PE 的发生是否与远期 ASCVD 危险因素的改变相关，并没有被系统地阐释。直到 2018 年 Stuart 等纳入美国 Nurses' Health Study Ⅱ（NHS Ⅱ）研究（1964—2008）中，5.8 万余位既往没有 CVD 或心血管危险因素的首次妊娠妇女（平均妊娠年龄为 26.8 岁），继续随访信息至 2013 年底，描述妊娠期高血压后心血管危险因素的变化轨迹：与妊娠期血压正常的女性相比，首次妊娠有 PE（6.3%）的女性未来患慢性高血压、2 型糖尿病、高胆固醇血症的风险分别增加 1.2 倍（*HR*=2.2，95% *CI* 2.1~2.3）、0.8 倍（*HR*=1.8，95% *CI* 1.6~1.9）和 0.3 倍（*HR*=1.3，95% *CI* 1.3~1.4）。由此可见，PE 的发生通过蝴蝶效应影响了女性妊娠终身健康状况，导致慢性疾病的合并风险增加，并且这些都会造成 ASCVD 风险增加。

2019 年 Leon 等通过 1997—2006 年英国电子健康记录，构建了一个基于英国人口的妊娠队列（包括 130 万例妊娠女性，平均分娩年龄为 28 岁），共记录心血管事件 1.8 万余次，其中 65% 的事件发生在 40 岁以下的女性。Leon 等根据是否有 PE 暴露的情况，对有一次甚至多次妊娠受到 PE 影响的女性进行 CVD 风险评估：其卒中（*HR*=1.9，95% *CI* 1.53~2.35）、冠脉事件（*HR*=1.67，95% *CI* 1.54~1.81）、外周血管事件（*HR*=1.82，95% *CI* 1.34~2.46）、心衰（*HR*=2.13，95% *CI* 1.64~2.76）、房颤（*HR*=1.73，95% *CI* 1.38~2.16）、心血管死亡（*HR*=2.12，95% *CI* 1.49~2.99）、慢性高血压（*HR*=4.47，95% *CI* 4.32~4.62）的累积发生风险均显著增加，并且这种 CVD 的发生情况差异在女性第一次妊娠后 1 年内就能显现出。

不仅是早发型 PE 与 CVD 密切相关，晚发型 PE 同样具有 CVD 风险。2013 年 Hermes 等报道了一组多中心队列研究，他们选取 2008 年 6 月至 2010 年 11 月 306 例妊娠晚期高血压患者（孕 36 周以上，包括妊娠高血压和 PE）与 99 例同期正常孕妇对比，平均随访时间 2.5 年。结果发现，妊娠期高血压女性较血压正常者具有更高的产后高血压发生率（孕晚期高血压组 34% *vs.* 正常妊娠 1%，$P<0.001$），具有更高的代谢综合征发生率（孕晚期高血压组 25% *vs.* 正常妊娠 5%，$P<0.001$）；孕晚期高血压女性较正常妊娠女性具有更高的血压、BMI 和腰围；此外，血糖、糖化血红蛋白、胰岛素、胰岛素抵抗指数、总胆固醇、甘油三酯（triglyceride，TG）和高敏 C 反应蛋白显著升高，高密度脂蛋白显著降低。因此，孕晚期高血压病史女性中，高血压和代谢综合征更加普遍，产后 2.5 年心血管生化风险因素升高。

PE 不仅对母亲远期心血管功能构成影响，同样对子代心血管功能也有深远影响，PE 增加子代患发高血压、卒中、糖尿病和 CVD 风险。Davis 等 2012 年通过对 18 个队列超过 45 000 例正常妊娠和发生 PE 的产妇进行荟萃分析发现，相对于正常孕妇的子代，PE 孕妇子代（4~30 岁）的收缩压升高 2.39mmHg（95% *CI* 1.74~3.05），舒张压升高 1.35mmHg（95% *CI* 0.90~1.80），BMI 升高 0.62kg/m^2。同时，Debbie 等 2012 年通过对 1991 年 4 月 1 日至 1992 年 12 月 31 日分娩的出生队列研究（14 541 例母子对）发现，PE 子代收缩压升高 2.04mmHg（95% *CI* 1.33~2.76），舒张压升高 1.10mmHg（95% *CI* 0.47~1.73）。在没有其他血管病变或代谢紊乱的情况下，PE 与子代血压升高独立相关。为研究妊娠期高血压疾病子代血压升高是否与糖代谢和脂代谢的改变相关，次年 Abigail 等又对同一出生队列研究发现，不管是否有妊娠期高血压病史，其子代青春期血糖、胰岛素和血脂没有显著性差异。但妊娠高血压子代收缩压升高 2.04mmHg（95% *CI* 1.28~2.84），舒张压升高 1.11mmHg（95% *CI* 0.54~1.69）；PE 子代收缩压升高 1.12mmHg（95% *CI* 0.89~3.12），舒张压升高 1.71mmHg（95% *CI* 0.23~3.17）。此研究认为，妊娠期高血压疾病与子代血压显著相关可能源于遗传因素或者家族性血压因素。

（二）PE 的防治及相关指南推荐

早期人们对 PE 的认识较为局限，没有很好的预防措施，直到 2017 年 Rolnik 等首次通过多中心随机对照研究，发现在 PE 高危人群中使用低剂量阿司匹林（150mg/d，从孕 11~14 周服用至孕 36 周）可以降低 PE 发生（*OR*=0.38，95% *CI* 0.20~0.74）。之后相关指南也陆续修订，低剂量阿司匹林被推荐应用于存在高风险 PE 的妊娠女性，在妊娠 16 周之前甚至是 12 周之前开始，持续到妊娠 36~37 周。但不同指南的阿司匹林推荐剂量存在一定差异，美国妇产科医师学会（American College of Obstetricians and Gynecologists，ACOG）推荐剂量为 81mg，欧洲心脏病学会（European Society of Cardiology，ESC）推荐剂量为 100~150mg。近期一项荟萃分析研究认为，阿司匹林使用剂量大于 100mg 是更有效的。

基于早期的基础研究，普伐他汀是近年来被寄予厚望的 PE 预防潜在药物，然而新近发表的临床研究结果并不一致。Costantine 等分别在 2016 年（纳入孕 12~16 周的 20 名 PE 高危妊娠女性，予 10mg 普伐他汀和安慰剂 1∶1 入组，PE 发生率分别为 0 和 40%）和 2021 年（纳入孕 12~16 周的 PE 高危妊娠女性 20 名，予 20mg 普伐他汀与安慰剂 1∶1 入组，PE 发生率分别为 20% 和 50%）发表关于普伐他汀应用于 PE 患者的小规模研究结果，显示应用普伐他汀后 PE 发生率降低。但最近一项发表在 *Circulation* 上的多中心随机对照研究共纳入 1 120 名有足月 PE 高风险的单胎妊娠妇女，在孕 35~37 周至分娩或至孕 41 周期间服用普伐他汀 20mg 或安慰剂（1∶1 分组），并未发现普伐他汀能够降低 PE 风险［14.6%（80/548）*vs.* 13.6%（75/543）］；两组间任何次要结局的发生率也均无显著差异。因为早发 PE 与晚发 PE 在病理生理机制上存在显著差异，此阴性结果可能与治疗时间窗的改变或纳入人群的差异相关。因此，我们需要更高质量的基础及临床证据来阐明他汀类药物是否能预防 PE 发作甚至带来终身心血管获益。值得注意的是，近期的基础研究发现，携带人血管紧张素原基因的大鼠 PE 模型妊娠后出现心脏肥大和纤维化的不可逆结构改变，在应用普伐他汀治疗后心血管功能障碍可得到改善，提示在 PE 孕妇早期产后进行他汀类药物干预，可能有助于改善远期 ASCVD 风险。

2011 年美国心脏协会（American Heart Association，AHA）发布的女性心脏病防治指南首次明确地将 PE 病史列为 CVD 的风险因素，将 PE 风险等级等同于吸烟、代谢综合征、肥胖、CVD 家族史等传统 CVD 风险因素。有关女性 CVD 防范的研究，AHA 明确指出未来的研究应该着眼于评估潜在的暴露事件，如初潮、妊娠、绝经这些女性生命过程中的关键环节点，医疗健康系统应针对这些关键时期暴露出的 CVD 风险因素制定更有效地早期识别和早期干预措施。2013 年 ACOG 发布的新版妊娠高血压指南首次明确提出,PE 产后每年应评估血压、血脂、空腹血糖和体重指数。因此,在目前的临床实践中,尤其是心血管内科,应建立与产科的相关联动机制,从而使 PE 患者能够在产后早期开展 ASCVD 风险的评估和适度干预。

二、妊娠期糖尿病

妊娠期糖尿病(gestational diabetes mellitus,GDM),被定义为“在妊娠期间发生或首次识别的葡萄糖耐受不良”。近几十年来,高龄孕妇比例和肥胖患病率的增加使 GDM 发病率显著率上升。近年来随着出生队列研究和对 GDM 患者产后长期跟踪随访研究发现,GDM 对母亲和子代的影响并没有随着妊娠终止而终止,GDM 不但可以导致母亲罹患 2 型糖尿病和 CVD 的风险增加,同样也可以使子代代谢性疾病和 CVD 发病风险增高。

(一) GDM 与母婴妊娠结局

2008 年,Hyperglycemia and Adverse Pregnancy Outcome(HAPO)研究发现,即使低于糖尿病诊断标准,孕妇血糖水平与出生体重和脐带血 C 肽水平呈现连续的相关性。2012 年,另一篇基于 HAPO 研究的报道显示,相对于非 GDM 和非肥胖女性,单独 GDM 组孕妇出现大于胎龄儿(large for gestational age,LGA)风险的 *OR* 为 2.19(95% *CI* 1.93~2.47),单纯肥胖孕妇的 *OR* 为 1.73(95% *CI* 1.50~2.00),而 GDM 合并肥胖孕妇的 *OR* 为 3.62(95% *CI* 3.04~4.32),表明 GDM 和肥胖均与不良妊娠结局独立相关。2016 年一项荟萃分析纳入了 25 篇前瞻性队列研究和随机对照试验,发现在所有血糖分布区间内,血糖水平与剖宫产、引产、LGA、巨大儿和肩难产等孕期并发症均呈线性正相关,且空腹血糖水平的相关性强于葡萄糖耐量试验后的血糖水平;同时该研究并未发现显著的血糖水平阈值效应,血糖水平与 LGA 呈现线性正相关联系:空腹血糖或葡萄糖耐量试验 2 小时血糖每增加 1mmol/L,LGA 的 *OR* 为 2.15(95% *CI* 1.60~2.91)和 1.20(95% *CI* 1.13~1.28)。

(二) GDM 与产后远期母子心血管代谢风险

GDM 是女性 2 型糖尿病的主要危险因素,虽然葡萄糖耐量通常在产后立即恢复正常,但 GDM 女性在分娩后的第一个 10 年中仍有 20%~70% 的风险发展为 2 型糖尿病。2002 年 Kim 等对 1965—2001 年发表的文献系统回顾后发现,GDM 女性产后糖尿病积累发病率为 2.6%~70%,校正随访时间和检出率后,GDM 女性 2 型糖尿病的发病率从产后第一个 5 年开始上升,并在 10 年后达到平台期。2014 年国内牛建民等的前瞻性研究发现,GDM 孕妇产后发生糖代谢异常(包括 2 型糖尿病和糖尿病前期)的风险是正常孕妇的 4.61 倍(*RR*=4.61,95% *CI* 3.59~5.93)。2020 年一项荟萃分析纳入了 20 个观察性研究显示,有 GDM 病史的女性患 2 型糖尿病的总体相对风险几乎是对照组的 10 倍(*OR*=9.51,95% *CI* 7.14~12.67)。这一高强度关联凸显了预防 2 型糖尿病发病的重要性,特别是在怀孕早期。

GDM 病史同时还增加其他 CVD 危险因素的发生,如肥胖、高血压、血脂异常、亚临床动脉粥样硬化、代谢综合征等,2011 年 AHA 发布的女性心脏病防治指南首次明确地将有 GDM 病史的女性列为 CVD 的危险因素。2017 年 Shostrom 等报道了一组基于全美人口学研究结果,显示 8 127 名 GDM 病史妇女平均产后 22.9 年确诊为 CVD。调整人口学、社会经济学和生活方式等因素后,GDM 病史患发 CVD 的风险增加了 63%(*OR*=1.63,95% *CI* 1.02~2.62)。然而,在女性心血管风险的程度是否依赖于并发 2 型糖尿病的问题上,目前的研究结果并不一致:一些研究表明,GDM 女性只有发展为 2 型糖尿病才会发展为

CVD；但其他研究认为，即使没有糖尿病，心血管风险也会增加。因此，为确定2型糖尿病在这方面的作用，2019年Kramer等开展的一项荟萃分析显示，与没有GDM的女性相比，GDM女性未来心血管事件的风险增加了2倍（*RR*=1.98，95% *CI* 1.57~2.50）。此外，在未发生2型糖尿病的女性中，GDM仍然与56%的未来心血管事件风险高相关（*RR*=1.56，95% *CI* 1.04~2.32）。这一结果表明，即使没有发展为2型糖尿病，GDM女性也是CVD的高危人群，因此早期危险因素监测和相应的潜在干预策略对于这一人群意义重大。

CVD的起源及源头防治，越来越多的关注于生命早期的不良环境暴露。孕期血糖过高导致胎儿胰岛发育受到损害，这种效应可持续至成年。HAPO FUS研究发现，轻度未经治疗的高血糖母亲的后代糖耐量异常的风险增加（*OR*=1.96，95% *CI* 1.41~2.73）。一项来自12个国家的多中心研究对4 740名年龄9~11岁儿童随访调查发现，与母亲无GDM病史相比，母亲具有GDM病史者，肥胖风险增加1.53倍（95% *CI* 1.03~2.27），中心性肥胖增加1.73倍（95% *CI* 1.14~2.62），高体脂含量增加1.42倍（95% *CI* 0.90~2.26）。除肥胖外，GDM子代的其他心血管代谢风险亦明显增加。2017年，中国香港中文大学Tam等对参加HAPO研究的970名女性在分娩后7年的随访发现，母亲高血糖是儿童早期糖耐量异常、肥胖和高血压的独立危险因素。一项包括2012年之前发表的15项不同研究的荟萃分析表明，与未患糖尿病的母亲相比，患有GDM的母亲所生的孩子收缩压更高，但舒张压与非GDM后代类似。2017年，Grunnet等利用丹麦出生队列资料，对561名GDM孕妇和597名正常对照孕妇分娩的子代随访至9~16岁发现，GDM孕妇子代肥胖症增加、心血管代谢异常。调整年龄和性别后，GDM母亲子代显示出较高的体重、BMI、腰臀比、收缩压、静息心率和较低的身高，GDM母亲子代的子代空腹血糖、胰岛素、C肽、胰岛素抵抗和TG水平增高，高密度脂蛋白（high density lipoprotein cholesterol，HDL-C）水平降低。

目前认为，胎儿期宫内不良暴露导致成人心血管及代谢性疾病的机制，与表观遗传学变化及胎儿生长发育的“可塑性”有关。研究表明，即使是短暂的宫内高血糖暴露，也会导致持久的表观遗传学改变，其机制是启动子持续激活引起的表观遗传学改变。2020年一项研究发现，GDM导致羊膜间充质干细胞（amniotic mesenchymal stem cells，AMSCs）炎症相关基因的紊乱，这些基因与胰岛素抵抗、2型糖尿病、肥胖和动脉粥样硬化的发展以及羊膜内巨噬细胞的促炎变化有关。这些结果表明，GDM环境可以对干细胞进行编程，而胎儿适应性编程可能对子代胰岛素抵抗有直接的负面影响，从而可触发出生后的代谢障碍。

（三）GDM的干预

妊娠早期GDM筛查和预防是很有必要的。2016年Ulla等的一项前瞻性队列研究发现，妊娠女性在孕28周GDM确诊前胎儿即可出现过度生长，故早期行GDM筛查可能有助于改善GDM的短期及长期妊娠结局。2019年Zhu等在一项队列研究发现，n-6多不饱和脂肪酸（包括γ-亚麻酸、亚麻酸和二十二碳四烯酸）与GDM风险之间存在关联，这可能提示了妊娠早期至中期这些多不饱和脂肪酸的循环水平在GDM病理生理中的潜在作用。2020年美国糖尿病学会（American Diabetes Association，ADA）指南推荐，改变生活方式是妊娠期糖尿病管理的重要组成部分，必要时可通过增加胰岛素治疗达到血糖目标（A级证据）。既往结果表明，地中海饮食能够减少GDM发生风险。在药物治疗方面，胰岛素是作为推荐用于治疗GDM的一线药物，Bonomo等研究发现在28~32周腹围>75百分位数的胎儿可以通过胰岛素治疗降低巨大儿风险。2016年Farrar等研究表明，每天多次注射胰岛素和连续皮下注射胰岛素两种方式在孕期均可以采用，且两种方式的效果差异无统计学意义。在一项关于比较二甲双胍与胰岛素治疗 GDM 后代生长发育的荟萃分析发现，与胰岛素治疗相比，二甲双胍治疗的新生儿出生时体重指数更低，但随后会经历出生后的加速生长，到婴儿和儿童时期他们的体重和 BMI 更高。各种背景证据表明，这种低出生体重和产后追赶性生长的模式可能与不良的长期心脏代谢结果相关。因此，未来仍需要更远期的随访研究，目前二甲双胍仅作为胰岛素治疗 GDM 的可接受和经济的替代药物。

三、妊娠期血脂异常

近年来，随着我国居民生活水平的提高，人群血脂异常总体患病率逐步升高。值得关注的是，在妊娠期人群中，一方面母体血脂水平的升高是支持胎儿生长、发育的前提，而另一方面肠道脂质吸收能力增强，孕期体脂率普遍增加及高龄产妇的增多，容易造成血脂水平异常。妊娠期血脂异常是孕妇发生 PE、GDM、早产等不良妊娠结局的危险因素，严重威胁母婴健康。不仅如此，这部分患者产后和其后代发生 CVD 的风险随之增加。由此，妊娠期降脂药物的临床应用的安全性和有效性成为一个值得探讨的话题。

（一）异常血脂与母婴妊娠结局的关系

大量观察性研究证实，妊娠早期母体 TG 水平升高与 PE、GDM、早产和 LGA 的发病率相关。妊娠期血清 TG 水平升高导致低密度脂蛋白胆固醇（low density lipoprotein cholesterol，LDL-C）生成增加，继而刺激内皮细胞合成更多的血栓烷，使血管平滑肌细胞内钙离子浓度增加，氧化应激增强，导致血管内皮细胞功能障碍，最终发展为 PE。在哥伦比亚开展的一项研究中，Serrano 等发现 TG、载脂蛋白 E 和载脂蛋白 B/ 载脂蛋白 A1 的水平与 PE 的发生显著相关，*OR* 分别为 3.73（95% *CI* 2.67~5.20）、3.16（95% *CI* 2.26~4.40）、2.04（95% *CI* 1.40~2.96）。妊娠早期孕妇低 HDL-C 往往预示后期 GDM 的发生，另外高甘油三酯血症及胰岛素的作用与 β 细胞功能受损密切相关，使得患 GDM 的风险增加（*OR*=1.16，95% *CI* 1.03~1.34）。Baumfeld 等研究了 27 721 名孕妇分娩前血脂水平与严重妊娠并发症的关系：当 PE 和 / 或 GDM 作为主要观察结局时，在校正母亲年龄、体重、血压、反复流产、生育方式和空腹血糖等因素后，发现 TG 升高和 HDL-C 降低对主要结局的 *OR* 分别为 1.61（95% *CI* 1.29~2.01）和 1.33（95% *CI* 1.09~1.63）。此外，有糖尿病和 GDM 病史的女性比无合并症妊娠的女性更容易发生 PE 等严重孕期并发症。研究证实，在患有 1 型糖尿病的妇女中，晚期发展为 PE 的女性妊娠早期 LDL-C 水平往往较高。此外，在血糖控制良好的 GDM 妇女中，妊娠晚期母亲的高 TG 水平与 LGA 的风险增加有关。孕妇空腹高 TG（>3.33mmol/L）和分娩时与 LGA 呈独立正相关（*OR*=4.43，95% *CI* 1.33~14.82），以该界值预测 LGA 的受试者工作特征曲线下面积为 0.702（95% *CI* 0.59~0.81），敏感性和特异性分别为 48.0% 和 83.5%。

Catov 等的研究发现，妊娠早期（≤15 周）总胆固醇（total cholesterol，TC）和 TG 水平升高者妊娠<34 周分娩的早产风险增高 2.8 倍（95% *CI* 1.0~7.9），使晚期早产（妊娠 34~36^{+6} 分娩）的风险增高 2.0 倍（95% *CI* 1.0~3.9）。Edison 等发现 TC 水平降低与早产更具有相关性：与对照组 TC 水平（4.1~6.7mmol/L）相比，TC 水平低于 4.1mmol/L 和高于 6.7mmol/L 的白种人母亲早产的 *OR* 分别为 5.6（95% *CI* 2.6~12.3）、2.7（95% *CI* 1.2~6.2）。有一项对美国密歇根 5 个社区的 52 家诊所收集的 1 309 名孕妇的前瞻性队列研究提示，极低 TC、HDL-C 和 LDL-C 与医源性早产风险增加相关，校正后 *OR* 分别为 2.04（95% *CI* 1.12~3.72）、1.89（95% *CI* 1.04~3.42）、1.96（95% *CI* 1.09~3.54），而高 TC、LDL-C 和 TG 则增加自然早产的风险，校正

后 *OR* 分别为 1.51（95% *CI* 1.06~2.15）、1.42（95% *CI* 0.99~2.04）和 1.90（95% *CI* 1.21~2.97）。值得注意的是，家族性高胆固醇血症的妇女比血脂正常的妇女有更高的脂质水平和更强的促凝作用，可能使得胎儿和子宫胎盘循环受损，从而也能增加早产风险。

近期一项荟萃分析显示，妊娠期间母体高 TG 和 LDL-C 水平与出生体重增加、LGA、巨大儿的风险呈正相关，和小于胎龄儿（small for gestational age infant，SGA）的风险呈负相关，尤其在孕前超重或肥胖的女性中具有更强的相关性。最近，Samsuddin 等在对 507 名马来西亚孕妇分析母体血脂异常和新生儿体格测量的关系时发现，在校正母体血糖、孕前体重指数和胰岛素敏感性后，空腹 TG>3.6mmol/L（第 95 百分位数）与 LGA 独立相关（*OR*=10.82，95% *CI* 1.26~93.37）。Chen 等对 5 695 对非糖尿病母亲和新生儿研究母体血脂水平与 SGA 关系时发现，妊娠晚期 TC 水平与 SGA 风险降低相关（*OR*=0.62，95% *CI* 0.46~0.85），妊娠晚期 HDL-C（*OR*=1.955，95% *CI* 1.47~2.58）和 LDL-C（*OR*=1.403，95% *CI* 1.01~1.94）水平与 SGA 风险增加相关，特别是在妊娠晚期增重越高，LDL-C 水平对 SGA 的风险影响越显著。

（二）血脂异常与产后远期 ASCVD 结局的关系

血脂水平异常是 ASCVD 的传统可逆危险因素，然而血脂紊乱与 ASCVD 发生、发展之间存在显著的剂量 - 反应关系，即长期存在的血脂紊乱通过累积暴露影响动脉粥样硬化病变的进展。目前，对于妊娠期血脂异常的研究多集中于孕产结局研究，尚缺乏与母子两代远期 ASCVD 风险之间的证据。尤其值得关注的是，不同于血压和血糖水平，目前对于妊娠期血脂紊乱尚缺乏相关诊断标准和阈值。目前认为，妊娠期血脂异常妇女的产后随访需要密切观察，特别是那些经历过 PE 和 / 或 GDM 的妇女。PE 女性产后血脂异常仍然很明显存在。PE 产后多年后发现的脂质特征是缺血性心脏病风险人群的典型特征。

（三）妊娠期血脂异常的干预

妊娠期最为显著的血脂异常是 TG 水平的升高。值得注意的是，除了胆汁螯合剂和 ω-3 脂肪酸外，所有降脂药物都应在受孕前或意外怀孕时立即停用。一项对 290 名白种人女性的随机对照试验表明，低胆固醇饮食（≤ 150mg/d）和饱和脂肪（≤ 8% 的膳食能量）与母体脂质浓度降低和早产发生率显著降低有关（0.7% *vs.* 7.4%）。Jamilian 等在一项随机双盲安慰剂对照试验研究了补充鱼油对妊娠期糖尿病患者的影响，发现补充 ω-3 多不饱和脂肪酸可以显著降低空腹血糖和 TG 水平。生活方式的改变和血糖控制应该同时进行。怀孕期间，显著的胆固醇水平升高可以考虑采用肠道不吸收的胆汁酸螯合剂进行干预；对于严重的高脂血症，可考虑低密度脂蛋白血液净化疗法。

综上，近年来的基础与临床研究提示，妊娠期血压、血糖和血脂等代谢调节紊乱不仅影响妊娠期孕产结局，而且与母亲和子代远期心血管代谢风险相关。然而，目前的人群研究证据多来自观察性研究，尚缺乏妊娠期这一特殊阶段药物干预治疗的高质量研究证据。从 ASCVD 的病理生理学机制层面，心血管风险的孕期暴露在产后仍然对母亲心血管系统会产生影响，而且这一影响通过长期慢性的累积效应会导致女性早发心血管疾病的出现。因此，对于妊娠期出现血压、血糖和血脂调节异常的女性，应在产后早期通过产科与心血管内科的联动，对高危女性进行产后心血管代谢风险的评估，通过健康教育和必要的干预，预防和减低心血管危险因素的聚集，从而降低女性远期心血管代谢风险的进展。

（周 欣　杨 清　牛建民）

参考文献

［1］CHAPPELL L C, CLUVER C A, KINGDOM J, et al. Pre-eclampsia [J]. Lancet, 2021, 398 (10297): 341-354.

［2］ROBERTS C L, FORD J B, ALGERT C S, et al. Population-based trends in pregnancy hypertension and pre-eclampsia: An international comparative study [J]. BMJ Open, 2011, 1: e000101.

［3］SAY L, CHOU D, GEMMILL A, et al. Global causes of maternal death: A who systematic analysis [J]. Lancet Glob Health, 2014, 2: e323-e333.

［4］ABALOS E, CUESTA C, GROSSO A L, et al. Global and regional estimates of preeclampsia and eclampsia: A systematic review [J]. Eur J Obstet Gynecol Reprod Biol, 2013, 170: 1-7.

［5］POWE C E, LEVINE R J, KARUMANCHI S A. Preeclampsia, a disease of the maternal endothelium: The role of antiangiogenic factors and implications for later cardiovascular disease [J]. Circulation, 2011, 123: 2856-2869.

［6］LIU A, WEN S W, BOTTOMLEY J, et al. Utilization of health care services of pregnant women complicated by preeclampsia in ontario [J]. Hypertens Pregnancy, 2009, 28: 76-84.

［7］GOULOPOULOU S, DAVIDGE S T. Molecular mechanisms of maternal vascular dysfunction in preeclampsia [J]. Trends Mol Med, 2015, 21: 88-97.

［8］ADAMS E M, MACGILLIVRAY I. Long-term effect of preeclampsia on blood-pressure [J]. Lancet, 1961, 2: 1373-1375.

［9］RAMLAKHAN K P, JOHNSON M R, ROOS-HESSELINK J W. Pregnancy and cardiovascular disease [J]. Nat Rev Cardiol, 2020, 17: 718-731.

［10］TRANQUILLI A L, LANDI B, GIANNUBILO S R, et al. Preeclampsia: No longer solely a pregnancy disease [J]. Pregnancy Hypertens, 2012, 2: 350-357.

［11］TOOHER J, THORNTON C, MAKRIS A, et al. All hypertensive disorders of pregnancy increase the risk of future cardiovascular disease [J]. Hypertension, 2017, 70: 798-803.

［12］ROMUNDSTAD P R, MAGNUSSEN E B, SMITH G D, et al. Hypertension in pregnancy and later cardiovascular risk: Common antecedents？[J]. Circulation, 2010, 122: 579-584.

［13］RAY J G, VERMEULEN M J, SCHULL M J, et al. Cardiovascular health after maternal placental syndromes (champs): Population-based retrospective cohort study [J]. Lancet, 2005, 366: 1797-1803.

［14］BELLAMY L, CASAS J P, HINGORANI A D, et al. Pre-eclampsia and risk of cardiovascular disease and cancer in later life: Systematic review and meta-analysis [J]. BMJ, 2007, 335: 974.

［15］WU P, HATHTHOTUWA R, KWOK C S, et al. Preeclampsia and future cardiovascular health: A systematic review and meta-analysis [J]. Circ Cardiovasc Qual Outcomes, 2017, 10 (2): e003497.

［16］STUART J J, TANZ L J, MISSMER S A, et al. Hypertensive disorders of pregnancy and maternal cardiovascular disease risk factor development: An observational cohort study [J]. Ann Intern Med, 2018, 169: 224-232.

［17］LEON L J, MCCARTHY F P, DIREK K, et al. Preeclampsia and cardiovascular disease in a large uk pregnancy cohort of linked electronic health records: A caliber study [J]. Circulation, 2019, 140: 1050-1060.

［18］HERMES W, FRANX A, VAN PAMPUS M G, et al. Cardiovascular risk factors in women who had hypertensive disorders late in pregnancy: A cohort study [J]. Am J Obstet Gynecol, 2013, 208: 474. e1-8.

［19］TURBEVILLE H R, SASSER J M. Preeclampsia beyond pregnancy: Long-term consequences for mother and child [J]. Am J Physiol Renal Physiol, 2020, 318: F1315-F1326.

［20］DAVIS E F, LAZDAM M, LEWANDOWSKI A J, et al. Cardiovascular risk factors in children and young adults born to preeclamptic pregnancies: A systematic review [J]. Pediatrics, 2012, 129: e1552-e1561.

[21] LAWLOR D A, MACDONALD-WALLIS C, FRASER A, et al. Cardiovascular biomarkers and vascular function during childhood in the offspring of mothers with hypertensive disorders of pregnancy: Findings from the avon longitudinal study of parents and children [J]. Eur Heart J, 2012, 33: 335-345.
[22] FRASER A, NELSON S M, MACDONALD-WALLIS C, et al. Hypertensive disorders of pregnancy and cardiometabolic health in adolescent offspring [J]. Hypertension, 2013, 62: 614-620.
[23] ROLNIK D L, WRIGHT D, POON L C, et al. Aspirin versus placebo in pregnancies at high risk for preterm preeclampsia [J]. N Engl J Med, 2017, 377: 613-622.
[24] BROWN M A, MAGEE L A, KENNY L C, et al. Hypertensive disorders of pregnancy: Isshp classification, diagnosis, and management recommendations for international practice [J]. Hypertension, 2018, 72: 24-43.
[25] HOFFMAN M K, GOUDAR S S, KODKANY B S, et al. Low-dose aspirin for the prevention of preterm delivery in nulliparous women with a singleton pregnancy (aspirin): A randomised, double-blind, placebo-controlled trial [J]. Lancet, 2020, 395: 285-293.
[26] ROBERGE S, BUJOLD E, NICOLAIDES K H. Aspirin for the prevention of preterm and term preeclampsia: Systematic review and metaanalysis [J]. Am J Obstet Gynecol, 2018, 218: 287-293.
[27] The American College of Obstetricians and Gynecologists. Acog practice bulletin no. 202: Gestational hypertension and preeclampsia [J]. Obstet Gynecol, 2019, 133: 1.
[28] REGITZ-ZAGROSEK V, ROOS-HESSELINK J W, BAUERSACHS J, et al. 2018 ESC guidelines for the management of cardiovascular diseases during pregnancy [J]. Eur Heart J, 2018, 39: 3165-3241.
[29] COSTANTINE M M, CLEARY K, HEBERT M F, et al. Safety and pharmacokinetics of pravastatin used for the prevention of preeclampsia in high-risk pregnant women: A pilot randomized controlled trial [J]. Am J Obstet Gynecol, 2016, 214: 720. e721-720. e717.
[30] COSTANTINE M M, WEST H, WISNER K L, et al. A randomized pilot clinical trial of pravastatin versus placebo in pregnant patients at high risk of preeclampsia [J]. Am J Obstet Gynecol, 2021.
[31] DÖBERT M, VAROUXAKI A N, MU A C, et al. Pravastatin versus placebo in pregnancies at high risk of term preeclampsia [J]. Circulation, 2021.
[32] KRÄKER K, O'DRISCOLL J M, SCHÜTTE T, et al. Statins reverse postpartum cardiovascular dysfunction in a rat model of preeclampsia [J]. Hypertension, 2020, 75: 202-210.
[33] MOSCA L, BENJAMIN E J, BERRA K, et al. Effectiveness-based guidelines for the prevention of cardiovascular disease in women--2011 update: A guideline from the american heart association [J]. Circulation, 2011, 123: 1243-1262.
[34] Hypertension in pregnancy. Report of the american college of obstetricians and gynecologists' task force on hypertension in pregnancy [J]. Obstet Gynecol, 2013, 122: 1122-1131.
[35] American diabetes association clinical practice recommendations 2001 [J]. Diabetes Care, 2001, 24 Suppl 1: S1-S133.
[36] FERRARA A. Increasing prevalence of gestational diabetes mellitus: A public health perspective [J]. Diabetes Care, 2007, 30 Suppl 2: S141-S146.
[37] METZGER B E, LOWE L P, DYER A R, et al. Hyperglycemia and adverse pregnancy outcomes [J]. N Engl J Med, 2008, 358: 1991-2002.
[38] CATALANO P M, MCINTYRE H D, CRUICKSHANK J K, et al. The hyperglycemia and adverse pregnancy outcome study: Associations of gdm and obesity with pregnancy outcomes [J]. Diabetes Care, 2012, 35: 780-786.
[39] FARRAR D, SIMMONDS M, BRYANT M, et al. Hyperglycaemia and risk of adverse perinatal outcomes: Systematic review and meta-analysis [J]. BMJ, 2016, 354: i4694.
[40] BELLAMY L, CASAS J P, HINGORANI A D, et al. Type 2 diabetes mellitus after gestational diabetes: A systematic review and meta-analysis [J]. Lancet, 2009, 373: 1773-1779.

[41] KIM C, NEWTON K M, KNOPP R H. Gestational diabetes and the incidence of type 2 diabetes: A systematic review [J]. Diabetes Care, 2002, 25: 1862-1868.
[42] 麦彩园，段冬梅，雷琼，等. 脂蛋白相关磷脂酶 a2 与妊娠期糖尿病患者产后糖代谢异常的相关性 [J]. 中华糖尿病杂志，2014, 6: 645-649.
[43] VOUNZOULAKI E, KHUNTI K, ABNER S C, et al. Progression to type 2 diabetes in women with a known history of gestational diabetes: Systematic review and meta-analysis [J]. BMJ, 2020, 369: m1361.
[44] SHOSTROM D C V, SUN Y, OLESON J J, et al. History of gestational diabetes mellitus in relation to cardiovascular disease and cardiovascular risk factors in us women [J]. Front Endocrinol (Lausanne), 2017, 8: 144.
[45] TOBIAS D K, STUART J J, LI S, et al. Association of history of gestational diabetes with long-term cardiovascular disease risk in a large prospective cohort of us women [J]. JAMA Intern Med, 2017, 177: 1735-1742.
[46] GOUESLARD K, COTTENET J, MARIET A S, et al. Early cardiovascular events in women with a history of gestational diabetes mellitus [J]. Cardiovasc Diabetol, 2016, 15: 15.
[47] RETNAKARAN R, SHAH B R. Role of type 2 diabetes in determining retinal, renal, and cardiovascular outcomes in women with previous gestational diabetes mellitus [J]. Diabetes Care, 2017, 40: 101-108.
[48] KRAMER C K, CAMPBELL S, RETNAKARAN R. Gestational diabetes and the risk of cardiovascular disease in women: A systematic review and meta-analysis [J]. Diabetologia, 2019, 62: 905-914.
[49] LOWE W L Jr, SCHOLTENS D M, KUANG A, et al. Hyperglycemia and adverse pregnancy outcome follow-up study (HAPO FUS): Maternal gestational diabetes mellitus and childhood glucose metabolism [J]. Diabetes Care, 2019, 42: 372-380.
[50] ZHAO P, LIU E, QIAO Y, et al. Maternal gestational diabetes and childhood obesity at age 9-11: Results of a multinational study [J]. Diabetologia, 2016, 59: 2339-2348.
[51] TAM W H, MA R C W, OZAKI R, et al. In utero exposure to maternal hyperglycemia increases childhood cardiometabolic risk in offspring [J]. Diabetes Care, 2017, 40: 679-686.
[52] ACETI A, SANTHAKUMARAN S, LOGAN K M, et al. The diabetic pregnancy and offspring blood pressure in childhood: A systematic review and meta-analysis [J]. Diabetologia, 2012, 55: 3114-3127.
[53] GRUNNET L G, HANSEN S, HJORT L, et al. Adiposity, dysmetabolic traits, and earlier onset of female puberty in adolescent offspring of women with gestational diabetes mellitus: A clinical study within the danish national birth cohort [J]. Diabetes Care, 2017, 40: 1746-1755.
[54] EL-OSTA A, BRASACCHIO D, YAO D, et al. Transient high glucose causes persistent epigenetic changes and altered gene expression during subsequent normoglycemia [J]. J Exp Med, 2008, 205: 2409-2417.
[55] ALGABA-CHUECA F, MAYMÓ-MASIP E, EJARQUE M, et al. Gestational diabetes impacts fetal precursor cell responses with potential consequences for offspring [J]. Stem Cells Transl Med, 2020, 9: 351-363.
[56] SOVIO U, MURPHY H R, SMITH G C. Accelerated fetal growth prior to diagnosis of gestational diabetes mellitus: A prospective cohort study of nulliparous women [J]. Diabetes Care, 2016, 39: 982-987.
[57] ZHU Y, LI M, RAHMAN M L, et al. Plasma phospholipid n-3 and n-6 polyunsaturated fatty acids in relation to cardiometabolic markers and gestational diabetes: A longitudinal study within the prospective nichd fetal growth studies [J]. PLoS Med, 2019, 16: e1002910.
[58] Management of diabetes in pregnancy: Standards of medical care in diabetes-2020 [J]. Diabetes Care, 2020, 43: S183-S192.
[59] BONOMO M, CETIN I, PISONI M P, et al. Flexible treatment of gestational diabetes modulated on ultrasound evaluation of intrauterine growth: A controlled randomized clinical trial [J]. Diabetes Metab, 2004, 30: 237-244.
[60] FARRAR D, TUFFNELL D J, WEST J, et al. Continuous subcutaneous insulin infusion versus multiple

daily injections of insulin for pregnant women with diabetes [J]. Cochrane Database Syst Rev, 2016: Cd005542.
[61] TARRY-ADKINS J L, AIKEN C E, OZANNE S E. Neonatal, infant, and childhood growth following metformin versus insulin treatment for gestational diabetes: A systematic review and meta-analysis [J]. PLoS Med, 2019, 16: e1002848.
[62] VRIJKOTTE T G, KRUKZIENER N, HUTTEN B A, et al. Maternal lipid profile during early pregnancy and pregnancy complications and outcomes: The ABCD study [J]. J Clin Endocrinol Metab, 2012, 97: 3917-3925.
[63] GALLOS I D, SIVAKUMAR K, KILBY M D, et al. Pre-eclampsia is associated with, and preceded by, hypertriglyceridaemia: A meta-analysis [J]. BJOG, 2013, 120: 1321-1332.
[64] SAVVIDOU M, NELSON S M, MAKGOBA M, et al. First-trimester prediction of gestational diabetes mellitus: Examining the potential of combining maternal characteristics and laboratory measures [J]. Diabetes, 2010, 59: 3017-3022.
[65] SANCHEZ-VERA I, BONET B, VIANA M, et al. Changes in plasma lipids and increased low-density lipoprotein susceptibility to oxidation in pregnancies complicated by gestational diabetes: Consequences of obesity [J]. Metabolism, 2007, 56: 1527-1533.
[66] SERRANO N C, GUIO-MAHECHA E, QUINTERO-LESMES D C, et al. Lipid profile, plasma apolipoproteins, and pre-eclampsia risk in the genpe case-control study [J]. Atherosclerosis, 2018, 276: 189-194.
[67] EPPEL D, FEICHTINGER M, LINDNER T, et al. Association between maternal triglycerides and disturbed glucose metabolism in pregnancy [J]. Acta Diabetol, 2021, 58: 459-465.
[68] BAUMFELD Y, NOVACK L, WIZNITZER A, et al. Pre-conception dyslipidemia is associated with development of preeclampsia and gestational diabetes mellitus [J]. PLoS One, 2015, 10: e0139164.
[69] BASU A, ALAUPOVIC P, WU M, et al. Plasma lipoproteins and preeclampsia in women with type 1 diabetes: A prospective study [J]. J Clin Endocrinol Metab, 2012, 97: 1752-1762.
[70] GOBL C S, HANDISURYA A, KLEIN K, et al. Changes in serum lipid levels during pregnancy in type 1 and type 2 diabetic subjects [J]. Diabetes Care, 2010, 33: 2071-2073.
[71] SON G H, KWON J Y, KIM Y H, et al. Maternal serum triglycerides as predictive factors for large-for-gestational age newborns in women with gestational diabetes mellitus [J]. Acta Obstet Gynecol Scand, 2010, 89: 700-704.
[72] CATOV J M, BODNAR L M, KIP K E, et al. Early pregnancy lipid concentrations and spontaneous preterm birth [J]. Am J Obstet Gynecol, 2007, 197: 610. e1-7.
[73] EDISON R J, BERG K, REMALEY A, et al. Adverse birth outcome among mothers with low serum cholesterol [J]. Pediatrics, 2007, 120: 723-733.
[74] MUDD L M, HOLZMAN C B, CATOV J M, et al. Maternal lipids at mid-pregnancy and the risk of preterm delivery [J]. Acta Obstet Gynecol Scand, 2012, 91: 726-735.
[75] KHOURY J, AMUNDSEN A L, TONSTAD S, et al. Evidence for impaired physiological decrease in the uteroplacental vascular resistance in pregnant women with familial hypercholesterolemia [J]. Acta Obstet Gynecol Scand, 2009, 88: 222-226.
[76] WANG J, MOORE D, SUBRAMANIAN A, et al. Gestational dyslipidaemia and adverse birthweight outcomes: A systematic review and meta-analysis [J]. Obes Rev, 2018, 19: 1256-1268.
[77] SAMSUDDIN S, ARUMUGAM P A, MD AMIN M S, et al. Maternal lipids are associated with newborn adiposity, independent of GDM status, obesity and insulin resistance: A prospective observational cohort study [J]. BJOG, 2020, 127 (4): 490-499.
[78] CHEN Q, CHEN H, XI F, et al. Association between maternal blood lipids levels during pregnancy and risk of small-for-gestational-age infants [J]. Sci Rep, 2020, 10: 19865.
[79] KHOURY J, HENRIKSEN T, CHRISTOPHERSEN B, et al. Effect of a cholesterol-lowering diet on

maternal, cord, and neonatal lipids, and pregnancy outcome: A randomized clinical trial [J]. Am J Obstet Gynecol, 2005, 193: 1292-1301.

[80] JAMILIAN M, SAMIMI M, MIRHOSSEINI N, et al. A randomized double-blinded, placebo-controlled trial investigating the effect of fish oil supplementation on gene expression related to insulin action, blood lipids, and inflammation in gestational diabetes mellitus-fish oil supplementation and gestational diabetes [J]. Nutrients, 2018, 10 (2): 163.

[81] MEHTA L S, WARNES C A, BRADLEY E, et al. Cardiovascular considerations in caring for pregnant patients: A scientific statement from the american heart association [J]. Circulation, 2020, 141: e884-e903.

急性心力衰竭合并肾功能恶化

一、引言

肾功能不全为急性心力衰竭的常见并发症。对于急性失代偿性心力衰竭患者而言，在其住院期间肾功能恶化（worsening renal function，WRF）的发病率可高达 20%~40%。对于心脏病学医师及肾脏病学医师而言，急性心力衰竭合并肾功能不全及恶化始终是困扰其许久的难题。为了更好地表述心力衰竭合并肾功能衰竭 / 不全这一“狼前虎后”的疴疾，“心肾综合征”（cardiorenal syndrome）这一词汇应际而生。“心肾综合征”是指心脏及肾脏的功能衰竭并存的一类疾病，且是由心脏或肾脏的急性或慢性损坏诱发导致的另一器官急性或慢性功能障碍。根据心、肾两脏器双向功能衰竭的始因，可将“心肾综合征”分为 5 类亚型，而由急性心力衰竭所致的肾功能不全则为 I 型“心肾综合征”，亦被称为“急性心肾综合征”（acute cardiorenal syndrome）。但是目前关于急性心力衰竭中的肾功能恶化的定量标准，抑或是说更为准确的诊断标准及定义尚无统一意见。目前已有相当数量的临床研究将“发生于急性心力衰竭患者住院期间的肌酐水平升高超过 0.3~0.5mg/dl，或是血清肌酐浓度较基线水平升高 25% 及以上，或肾小球滤过率（glomerular filtration rate，GFR）下降 9~15ml/min 及以上”作为肾功能恶化的标准及相关临床研究的入组标准，且该标准被越来越多的后续临床研究所接受并采用。众多临床研究已证实，肾功能不全为急性心力衰竭不良事件（包括心血管死亡、住院事件的延长、因心衰再住院等）的独立预测因素。因此，关注急性心力衰竭中的肾功能恶化，对于优化急性心力衰竭患者的临床诊治及改善其远期预后至关重要。

本文将从急性心力衰竭的肾功能恶化的发病机制、有助于诊断的生物标志物及临床参数、治疗及管理几个方面对此问题综合阐述，希望为临床医师在临床实践过程中提供相关证据支持。

二、发病机制

对于急性心力衰竭中的肾功能恶化的具体病因及发病机制呈多因素化且尚不明确。血流动力学紊乱、神经内分泌因素及交感兴奋、药物治疗等因素或均与之相关。

1. 血流动力学紊乱　关于血流动力学因素所致急性心力衰竭的肾功能恶化大致可分为两种假说，即“肾血流低灌注假说”及“肾血流高灌注假说”。

对于急性心力衰竭患者而言，尤其对于射血分数减低的心力衰竭而言，其心脏收缩功能明显受损，心脏泵功能减退，心搏出量明显减低。其次，由于利尿剂及超滤等减轻充血症状的治疗或导致有效循环血容量的快速减低。综合此两方面因素，肾脏血流灌注在此情况下会明显减低，即“肾脏前负荷”的受损。肾动脉的低灌注导致的肾脏的肾皮质缺血及梗死，以及低灌注所致的急性缺血性肾小管坏死，均被认为是传统的发病机制假说。而这一假说具有极大的局限性，其仅能解释射血分数减低的心力衰竭患者的发病情况，对于急性左心衰但心脏收缩功能未减低（即射血分数保留）的患者，或对于急性右心衰的患者的而言，此假说则不具效力。其次相关研究表明，由于心搏出量减低所致的肾脏低灌注所致的肾功能恶化比例较低，概因对于急性心力衰竭合并肾功能恶化的患者而言，大部分患者临床表现为“湿暖”而非“冷”。综上所述，低心排量所致的“肾前性衰竭”或非急性心力衰竭中的肾功能恶化的主要病因，“肾充血”，即肾血流高灌注所致的充血性损伤或更为合理。

“肾血流高灌注假说”愈来愈被广泛接受，对于急性心力衰竭患者而言，充血是最为常见的症状，在这种情况下肾淤血/充血性损伤所致的肾功能恶化具体机制尚未完全诠释，肾血管压力增高及肾充血可诱发肾间质水肿、肾小管功能障碍、可逆性氮质血症，以上均会导致肾损伤。此前研究已表明，升高的中心静脉压（central venous pressure，CVP）与急性心力衰竭合并肾功能恶化患者的 GFR 的减低存在明显相关性。CVP 对于维持肾前性灌注及跨肾灌注压至关重要。尽管 CVP 与急性心力衰竭中的肾功能恶化发病机制中的具体作用尚不明确，但 CVP 升高与肾充血性损伤在机制上存在一惯性。CVP 升高会导致肾血管充血，进一步导致肾间质压力升高，从而诱发充血性肾衰。这种发病模式类似于肝脏充血损伤所致的肝衰竭，肾间质压力升高会导致肾实质的缺血性损伤及肾皮质的缺氧性损伤。相关研究表明，升高的腹内压（intra-abdominal pressure，IAP）与肾功能恶化的高相关性亦为此假说提供了相关逻辑支持。尽管腹水在急性心肾综合征患者中较为少见，但腹内脏器水肿在充血性心力衰竭中普遍存在，在急性失代偿性心力衰竭患者中腹内压升高的发生率可高达 60%。升高的腹内压与 CVP 升高存在明显相关性，进一步通过前述机制诱发肾功能恶化。

2. 神经内分泌因素及交感神经激活　肾素 - 血管紧张素 - 醛固酮系统（renin-angiotensin-aldosterone system，RAAS）在维持血流动力学稳定及心肾双向生理/病理相互作用方面具有至关重要的作用。对于心排出量减低的患者而言，肾血流灌注的减低会激活 RAAS 系统，同时交感神经在血容量减低的情况下激活。在 RAAS 激活的情况下，肾素及血管紧张素Ⅱ的生成均会增加。在代偿机制下，除肾素及血管紧张素外，众多血管活性物质，如前列腺素 I_2 及一氧化氮的生成亦会增加。缩血管物质（血管紧张素Ⅱ）会导致出球小动脉的收缩，而入球小动脉对其敏感性则较低；后者，即扩血管物质（包括前列腺素 I_2 及一氧化氮），会导致扩张入球小动脉。这些代偿机制暂时保障了肾血流的灌注、肾脏的静水压及 GFR 的稳定，肾功能暂时控制在正常范围内。而随着疾病的进一步进展，血管紧张素Ⅱ的生成与交感的激活相互促进，进一步导致包括肾血管在内的系统性血管收缩，虽然此对维持回心血量及有效心搏出量有利，但肾血流量会进一步减低；此外，在这种情况下，为了保证重要脏器（如心、脑）的供血，对于肾脏的血流供应可谓“雪上加霜”，肾脏的有效滤过率明显减低。此外，在肾脏相对缺血的情况下，肾内的血流也存在着重分配的情况，即皮质的血流量会增加而髓质的血流量会减低，诱发肾小管损伤，进一步加重肾损害。

除了血管的舒缩效应外，RAAS 激活所致的血管紧张素Ⅱ的过量生成会诱发水钠潴留，这也是应对肾灌注减低及维持肾脏有效滤过的生理性代偿机制。此外，在此情况下，血管紧张素Ⅱ对于促进肾上腺过度分泌的醛固酮也起到了极大的促进作用。血管加压素（arginine vasopressin，AVP）在相对血容量减少的情况下分泌亦会增加，发挥类似血管紧张素Ⅱ的缩血管作用，同时促进水钠的重吸收。一方面，其通过作用于肾血管的 V1 受体，从而引起肾血管的收缩及血管阻力的增加；另一方面，其作用于主细胞的 V2 受体，从而导致促进水钠的重吸收。

血管紧张素Ⅱ与肾小管细胞的肥大、凋亡及纤维化密切相关，醛固酮在这一病理机制中也发挥了重要的作用。醛固酮促进许多促纤维化分子的表达，如纤维酶原激活物抑制剂 1、骨调素及半乳糖凝集素 3，这些促纤维化分子促进胶原及细胞外基质的生成；此外，醛固酮还刺激线粒体生成活性氧，从而从炎症途径促进肾小管间质纤维化和内皮功能障碍。

3. 治疗干预因素　众多研究表明，积极利用利尿剂或为急性心力衰竭患者肾功能恶化的潜在机制，尤其是对于那些联合应用血管紧张素转换酶抑制剂（ACEI）的患者而言。过于积极的应用利尿剂及减充血治疗会导致循环血容量的快速减低，进而引起继发性的交感神经兴奋及 RAAS 激活，进而通过上述所述的血流动力学因素及神经内分泌因素对肾功能进行损害。相关研究表明，急性心力衰竭患者入院时血清白蛋白水平低于 3g/dl 为其肾功能恶化及远期死亡率的独立预测因素，尤其是对于持续应用利尿剂的患者而言。对于持续使用利尿剂且合并低白蛋白血症的患者而言，其胶体渗透压明显减低，本身即处于循环血量相对不足的状态，同时其无法将组织间隙及第三间隙的液体重吸收至血管内，再加上利尿剂的减充血作用，导致有效循环血容量的减低更为明显，血容量的不足导致循环血量的重分配及肾灌注的不足，从而导致肾脏进一步的病理性损伤，但目前由于积极运用利尿剂引起肾功能恶化的具体机制尚不明确，上述机制均为研究所提出的假说。ROSE-AHF 研究表明，积极应用利尿剂与肾小管损伤之间无明显相关性，研究发现肾功能恶化的发生与肾小管损伤标志物（如中性粒细胞明胶酶相关脂质运载蛋白及 N- 乙酰 -β-D- 氨基葡萄糖苷）的升高无相关性。低钠血症是急性心力衰竭合并肾功能恶化患者的常见并发症，尤其是对于那些容量负荷过重或积极应用利尿剂的患者。Aronson 等研究表明，低钠血症亦可作为急性失代偿性心力衰竭患者的肾功能恶化，这也从另一方面为利尿剂可诱发肾功能恶化提供了理论证据支持。

钙通道阻断剂（CCB）治疗与急性心力衰竭患者肾脏不良后果的发生率呈正相关。Butler 等证实，急性心力衰竭且合并肾功能恶化的患者 CCB 处方率较未合并肾功能恶化的患者明显要高。这意味着 CCB 的使用与肾功能恶化之间存在显著关联。相关队列研究亦表明，与接受雷米普利治疗的患者相比，接受 CCB 治疗的高血压肾病患者远期风险增加明显，且预后更为不良。CCB 所致肾功能恶化的机制假说众多。首先，由于 CCB 的负性肌力药理作用导致急性心衰患者的心脏收缩能力进一步下降，射血分数减低，从而进一步减低心排出量及肾灌注。其次，CCB 的扩张血管的药理作用也可能参与致病机制，经典的 CCB 仅作用于 L 型 Ca^{2+} 通道，从而扩张入球小动脉且有效拮抗血管紧张素Ⅱ介导的血管收缩作用，而出球小动脉由于 Ca^{2+} 通道亚型分布的异质性，对 CCB 的扩血管作用相对不敏感，肾血流量代偿性增加，肾小球内压升高，进一步引起肾充血性损伤，从而促进肾功能不全的发展及肾功能恶化。

三、生物标志物

1. 肌酐　肌酐是目前应用最为广泛的评估肾功能的生物标志物。肌酐为肌酸代谢的终产物，分子量为 113kDa，肌酸为主要由肾脏及肝脏生成的含氮有机酸，其经血液运输至骨骼肌及心肌组织并在其中代谢产生能量。血肌酐即为肌酸在肌组织中由自发的非酶促脱水过程中产生的终代谢产物。肌酐主要经由肾脏代谢，其在肾内由肾小球过滤且不被肾小管重吸收。自肌酐这一生物标志物问世以来，其被广泛应用至临床实践过程中，并被视为评估肾功能的“金标准”。

但肌酐在临床应用中仍存在着许多的缺陷。首先，不同个体间的肌酐的合成及分泌存在着显著的异质性，肌酐的生成受到肌容量、活动量、肉类摄取量、种族及年龄等诸多因素的影响。同时，炎症性疾病及恶性肿瘤等均会减低肌酐的生成。肌酐的清除率亦易受药物（如西咪替丁及甲氧苄啶）的影响。其次，肌酐与 GFR 的相关性为非线性的，呈指数相关性。在某些情况下，肌酐无法反应 GFR 的轻度变化，会低估肾功能恶化的程度。在某些情况下，如高龄及低肌容量患者，GFR 的显著减低可能仅伴随轻度的肌酐水平升高。第三，肌酐水平的升高相较于肾功能损伤存在着时间的滞后性，且对肾小管损伤不敏感。这些缺陷限制了肌酐的利用。

2. 胱抑素 C　胱抑素 C 为一类分子量为 13kDa 的非糖基化蛋白，为内源性半胱氨酸蛋白酶抑制剂家族的成员。胱抑素 C 在有核细胞内广泛合成，由管家基因 *CST3* 编码。此外，胱抑素 C 的生成率相对恒定，与肌酐类似，其由肾小球自由滤过，但其由肾小管上皮细胞完全重吸收并予以代谢。胱抑素 C 的血清浓度变化趋势与 GFR 的变化趋势相一致，因此其被视为一种可靠且有效的评估肾功能的新的生物标志物。胱抑素 C 对于各种混杂因素所致的偏倚均不敏感，故胱抑素 C 在评估肾功能方面的表现优于血肌酐。Rafouli-Stergiou 等揭示急性失代偿性心力衰竭患者住院期间，胱抑素 C 升高为短期预后的独立预测因素，在合并 NT-proBNP 的基础上可以更为准确的评估预后。一项多中心临床研究表明，胱抑素 C 对于预测急性心力衰竭患者急性肾损伤的具有极高的准确性，且入院 48 小时内胱抑素 C 水平升高大于 0.3mg/L 与院内死亡率及住院时间的延长均明显相关。

3. 中性粒细胞明胶酶相关脂质运载蛋白　作为脂质运载蛋白家族的一员，中性粒细胞明胶酶相关运载蛋白（NGAL）是一中 25kDa 的小分子蛋白质。其在肾小球滤过，并通过巨蛋白依赖性途径立即在近端小管中重吸收。在正常人群中，NGAL 血清水平普遍较低，而当肾小管上皮发生损伤时，其血浆水平显著升高（约为正常情况下的 300 倍）。一方面，急性肾损伤后肾组织中 NGAL 的表达上调，导致血浆中 NGAL 合成增加，水平升高；另一方面，由于肾小管重吸收功能受损，NGAL 尿液中的水平亦显著升高。此前研究已表明，尿 NGAL 可准确评估急性心力衰竭患者的肾功能恶化的发生，但尿液中 NGAL 在肾功能恶化诊断方面，准确性及敏感性均较低。此外，少部分研究（如 AKINESIS 研究）表明，无论是血 NGAL 抑或是尿 NGAL 在评估肾功能恶化方面的表现均不够优秀，对比肌酐无明显优效性。

4. 肝型脂肪酸结合蛋白　脂肪酸结合蛋白（FABP）是一种 14kDa 的小分子蛋白，为脂质结合蛋白超家族中的一员，其在脂肪酸的代谢和转运中发挥着重要的作用。FABP 由 9 类组织特异性亚型组成——肝脏型（FABP1）、肠型（FABP2）、心脏型（FABP3）、脂肪型（FABP4）、表皮型（FABP5）、回肠型（FABP6）、脑型（FABP7）、髓磷脂型（FABP8）及睾丸型（FABP9）。其中，肝脏型脂肪酸结合蛋白（L-FABP）不仅在肝细胞中表达，在肾小管上皮细胞中亦有表达。其参与脂肪酸运输，对脂肪酸 β 氧化及肾小管上皮细胞的供能至关重要。对于急性肾功能损伤的患者，肾血流的减低引起氧化应激损伤，导致活性氧（ROS）生成增加。在 ROS 介导的质膜及细胞质膜的氧化作用下，细胞毒性脂质过氧化产物生成增加且在近曲小管中积累，被 L-FABP 结合并清除。因此，L-FABP 与细胞毒性脂质氧化产物一起排入尿液中，使得尿液中的 L-FABP 成为一类新兴的评估急性近曲小管损伤的生物标志物。Yousaku Okubo 等表明，对于急性心力衰竭患者而言，尿 L-FABP 可预测肾功能恶化，且 L-FABP 水平越高，患者再住院概率越大。

5. 肾损伤分子 1　肾损伤分子 1（KIM-1）是一种分子量为 38.7kDa 的跨膜糖蛋白，属于Ⅰ型跨膜糖蛋白。其主要表达于近端肾小管上皮细胞的顶端膜，在正常情况下其表达维持在较低水平，而当肾小管遭遇不同的损伤，尤其是缺血再灌注损伤时，其表达水平显著上调。近期临床研究表明，KIM-1 为评估肾小管损伤最有前景的生物标志物之一，但其在诊断急性肾损伤方面的灵敏度及准确性尚未得到统一论证。鲜有研究涉及急性心力衰竭患者中的

KIM-1 与肾功能恶化的相关性。Veena 等通过研究 CARRESS-HF 研究中的受试人群发现，KIM-1 与肾功能恶化存在着轻微的相关性，但尚未达到显著统计学差异。而在 ROSE-AHF 研究中也得到了类似的研究结论，表明在急性心力衰竭患者中，血 KIM-1 水平的变化与肾功能恶化无明显相关性，而尿液中的 KIM-1 对于诊断肾功能恶化却具有积极的意义。

6. N- 乙酰 -β-D- 氨基葡萄糖苷　N- 乙酰 -β-D- 氨基葡萄糖苷（NAG）是分布于近端肾小管细胞的一类大分子量（>130kDa）刷状缘溶酶体酶。尿 NAG 被认为是反映肾小管损伤的出色预测指标。Funabashi 等对 NaDEF 注册研究中的急性心力衰竭患者予以研究，表明相较于 NAG 水平较低的患者，尿 NAG 水平较高者其 eGFR 往往更低，此外，入院基线水平的尿 NAG 高水平与远期不良事件相关。与之相悖的是，在 ROSE-AHF 研究中并未得出类似结论。可能系相关研究数目较少，纳入研究人群较为有限，尚需大规模研究予以论证。

7. 白介素 18　作为白介素 1 家族的一员，白介素 18（IL-18）起初被发现时曾被描述为“干扰素 γ 诱导因子”。其分子量为 18kDa，为一类具有生物活性的促炎细胞因子。L-18 参与众多肾脏致病过程，例如细胞凋亡、缺血 / 再灌注损伤、同种异体移植排斥和肾源性恶性肿瘤等。IL-18 由近端小管产生，在急性缺血性损伤中释放增加并排泄到尿液中，相关体内研究对此已予以证实。基于此，IL-18 可作为评估急性肾脏损伤的生物标志物。ARDS Network 研究表明，及时在急性肾损伤最初的 24 小时内，IL-18 也可准确预测肾功能恶化，这较肌酐的预测窗口期明显要早许多。SPRINT 研究亦表明，IL-18 是预测急性肾损伤的极为敏感及准确的独立预测因素。

四、治疗及管理

在急性心衰中关于肾功能恶化的治疗策略及手段往往掣肘于心功能不全，对于此类患者，若监测到其血肌酐水平的升高，往往考虑到进一步减充血治疗会导致肾小管损伤及肾功能的恶化，便会阻碍利尿剂及减充血治疗的应用。那么，对于急性心力衰竭患者合并肌酐水平升高时如何采取下一步治疗措施，则需全面评估患者病情。

心肾功能障碍研究组建议，应对急性心力衰竭合并肾功能恶化的患者进行反复综合性的评估。应从肾功能恶化的发生时间、潜在病因及其与肾脏功能状态和对利尿剂反应的相关性予以评估。对于利尿剂反应良好的患者而言，应充分利尿及减充血治疗，概因出院时若仍存在残存的充血体征是再入院风险的主要预测因素之一。通过尿钠排泄和尿量早期评估利尿剂反应，以便在必要时早期滴定利尿剂剂量，这些均是至关重要的。

此外，对于所有 HFrEF 患者而言，均应考虑 RAAS 抑制剂的继续应用、持续滴定及启用（再启用）。尽管众多临床研究表明，积极充分的减充血治疗与更好的临床预后相关，但正如在前文发病机制中所阐述的，过于积极的应用利尿剂往往会引起神经内分泌的激活，但目前尚不明确在减充血治疗中，对神经内分泌机制影响较小的利尿剂是否与更好的预后相关，需要进一步研究予以验证。PIONEER-HF 研究表明，在急性心力衰竭期间便可安全地启用沙库巴曲缬沙坦，并且早期启用与 NT-proBNP 及因心衰再住院风险的减低均存在着正相关性。

然而，当存在利尿剂抵抗或肾脏功能持续恶化时，则应考虑其他原因。第一，要排除潜在的可纠正的原因，比如尿路梗阻或由腹腔积液引起的腹内压增高。而且对于肾脏的整体评估也应该进行，包括肾脏的大小、蛋白尿的程度、尿沉渣检验等。此外，需积极对肾功能受损 / 恶化的病因予以诊断（如肾小球肾炎），尤其是可能会影响治疗决策的病因（如狼疮肾炎)。第二,需要对患者的血流动力学状态予以评估。对于血流动力学稳定的患者而言,若其出现肾功能恶化且对利尿剂反应较差,则可能存在利尿剂抵抗的情况。CARRESS-HF 研究表明,在急性心衰合并肾功能恶化的患者中,采用阶梯式利尿的治疗方案可起到显著利尿的效果。最近 ESC 发表的关于急性心力衰竭合并肾功能恶化的立场声明也建议,在早期评估利尿剂效果的基础上,采取阶梯式利尿方案。此外,2016 年发表的 ESC 心衰指南中指出,适时应用适量的血管扩张剂,对于血流动力学稳定的患者而言,具有有效的减充血治疗效果。然而 ROSE-HF 研究却表明,在积极的减充血治疗的基础上,应用小剂量的多巴胺或人脑利钠肽并未起到更好的减充血疗效或减低肾功能恶化的发生率。另外,越来越多的临床研究均得出类似的结论。

对于难治性的容量负荷过重以及急性肾损伤的患者而言,超滤治疗可作为肾脏代替疗法的绝佳选择(Ⅱa 级推荐)。对于那些存在利尿剂抵抗且血流动力学不稳定的患者而言,优化血流动力学状态为首要治疗目标,此类患者建议收治重症监护病房,且行有创监测(Ⅰc 级推荐)。仅在少数患者中,正性肌力药物、血管加压药物及临时机械支持建议使用(Ⅱb 级推荐)。

(付 康　季晓平)

参考文献

[1] MCCALLUM W, TIGHIOUART H, TESTANI J M, et al. Acute Kidney Function Declines in the Context of Decongestion in Acute Decompensated Heart Failure [J]. JACC Heart Fail, 2020, 8 (7): 537-547.

[2] MURRAY P T, WETTERSTEN N, VAN VELDHUISEN D J, et al. Utility of Urine Neutrophil Gelatinase-Associated Lipocalin for Worsening Renal Function during Hospitalization for Acute Heart Failure: Primary Findings of the Urine N-gal Acute Kidney Injury N-gal Evaluation of Symptomatic Heart Failure Study (AKINESIS)[J]. J Card Fail, 2019, 25 (8): 654-665.

[3] ZANNAD F, ROSSIGNOL P. Cardiorenal Syndrome Revisited [J]. Circulation, 2018, 138 (9): 929-944.

[4] RONCO C, BELLASI A, DI LULLO L. Cardiorenal Syndrome: An Overview [J]. Adv Chronic Kidney Dis, 2018, 25 (5): 382-390.

[5] RANGASWAMI J, BHALLA V, BLAIR J E A, et al. Cardiorenal Syndrome: Classification, Pathophysiology, Diagnosis, and Treatment Strategies: A Scientific Statement From the American Heart Association [J]. Circulation, 2019, 139 (16): e840-e878.

[6] SHEERIN N J, NEWTON P J, MACDONALD P S, et al. Worsening renal function in heart failure: the need for a consensus definition [J]. Int J Cardiol, 2014, 174 (3): 484-491.

[7] TRIPOSKIADIS F, STARLING R C. The cardiorenal syndrome in heart failure: cardiac ? renal ? syndrome? [J]. Heart Fail Rev, 2012, 17 (3): 355-366.

[8] TANG W H, MULLENS W. Cardiorenal syndrome in decompensated heart failure [J]. Heart, 2010, 96 (4): 255-260.

[9] SHIRAKABE A, HATA N, KOBAYASHI N, et al. Worsening renal function definition is insufficient for evaluating acute renal failure in acute heart failure [J]. ESC Heart Fail, 2018, 5 (3): 322-331.

[10] METRA M, NODARI S, PARRINELLO G, et al. Worsening renal function in patients hospitalised for acute heart failure: clinical implications and prognostic significance [J]. Eur J Heart Fail, 2008, 10 (2): 188-195.

[11] RONCO C, MCCULLOUGH P. Cardio-renal syndromes: report from the consensus conference of the

acute dialysis quality initiative [J]. Eur Heart J, 2010, 31 (6): 703-711.
[12] LOGEART D, TABET J Y, HITTINGER L, et al. Transient worsening of renal function during hospitalization for acute heart failure alters outcome [J]. Int J Cardiol, 2008, 127 (2): 228-232.
[13] VOORS A A, DITTRICH H C, MASSIE B M, et al. Effects of the adenosine A1 receptor antagonist rolofylline on renal function in patients with acute heart failure and renal dysfunction: results from PROTECT (Placebo-Controlled Randomized Study of the Selective Adenosine A1 Receptor Antagonist Rolofylline for Patients Hospitalized with Acute Decompensated Heart Failure and Volume Overload to Assess Treatment Effect on Congestion and Renal Function)[J]. J Am Coll Cardiol, 2011, 57 (19): 1899-1907.
[14] BONGARTZ L G, CRAMER M J. The severe cardiorenal syndrome: 'Guyton revisited'[J]. Eur Heart J, 2005, 26 (1): 11-17.
[15] TESTANI J M, COCA S G, MCCAULEY B D, et al. Impact of changes in blood pressure during the treatment of acute decompensated heart failure on renal and clinical outcomes [J]. Eur J Heart Fail, 2011, 13 (8): 877-884.
[16] YANCY C W, LOPATIN M. Clinical presentation, management, and in-hospital outcomes of patients admitted with acute decompensated heart failure with preserved systolic function: a report from the Acute Decompensated Heart Failure National Registry (ADHERE) Database [J]. J Am Coll Cardiol, 2006, 47 (1): 76-84.
[17] SHAMSEDDIN M K, PARFREY P S. Mechanisms of the cardiorenal syndromes [J]. Nat Rev Nephrol, 2009, 5 (11): 641-649.
[18] WENCKER D. Acute cardio-renal syndrome: progression from congestive heart failure to congestive kidney failure [J]. Curr Heart Fail Rep, 2007, 4 (3): 134-138.
[19] UTHOFF H, BREIDTHARDT T, KLIMA T, et al. Central venous pressure and impaired renal function in patients with acute heart failure [J]. Eur J Heart Fail, 2011, 13 (4): 432-439.
[20] TEXTOR S C. Renal Arterial Disease and Hypertension [J]. Med Clin North Am, 2017, 101 (1): 65-79.
[21] MULLENS W, ABRAHAMS Z, SKOURI H N, et al. Elevated intra-abdominal pressure in acute decompensated heart failure: a potential contributor to worsening renal function？ [J]. J Am Coll Cardiol, 2008, 51 (3): 300-306.
[22] CRUZ D N. Cardiorenal syndrome in critical care: the acute cardiorenal and renocardiac syndromes [J]. Adv Chronic Kidney Dis, 2013, 20 (1): 56-66.
[23] YACOUB R, PATEL N, LOHR J W, et al. Acute kidney injury and death associated with renin angiotensin system blockade in cardiothoracic surgery: a meta-analysis of observational studies [J]. Am J Kidney Dis, 2013, 62 (6): 1077-1086.
[24] RONCO C, RONCO F. Cardio-renal syndromes: a systematic approach for consensus definition and classification [J]. Heart Fail Rev, 2012, 17 (2): 151-160.
[25] RUGGENENTI P, REMUZZI G. Worsening kidney function in decompensated heart failure: treat the heart, don't mind the kidney [J]. Eur Heart J, 2011, 32 (20): 2476-2478.
[26] JOHN S. Lessons learned from kidney dysfunction: Preventing organ failure [J]. Med Klin Intensivmed Notfmed, 2020, 115 (Suppl 1): 21-27.
[27] RONCO C, CICOIRA M, MCCULLOUGH P A. Cardiorenal syndrome type 1: pathophysiological crosstalk leading to combined heart and kidney dysfunction in the setting of acutely decompensated heart failure [J]. J Am Coll Cardiol, 2012, 60 (12): 1031-1042.
[28] SARRAF M, MASOUMI A, SCHRIER R W. Cardiorenal syndrome in acute decompensated heart failure [J]. Clin J Am Soc Nephrol, 2009, 4 (12): 2013-2026.
[29] PAN X, SHAO Y, WU F, et al. FGF21 Prevents Angiotensin II-Induced Hypertension and Vascular Dysfunction by Activation of ACE2/Angiotensin-(1-7) Axis in Mice [J]. Cell Metab, 2018, 27 (6): 1323-1337. e5.

[30] BROWN N J. Contribution of aldosterone to cardiovascular and renal inflammation and fibrosis [J]. Nat Rev Nephrol, 2013, 9 (8): 459-469.
[31] LIU P P. Cardiorenal syndrome in heart failure: a cardiologist's perspective [J]. Can J Cardiol, 2008, 24 Suppl B: 25B-29B.
[32] TESTANI J M, CHEN J, MCCAULEY B D, et al. Potential effects of aggressive decongestion during the treatment of decompensated heart failure on renal function and survival [J]. Circulation, 2010, 122 (3): 265-272.
[33] AHMAD T, JACKSON K, RAO V S, et al. Worsening Renal Function in Patients With Acute Heart Failure Undergoing Aggressive Diuresis Is Not Associated With Tubular Injury [J]. Circulation, 2018, 137 (19): 2016-2028.
[34] ARONSON D, DARAWSHA W, PROMYSLOVSKY M, et al. Hyponatraemia predicts the acute (type 1) cardio-renal syndrome [J]. Eur J Heart Fail, 2014, 16 (1): 49-55.
[35] BUTLER J, FORMAN D E, ABRAHAM W T, et al. Relationship between heart failure treatment and development of worsening renal function among hospitalized patients [J]. Am Heart J, 2004, 147 (2): 331-338.
[36] WRIGHT J T, BAKRIS G, GREENE T, et al. Effect of blood pressure lowering and antihypertensive drug class on progression of hypertensive kidney disease: results from the AASK trial [J]. JAMA, 2002, 288 (19): 2421-2431.
[37] HANSEN P B, POULSEN C B, WALTER S, et al. Functional importance of L-and P/Q-type voltage-gated calcium channels in human renal vasculature [J]. Hypertension, 2011, 58 (3): 464-470.
[38] HAYASHI K, WAKINO S, SUGANO N, et al. Ca^{2+} channel subtypes and pharmacology in the kidney [J]. Circ Res, 2007, 100 (3): 342-353.
[39] KASHANI K, ROSNER M H, OSTERMANN M. Creatinine: From physiology to clinical application [J]. Eur J Intern Med, 2020, 72: 9-14.
[40] WYSS M, KADDURAH-DAOUK R. Creatine and creatinine metabolism [J]. Physiol Rev, 2000, 80 (3): 1107-1213.
[41] FERGUSON M A, WAIKAR S S. Established and emerging markers of kidney function [J]. Clin Chem, 2012, 58 (4): 680-689.
[42] STEVENS L A, CORESH J, GREENE T, et al. Assessing kidney function-measured and estimated glomerular filtration rate [J]. N Engl J Med, 2006, 354 (23): 2473-2483.
[43] RAFOULI-STERGIOU P, PARISSIS J. Prognostic value of in-hospital change in cystatin C in patients with acutely decompensated heart failure and renal dysfunction [J]. Int J Cardiol, 2015, 182: 74-76.
[44] METRA M, VOORS A A. The puzzle of kidney dysfunction in heart failure: an introduction [J]. Heart Fail Rev, 2012, 17 (2): 129-131.
[45] ZHANG Z, LU B. Cystatin C in prediction of acute kidney injury: a systemic review and meta-analysis [J]. Am J Kidney Dis, 2011, 58 (3): 356-365.
[46] PORRINI E, RUGGENENTI P, LUIS-LIMA S, et al. Estimated GFR: time for a critical appraisal [J]. Nat Rev Nephrol, 2019, 15 (3): 177-190.
[47] FERGUSON T W, KOMENDA P, TANGRI N. Cystatin C as a biomarker for estimating glomerular filtration rate [J]. Curr Opin Nephrol Hypertens, 2015, 24 (3): 295-300.
[48] SHLIPAK M G, MATTES M D, PERALTA C A. Update on cystatin C: incorporation into clinical practice [J]. Am J Kidney Dis, 2013, 62 (3): 595-603.
[49] LASSUS J P, NIEMINEN M S, PEUHKURINEN K, et al. Markers of renal function and acute kidney injury in acute heart failure: definitions and impact on outcomes of the cardiorenal syndrome [J]. Eur Heart J, 2010, 31 (22): 2791-2798.
[50] GEORGE J A, GOUNDEN V. Novel glomerular filtration markers [J]. Adv Clin Chem, 2019, 88: 91-119.

[51] BUONAFINE M, MARTINEZ-MARTINEZ E, JAISSER F. More than a simple biomarker: the role of NGAL in cardiovascular and renal diseases [J]. Clin Sci (Lond), 2018, 132 (9): 909-923.

[52] SINGER E, MARKÓ L, PARAGAS N, et al. Neutrophil gelatinase-associated lipocalin: pathophysiology and clinical applications [J]. Acta Physiol (Oxf), 2013, 207 (4): 663-672.

[53] CHEN C, YANG X, LEI Y, et al. Urinary Biomarkers at the Time of AKI Diagnosis as Predictors of Progression of AKI among Patients with Acute Cardiorenal Syndrome [J]. Clin J Am Soc Nephrol, 2016, 11 (9): 1536-1544.

[54] YAMAMOTO T, NOIRI E. Renal L-type fatty acid--binding protein in acute ischemic injury [J]. J Am Soc Nephrol, 2007, 18 (11): 2894-2902.

[55] HOLZSCHEITER L, BECK C. NGAL, L-FABP, and KIM-1 in comparison to established markers of renal dysfunction [J]. Clin Chem Lab Med, 2014, 52 (4): 537-546.

[56] OKUBO Y, SAIRAKU A. Increased Urinary Liver-Type Fatty Acid-Binding Protein Level Predicts Worsening Renal Function in Patients With Acute Heart Failure [J]. J Card Fail, 2018, 24 (8): 520-524.

[57] GENG J, QIU Y, QIN Z, et al. The value of kidney injury molecule 1 in predicting acute kidney injury in adult patients: a systematic review and Bayesian meta-analysis [J]. J Transl Med, 2021, 19 (1): 105.

[58] LIM A I, TANG S C, LAI K N, et al. Kidney injury molecule-1: more than just an injury marker of tubular epithelial cells？ [J]. J Cell Physiol, 2013, 228 (5): 917-924.

[59] COCA S G, YALAVARTHY R, CONCATO J, et al. Biomarkers for the diagnosis and risk stratification of acute kidney injury: a systematic review [J]. Kidney Int, 2008, 73 (9): 1008-1016.

[60] BONVENTRE J V, YANG L. Kidney injury molecule-1 [J]. Curr Opin Crit Care, 2010, 16 (6): 556-561.

[61] RAO V S, AHMAD T, BRISCO-BACIK M A, et al. Renal Effects of Intensive Volume Removal in Heart Failure Patients With Preexisting Worsening Renal Function [J]. Circ Heart Fail, 2019, 12 (6): e005552.

[62] SOKOLSKI M, ZYMLIŃSKI R, BIEGUS J, et al. Urinary levels of novel kidney biomarkers and risk of true worsening renal function and mortality in patients with acute heart failure [J]. Eur J Heart Fail, 2017, 19 (6): 760-767.

[63] COMNICK M, ISHANI A. Renal biomarkers of kidney injury in cardiorenal syndrome [J]. Curr Heart Fail Rep, 2011, 8 (2): 99-105.

[64] MÅRTENSSON J, MARTLING C R, BELL M. Novel biomarkers of acute kidney injury and failure: clinical applicability [J]. Br J Anaesth, 2012, 109 (6): 843-850.

[65] FUNABASHI S, OMOTE K, NAGAI T, et al. Elevated admission urinary-acetyl-β-D-glucosamidase level is associated with worse long-term clinical outcomes in patients with acute heart failure [J]. Eur Heart J Acute Cardiovasc Care, 2020, 9 (5): 429-436.

[66] KAPLANSKI G. Interleukin-18: Biological properties and role in disease pathogenesis [J]. Immunol Rev, 2018, 281 (1): 138-153.

[67] LIU Y, GUO W, ZHANG J, et al. Urinary interleukin 18 for detection of acute kidney injury: a meta-analysis [J]. Am J Kidney Dis, 2013, 62 (6): 1058-1067.

[68] MELNIKOV V Y, ECDER T, FANTUZZI G, et al. Impaired IL-18 processing protects caspase-1-deficient mice from ischemic acute renal failure [J]. J Clin Invest, 2001, 107 (9): 1145-1152.

[69] PARIKH C R, ABRAHAM E, ANCUKIEWICZ M, et al. Urine IL-18 is an early diagnostic marker for acute kidney injury and predicts mortality in the intensive care unit [J]. J Am Soc Nephrol, 2005, 16 (10): 3046-3052.

[70] VELAZQUEZ E J, MORROW D A, DEVORE A D, et al. Angiotensin-neprilysin inhibition in acute decompensated heart failure [J]. N Engl J Med, 2019, 380: 539.

[71] PONIKOWSKI P, VOORS A A, ANKER S D, et al. 2016 ESC guidelines for the diagnosis and treatment of acute and chronic heart failure: The Task Force for the diagnosis and treatment of acute and chronic

heart failure of the European Society of Cardiology (ESC). Developed with the special contribution of the Heart Failure Association (HFA) of the ESC [J]. Eur J Heart Fail, 2016, 18: 891-975.

[72] MULLENS W, DAMMAN K, TESTANI J M, et al. Evaluation of kidney function throughout the heart failure trajectory-a position statement from the Heart Failure Association of the European Society of Cardiology [J]. Eur J Heart Fail, 2020, 22 (4): 584-603.

妊娠合并主动脉夹层的处理原则

一、概述

妊娠期发生心血管事件的风险大大增加。妊娠期妇女发生主动脉夹层（aortic dissection，AD）的风险是非妊娠妇女的 10 倍。作为一类较为罕见的心血管危重症，妊娠合并 AD 的发病率为 14.5/100 万，其绝对患病风险为 5.5/100 万，但成为导致孕产妇及胎儿死亡的重要原因之一。孕产妇死亡率可高达 30%，胎儿死亡率高达 50%。由于此类疾病较为罕见，目前多数文章以小型队列研究和个案报道为主，而国际上也尚未形成统一的诊疗规范。与此同时，由于疾病的特殊性，救治母亲生命的过程中需同时考虑胎儿的存活。所以，如何改善此类疾病的母胎预后仍是国际上的难题。本章节将结合首都医科大学附属北京安贞医院多学科主动脉团队（multidisciplinary aortic team，MDAT）20 多年的诊疗经验，详细阐述妊娠合并 AD 的管理策略及处理原则。

二、妊娠合并 AD 的危险因素与发病机制

（一）妊娠期的生理变化

妊娠期会出现一系列复杂而动态的生理变化，这些适应性改变可以满足胎儿生长、发育的需要（图 1）。在妊娠早期，孕妇体内的红细胞数量增加 20%。雌激素激活肾素 - 血管紧张素 - 醛固酮系统，使其血浆容量增加 40%，并促进水钠潴留。而这种不等比的容量增加可导致血细胞比容和黏度稀释性降低，最终出现妊娠期生理性贫血。这也使得孕妇血液系统处于促凝血状态，伴随着凝血因子的增加以及纤溶系统的变化。为适应容量的改变，妊娠期妇女的全身血管阻力降低，以产生血管扩张和重塑的作用。妊娠中期的全身血管阻力比值将下降至孕前的 30%~50%，而且主动脉的直径和顺应性也显著增加。同时，从第 6~8 孕周（gestational weeks，GWs）开始，前列环素和一氧化氮也有助于血压下降。另外，整个妊娠期的心输出量及每搏输出量都在逐渐增加，并在妊娠晚期达到最大值。在妊娠前半程，心输出量的增加是通过每搏输出量的增加实现，此后则是通过心率的逐渐增加实现。在此过程中，心房直径增大（14%），心室壁质量（24~34%）和厚度（10%）增加，以提升心脏的前负荷及心肌收缩力。最终，上述所有变化将在分娩后长达 6 个月的时间里才能回到基线水平。

（二）妊娠期合并 AD 的危险因素

除上述妊娠期生理变化以外，妊娠期激素水平的变化也可能会影响主动脉壁结构的完整性。在孕妇的主动脉血管壁中，可以观察到弹性纤维褶皱消失、网状纤维断裂和黏多糖水平降低。雌激素抑制弹性蛋白和胶原沉积，黄体酮加速主动脉壁中非胶原蛋白的沉积。这些激素诱导的主动脉壁结构重塑变化在妊娠早期就已存在。另外，马方综合征（Marfan syndrome，MFS）的小鼠模型实验也证实了催产素与产褥期发生 AD 的相关性。因此，妊娠期间的血流动力学和激素变化均增加了 AD 的易感性。与之相对应的是，妊娠合并 AD 最常发生在妊娠晚期（50%）以及产褥早期（33%）。急性主动脉夹层国际登记中心（International Registry of Acute Aortic Dissection，IRAD）一项 20 年的回顾性分析结果显示，

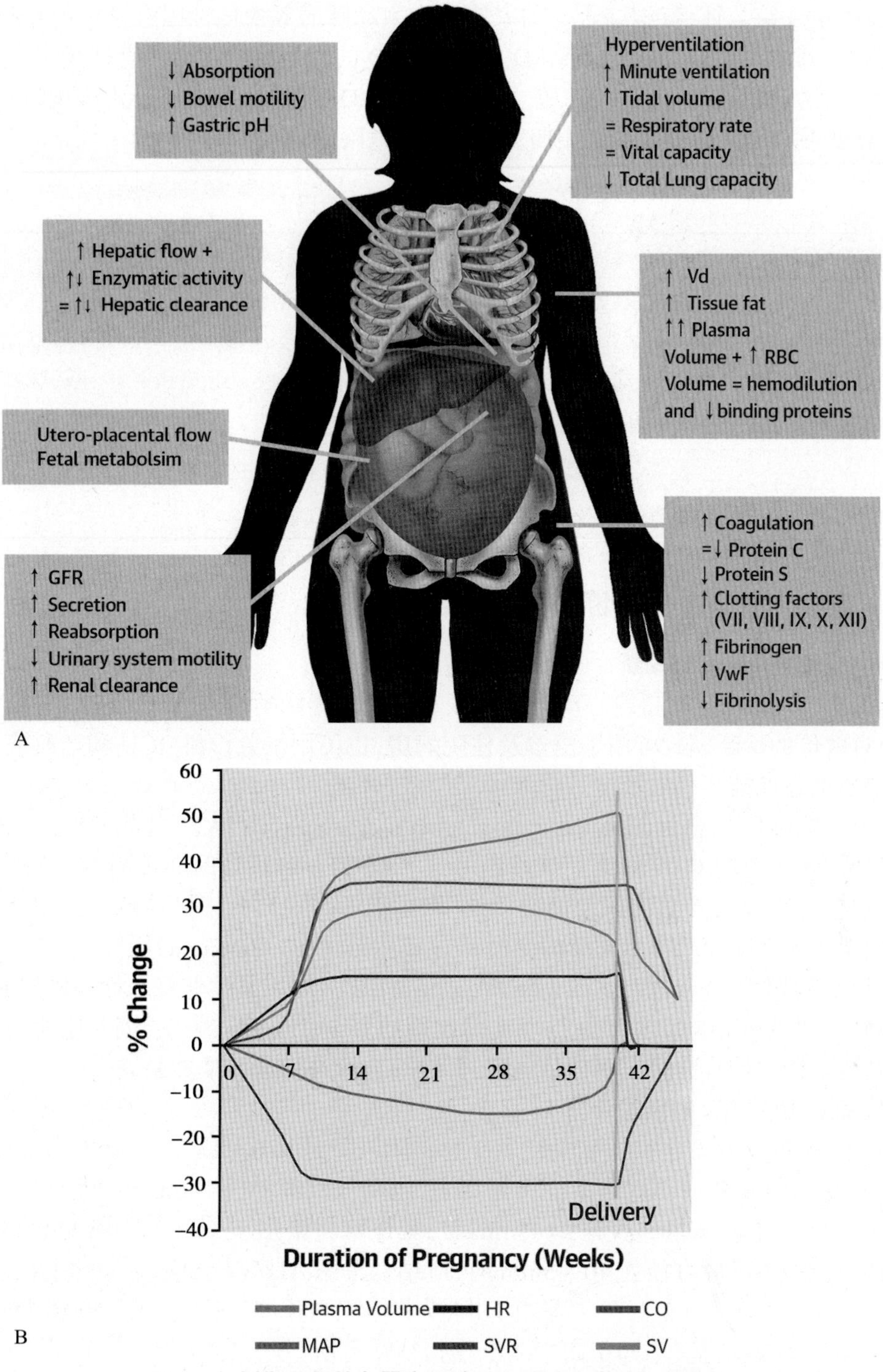

图 1　妊娠期孕妇的各器官系统及血流动力学的生理变化

A. 妊娠期各器官系统的生理变化；B. 妊娠期血流动力学的生理变化。CO，心输出量；GFR，肾小球滤过率；HR，心率；MAP，平均动脉压；RBC，红细胞；SV，每搏输出量；SVR，全身血管阻力；Vd，容量分布；VwF，血友病因子。

69% 的妊娠期 AD 患者存在潜在的遗传性胸主动脉疾病（MFS、Loeys-Dietz 综合征或非综合征性遗传性胸主动脉疾病）、主动脉瓣二叶畸形合并动脉瘤或主动脉疾病家族史。血管型 Ehlers-Danlos 综合征、特纳综合征和家族性胸主动脉瘤等遗传性因素都可能导致妊娠期 AD 的发生。其中,MFS 约占妊娠期 AD 的 50%,AD 的发生风险将会一直持续到产后 1 年。除此之外,高龄、高血压、子痫前期、有主动脉瘤或 AD 家族史、患有先天性心脏病、大动脉炎、既往心脏手术和创伤史都是妊娠期发生 AD 的危险因素(表 1)。

表 1 妊娠期合并 AD 的危险因素

病理类型	具体疾病
主动脉壁压力的增加	高血压、先兆子痫、嗜铬细胞瘤、可卡因、创伤、扭转和减速损伤、主动脉缩窄
遗传因素	Marfan 综合征、血管型 Ehlers-Danlos 综合征、特纳综合征和 Loeys-Dietz 综合征、主动脉瓣二叶畸形、非综合征家族性胸主动脉瘤和夹层、主动脉瓣环扩张
炎性血管疾病	大动脉炎、巨细胞动脉炎、白塞病动脉炎
其他	妊娠、多囊肾、慢性皮质类固醇和免疫抑制剂的使用
感染	梅毒、肺结核、肺炎、心包炎、骨髓炎、败血症

三、妊娠合并 AD 的诊断与风险评估

(一) 妊娠合并 AD 的诊断

1. 超声心动图 经胸超声心动图是妊娠期首选的影像学检查方法。这种可重复、使用广泛、相对廉价的诊断模式可用于门诊及住院病房,也可用于急诊科、ICU 和产科病房,但是对 B 型 AD 的诊断能力相对较低。

2. 计算机断层扫描(computed tomography angiography,CTA) 妊娠期应尽量避免辐射,所以通常不推荐将 CTA 作为一线诊断方式。但 CTA 可最短时间诊断 AD,并明确累及部位、破口位置以及分支血管累及情况,对手术方案的制定具有指导性意义。因此,当其他诊断方式无法鉴别肺栓塞或主动脉病变时,可以使用 0.01~0.66mGy 的低辐射 CTA。

3. 磁共振成像(magnetic resonance imaging,MRI) 如果其他非侵入性诊断措施不足以明确诊断,建议进行 MRI。关于妊娠期钆对比剂的安全性仍存在争议,因此应避免使用,尤其是在妊娠早期。但有数据表明,服用此类药物后继续进行母乳喂养是安全的。

(二) 妊娠合并 AD 的风险评估

患有 MFS 的女性发生妊娠相关性 AD 的总体风险是 0~6.4%。主动脉大小是风险的主要决定因素,2018 年欧洲心脏病协会指南指出,主动脉根部直径<40mm 的女性发生 AD 的风险为 1%,但当主动脉根部直径 ≥ 45mm 时,其风险将增加至 10%。所以此类 MFS 患者应避免怀孕。当主动脉直径为 40~45mm 时,应结合考虑 AD 家族史和主动脉生长速度等因素。而对于无症状的 MFS 患者,应将主动脉横截面积与长度的比值超过 10 作为外科手术预防性干预的有效指标。不同指南中的干预指征略有所不同,2010 年美国心脏病协会指南则将 MFS 患者的干预指征严格控制在主动脉直径 ≥ 40mm。

约 50% 的主动脉瓣二叶畸形患者会发生主动脉扩张,即使瓣膜功能正常,也有主动脉扩张的风险。所以,当主动脉直径 ≥ 50mm 时,应避免怀孕。

特纳综合征与先天性心脏病、主动脉扩张、高血压、糖尿病和动脉粥样硬化事件的风险增加有关。虽然特纳综合征很少发生 AD,但其在年轻人群中的发病率是普通人群的 6 倍。因此,当主动脉大小指数 ≥ 25mm/m^2 时,应避免怀孕。对所有特纳综合征患者都应该接受

强制性的血压和血糖管理，尤其是在怀孕期间。

主动脉直径 ≥ 45mm，或主动脉直径 ≥ 40mm 且存在有 AD 或猝死家族史的 Loeys-Dietz 综合征患者应该接受预防性的主动脉根部置换术，但是这可能是晚期 B 型 AD 的危险因素。

血管型 Ehlers-Danlos 综合征是一种罕见且严重的结缔组织疾病，据报道其妊娠期发生血管破裂的概率高达 50%，其导致的死亡率为 5%~50%。所以此类患者不建议怀孕。而处于非活动期的大动脉炎患者在怀孕期间引起心血管事件的风险低，不需要干预（表 2）。但应该明确的是，预防性的外科干预并不能完全排除妊娠期远端主动脉再次出现 AD 的风险。

表 2　妊娠合并 AD 的预防性干预指征

疾病类别	干预指征
Marfan 综合征	≥ 40mm（ESC），≥ 45mm（AHA）
血管型 Ehlers-Danlos 综合征	不建议怀孕
Loeys-Dietz 综合征	≥ 45mm 或 ≥ 40mm 有夹层或猝死家族史
FTAAD	≥ 45mm
特纳综合征	≥ 27mm/m^2，≥ 25mm/m^2（合并 BAV）
BAV	≥ 50mm
主动脉扩张速度	>5mm/ 年

注：FTAAD，家族性胸动脉瘤和夹层；BAV，主动脉瓣二叶畸形；ESC，欧洲心脏病学协会；AHA，美国心脏病学协会。

（三）孕前咨询

根据父母疾病类型的不同，遗传性主动脉疾病的遗传概率在 3%~50%。因此，孕前咨询和健康教育是不可或缺的，其主要目的是识别无症状或尚未出现疾病征象的高危亲属，以指导其有效监测与预防。但在 IRAD 关于妊娠合并 AD 的报道中发现，47% 的患者直到确诊 AD 之后才被怀疑患有潜在的主动脉病变。美国建立的基因引发胸主动脉瘤和心血管疾病国家登记处的数据显示，只有 42% 的 MFS 妇女在初次怀孕前知晓病情。而在 8 例妊娠相关 AD 的妇女中，仅 5 例患者在发生 AD 前诊断出 MFS。法国的相关知晓率更低，仅为 29%。另外，大多数 MFS 女性被诊断患有 B 型 AD 时，其降主动脉并无明显扩张。因此，主动脉的影像学监测可能无法准确估计妊娠相关 B 型 AD 的发生风险。IRAD 主张对患有主动脉疾病的妇女及其卫生保健专业人员进行 AD 风险和典型症状的健康教育，以期能够及时就医。如果怀孕前明确存在遗传性主动脉疾病或其他危险因素，如主动脉瓣发育不良、主动脉缩窄、主动脉粥样硬化、结缔组织性疾病、创伤性主动脉疾病及主动脉炎，必须在专业的且具有多学科诊治能力的大型临床诊疗中心接受孕前咨询和风险评估。在个体化诊疗后积极接受基因诊断，并根据结果考虑是否需要终止妊娠。

四、妊娠合并 AD 的围手术期管理策略

（一）MDAT 管理妊娠合并 AD 的处理原则

妊娠合并 AD 病情复杂、凶险，危及母体及胎儿，需要多学科协作诊疗。笔者所在团队自 1998 年开展国内第一例妊娠合并 A 型 AD 的救治工作，经过二十余年的经验的累积，逐

步形成了成熟的多学科救治机制。探索之初，由于缺乏国内外均缺乏相关经验及多学科协作的基础，提出“保母 + 弃胎 + 切除子宫”的治疗策略，以挽救母体的生命为主，实现“一根血管挽救一条命”；2010 年，随着诊疗技术的成熟和 MDAT 的建立，对于妊娠晚期的 A 型 AD 患者，团队尝试“分娩优先 + 保母 + 保胎 + 切子宫”的手术治疗策略，成功救治孕产妇及成熟胎儿，实现“一根血管挽救两条命”；2012 年，团队使用子宫水囊压迫止血法保留了 A 型 AD 患者子宫，成功实现了“保母 + 保胎 + 保子宫”的技术进步；2016 年，团队再次在妊娠中期合并 A 型 AD 的救治上取得重大突破，即实现深低温停循环术后胎儿存活并保留宫内继续妊娠、足月分娩，实现“保未成熟胎儿”。至此，笔者所在团队建立了成熟的 MDAT 协作机制，实现了母胎的高效救治（图 2）。

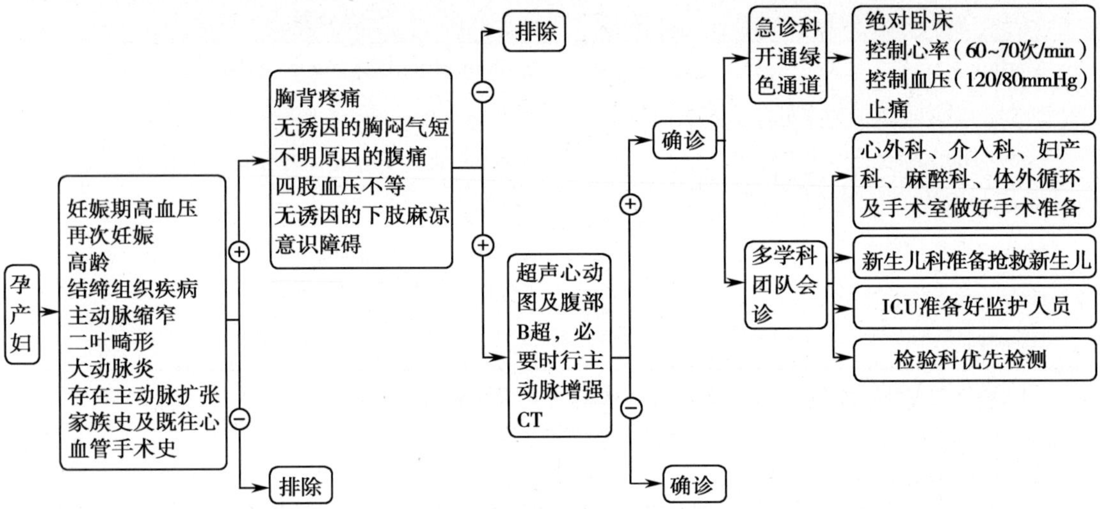

图 2　妊娠合并 AD 诊疗流程及 MDAT 管理机制

对于妊娠合并 AD 的救治，由于缺乏数据充分的数据支持，国际上尚无统一的诊疗规范，尤其是对不同妊娠期患者的手术干预时机仍存在争议。对于妊娠早期的胎儿，手术极有可能导致发育异常，尤其是神经系统的永久性损伤。妊娠晚期进行手术也会增加母亲和胎儿循环衰竭的风险。所以，较为安全的干预时期应为妊娠中期。此时胎儿的各器官发育已基本完成，娩出后的新生儿的存活概率大。与此同时，母体的循环负荷也未达到峰值。所以，首都医科大学附属北京安贞医院 MDAT 提出了基于 AD 类型及 GWs 的临床诊疗策略：对于 A 型 AD，如果发生在 28GWs 前，优先行急诊主动脉修复，并积极监测胎儿情况以决定是否继续妊娠；如果发生在 28GWs 后，急诊剖宫产同期行主动脉修复是更合理的选择。而对于 B 型 AD，药物保守治疗应为首选治疗策略。如出现脏器灌注不良或主动脉破裂等征象时，则应该积极的行腔内修复术（thoracic endovascular aortic repair，TEVAR）或外科手术治疗。虽然欧洲心脏病协会不推荐使用 TEVAR 治疗患有结缔组织疾病的妊娠合并 AD 患者。但是笔者认为，对于一些特殊情况下，实施 TEVAR 治疗可以患者挽救生命，且可显著降低患者的短期死亡率。但结缔组织疾病患者再次接受远期的胸腹主动脉置换术可能无法避免。因此，临床决策者应该在严格掌握手术指征后，才应考虑实施 TEVAR 治疗，但这些患者术后仍需要接受严密的长期随访（图 3）。

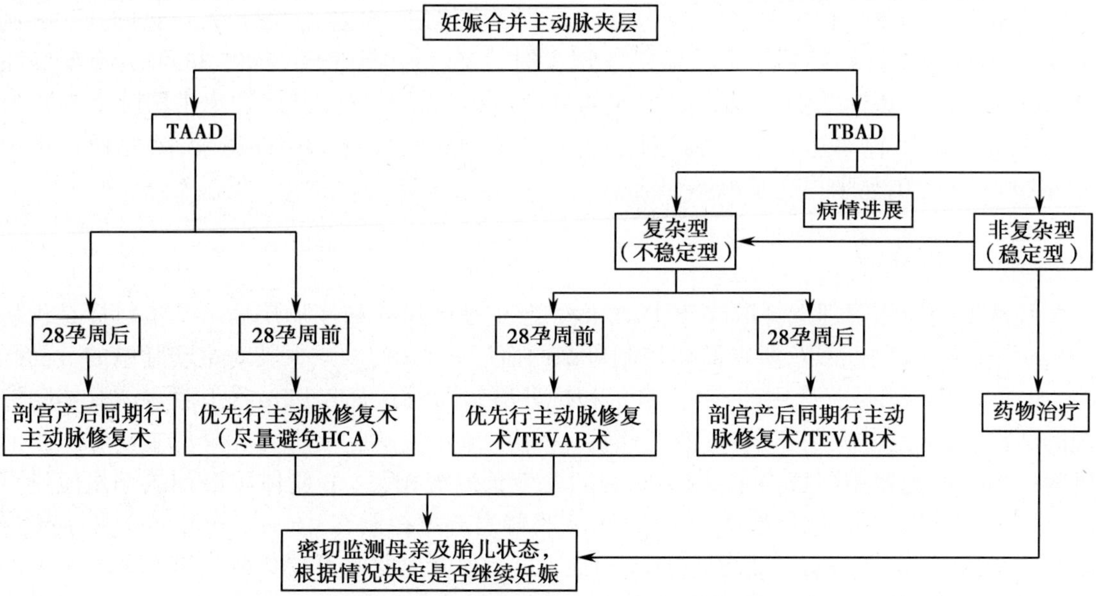

图 3　妊娠合并 AD 处理原则的流程图

（二）术中体外循环（cardiopulmonary bypass，CPB）的管理策略

妊娠合并 AD 与单纯 AD 手术治疗的区别及诊疗难点在于挽救 AD 患者生命的同时需要考虑腹中胎儿的存活。由于 CPB 可导致胎盘流量和压力降低，低温又加重这种病理过程，最终导致胎盘低灌注和气体交换受损。另外，深低温停循环可能导致新生儿脑萎缩和胎儿死亡。根据本团队 34 例接受 CPB 手术治疗 A 型 AD 患者的研究发现，整个队列胎儿的死亡率相对较高。其中，手术优先组的占比较大。同时，此队列有 27.3% 的胎儿在经受低温停循环手术后死亡，而 2014 年贝勒医学院报道的死亡率更是高达 40%。所以，CPB 及其影响是导致胎儿死亡的主要原因。结合本中心的治疗经验，笔者认为较为合理的 CPB 策略为：①组氨酸 - 色氨酸 - 酮戊二酸液用于心脏停搏液（单次顺行输注 2 000ml，左冠状动脉口注入 1 200ml，右冠状动脉口注入 800ml）；②如果右心房开放，则通过吸引冠状静脉窦来去除停搏液，否则通过超滤去除停搏液；③使用更高的温度（常温或亚低温），并尽可能避免停循环；④尽可能的缩短 CPB 时间；⑤维持高流量［$>2.4L/(m^2\cdot min)$］和平均动脉压（>70mmHg）（1mmHg=0.133kPa）；⑥积极监测胎心和胎动。

（三）妊娠期的随访与监测

根据 2010 年美国心脏病协会指南，妊娠期患者应该每 1~2 个月接受经胸超声心动图观察升主动脉直径变化。而 2018 年欧洲心脏病协会指南则建议，对妊娠期患者每 4~12 周及产后 6 个月行经胸超声心动图监测主动脉直径变化。如果主动脉弓、胸主动脉或者腹主动脉受累，则建议采用无钆对比剂的 MRI 监测主动脉直径变化；对于有 AD 风险或主动脉已经严重扩张的女性，每隔 12 周监测一次主动脉直径变化；同时还建议对从未进行孕前影像学检查的主动脉病变妇女进行不含钆的磁共振扫描，随后定期进行超声心动图监测。

（四）我国妊娠合并 AD 的治疗结果

基于 MDAT 的建立及团队 20 余年临床救治经验所提出的诊疗策略，截至 2021 年 1 月，笔者所在首都医科大学附属北京安贞医院共救治 48 例妊娠合并 AD 患者，已成为目前为止国际上已知的最大队列临床数据结果，同时此队列也详细阐述了我国妊娠合并 AD

的临床特征。其中,平均发病年龄为(30.9 ± 4.6)岁,MFS 患者占 52.1%。A 型夹层 35 例(72.9%),B 型夹层 13 例(27.1%)。早期妊娠 3 例(6.3%),中期妊娠 17 例(35.4%),晚期妊娠 21 例(43.8%),产褥期 7 例(14.6%)。已经将妊娠合并 AD 的孕产妇死亡率由国际上的 30% 降至 13%,5 年生存率达到近 70%;对于胎儿成熟妊娠晚期 A 型 AD 患者,胎儿死亡率由 30%~50% 降至 0,显著提高了母胎存活率。

五、药物管理

妊娠期的药物管理选择取决于主动脉病变、主动脉尺寸和伴随疾病。基本目标是预防 AD 的发生和主动脉破裂,所以需要控制母亲的血压和心率,以减少其对主动脉壁的负面影响。β 受体阻滞剂是首选用药,美托洛尔和拉贝洛尔同时具有 β 和 α 肾上腺素能受体阻滞剂的活性,通常是妊娠期安全、有效的药物,应用于减轻主动脉壁压力和降低主动脉扩张的风险。但应避免使用阿替洛尔,因为它与胎儿生长迟缓相关。β 受体阻滞剂的剂量应进行调整以取得最佳效果,如果患者耐受良好,应将静息心率控制在<60 次 /min,同时将血压控制在收缩压 < 140mmHg,舒张压 < 90mmHg。虽然血管紧张素Ⅱ受体阻滞剂对非妊娠期的 MFS 患者有益,但其存在致畸作用而应禁止在妊娠期使用。对于机械瓣置换术后的患者需终生华法林抗凝治疗,但是华法林存在致畸性。从安全性看,如果胎儿还未出生,则使用上述药物时应严密监测胎儿状态。胎儿出生后,通过长期随访监测胎儿发育情况。

六、总结与展望

目前,国内外已经开始逐渐重视对此类罕见疾病的诊疗管理。由多学科组建妊娠期的医疗团队对妊娠合并 AD 的综合治疗尤为重要,应该积极组建妊娠合并心脏大血管疾病的医疗团队,在有效诊断和全面评估病情后,选择最佳手术时机及手术方案以同时挽救孕妇和胎儿的生命。另外,基于 AD 类型及 GWs 的临床诊疗策略可以有效提高母胎的生存率,但妊娠期 AD 的患者及新生儿都应该进行长期随访,尤其是接受了低温体外循环的新生儿,其神经系统发育需长期观察。虽然妊娠期 AD 的围手术期管理策略及技术的不断提高与完善,但是国内外仍缺乏 AD 发病前主动脉直径、产褥期发生 AD 的风险持续时间、药物干预及遗传学等重要临床数据。因此,扩大 MDAT 的管理范围,延伸并完善孕前咨询、孕期监测和产后随访,整合并建立多维度的诊疗体系尤为重要,有助于研究者更深入了解疾病特点及自然史。

(乔志钰　陈苏伟　朱俊明)

参考文献

[1] NASIELL J, LINDQVIST P G. Aortic dissection in pregnancy: the incidence of a life-threatening disease [J]. Eur J Obstet Gynecol Reprod Biol, 2010, 149: 120-121.

[2] KAMEL H, ROMAN M J, PITCHER A, et al. Pregnancy and the Risk of Aortic Dissection or Rupture: A Cohort-Crossover Analysis [J]. Circulation, 2016, 134: 527-533.

[3] 陈苏伟，钟永亮，里程楠，等. 妊娠期主动脉夹层的综合管理策略 [J]. 中国胸心血管外科临床杂志，2020, 27: 1094-1098.

[4] HALPERN D G, WEINBERG C R, PINNELAS R, et al. Use of Medication for Cardiovascular Disease During Pregnancy: JACC State-of-the-Art Review [J]. J Am Coll Cardiol, 2019, 73: 457-476.
[5] HABASHI J P, MACFARLANE E G, BAGIRZADEH R, et al. Oxytocin antagonism prevents pregnancy-associated aortic dissection in a mouse model of Marfan syndrome [J]. Sci Transl Med, 2019.
[6] BRAVERMAN A C, MITTAUER E, HARRIS K M, et al. Clinical Features and Outcomes of Pregnancy-Related Acute Aortic Dissection [J]. JAMA Cardiol, 2021, 6: 58-66.
[7] PONIEDZIALEK-CZAJKOWSKA E, SADOWSKA A, MIERZYNSKI R, et al. Aortic dissection during pregnancy-obstetric perspective [J]. Ginekol Pol, 2019, 90: 346-350.
[8] REGITZ-ZAGROSEK V, ROOS-HESSELINK J W, BAUERSACHS J, et al. 2018 ESC Guidelines for the management of cardiovascular diseases during pregnancy [J]. Eur Heart J, 2018, 39: 3165-3241.
[9] HIRATZKA L F, BAKRIS G L, BECKMAN J A, et al. 2010 ACCF/AHA/AATS/ACR/ASA/SCA/SCAI/SIR/STS/SVM guidelines for the diagnosis and management of patients with thoracic aortic disease: executive summary. A report of the American College of Cardiology Foundation/American Heart Association Task Force on Practice Guidelines, American Association for Thoracic Surgery, American College of Radiology, American Stroke Association, Society of Cardiovascular Anesthesiologists, Society for Cardiovascular Angiography and Interventions, Society of Interventional Radiology, Society of Thoracic Surgeons, and Society for Vascular Medicine [J]. Catheter Cardiovasc Interv, 2010, 76: E43-E86.
[10] PACINI L, DIGNE F, BOUMENDIL A, et al. Maternal complication of pregnancy in Marfan syndrome [J]. Int J Cardiol, 2009, 136: 156-161.
[11] CHEN S W, ZHONG Y L, GE Y P, et al. Successful repair of acute type A aortic dissection during pregnancy at 16 (th) gestational week with maternal and fetal survival: A case report and review of the literature [J]. World J Clin Cases, 2019, 7: 2843-2850.
[12] LANSMAN S L, GOLDBERG J B, KAI M, et al. Aortic surgery in pregnancy [J]. J Thorac Cardiovasc Surg, 2017, 153: S44-S48.
[13] KAPOOR M C. Cardiopulmonary bypass in pregnancy [J]. Ann Card Anaesth, 2014, 17: 33-39.
[14] SAKAGUCHI M, KITAHARA H, SETO T, et al. Surgery for acute type A aortic dissection in pregnant patients with Marfan syndrome [J]. Eur J Cardiothorac Surg, 2005, 28: 280-283; discussion 283-285.
[15] RAJAGOPALAN S N N, CHANDRASEKHAR S. Outcomes in pregnant women with acute aortic dissections: a review of the literature from 2003 to 2013 [J]. Int J Obstet Anesth, 2014, 23: 348-356.
[16] 朱俊明，陈苏伟．急性 Stanford A 型主动脉夹层的诊疗：不断精进之路 [J]. 中华血管外科杂志，2021, 6 (1): 1-4.
[17] 乔志钰，陈苏伟，里程楠，等．妊娠合并 Stanford A 型主动脉夹层的外科治疗 [J]. 中华血管外科杂志，2021, 6: 5-10.
[18] MA W G, ZHU J M, CHEN Y, et al. Aortic dissection during pregnancy and postpartum in patients with Marfan syndrome: a 21-year clinical experience in 30 patients [J]. Eur J Cardiothorac Surg, 2020, 58: 294-301.
[19] ZHU J M, MA W G, PETERSS S, et al. Aortic Dissection in Pregnancy: Management Strategy and Outcomes [J]. Ann Thorac Surg, 2017, 103: 1199-1206.

自主神经调节与心血管病治疗

心脏受自主神经广泛支配，自主神经失平衡是不同心血管疾病的发生和发展的关键环节。自主神经功能紊乱会加速心肌重构、电重构恶化，加重心血管基础疾病，通过多途径干预自主神经的交感和迷走成分的关键节点，能有效纠正机体自主神经失平衡，达到疾病防治的目的。本文将针对自主神经调控的原理、自主神经调控心血管病的临床干预策略进展以及该领域的前景进行概述，以促进该领域的应用与发展。

一、心脏自主神经解剖

心脏接受来自大脑高级中枢与脑干或脊髓低级中枢的神经支配，根据自主神经节和自主神经的位置，可分为外源型自主神经系统和内源型自主神经系统，复杂而缜密的神经网络为自主神经对心血管的广泛、精细调控提供良好的解剖基础。

外源性自主神经系统分为交感神经和副交感神经两部分。心交感神经的节前神经元位于 $T_{1\sim5}$ 脊髓侧角，组成了沿脊髓分布的神经节，包括颈上神经节（$C_{1\sim3}$）、颈中神经节（$C_{3\sim6}$）、颈胸（星状）神经节（$C_7\sim T_2$）和胸神经节（$T_{2\sim7}$），以及由它们发出的与心脏相连的脊神经，节后纤维来自颈部和上胸部的交感干。副交感神经主要由延髓泌涎核腹侧发出，少部分起源于迷走神经背核和核间区，节前纤维来自颈心支、喉返神经发出的颈胸心支，神经节位于肺静脉、下腔静脉、左心房后部和房室沟的脂肪垫中，节后神经纤维终止于窦房结、房室结、房室束和冠状动脉。

内源性自主神经系统主要由位于心脏表面、大血管附近嵌入心外膜脂肪和心肌壁上的神经节丛（ganglion plexus，GP）及连接 GP 的神经纤维互相连接构成。心房、心室表面均有数个主要的 GP 分布。心室 GP 主要位于左右冠状动脉起始部、后降支、锐缘支、钝缘支的起始部及主动脉根部等处，且不同个体间分布相对变异较大。心房 GP 相对固定，目前被广泛承认的心房相关 GP 主要有 5 处，包括位于左上肺静脉与左房连接处的左上神经节丛（superior left GP，SLGP）、左下肺静脉与左房连接处的左下神经节丛（inferior left GP，ILGP）、右上肺静脉与右房交界处的右前神经节丛（anterior right GP，ARGP）、右下肺静脉与右房交界处的右下神经节丛（inferior right GP，IRGP），以及位于上腔静脉、主动脉根部及右肺静脉之间的上腔静脉 - 主动脉神经节丛。GP 内的多种神经元之间通过复杂的神经网络相互联接，与外在自主神经系统相整合，最终构成心脏肌电活动的神经内分泌调节系统。

我们团队经过系列研究，在此基础上，从解剖学和功能学探究心脏的中枢和外周神经联系，发现肾交感神经的激活在机体交感神经系统过度激活中起关键作用，具体机制可能为肾交感神经过度激活后作用于中枢交感神经，再通过交感神经传出纤维作用于心脏交感神经；同时发现肠道微生物及其代谢产物可通过直接途径和间接途径激活心脏交感神经，促进心律失常的发生，介导心血管疾病的恶化。基于此，提出“心 - 脑 - 肾”和“肠 - 脑 - 心”等自主神经环路学说，以及心脏神经免疫代谢紊乱学说，探索了心脏自主神经调控的机制，提出通过调控心脏自主神经再平衡的策略防治心血管疾病。

二、自主神经调控心血管疾病的临床应用

（一）高血压

交感神经过度激活是导致高血压发生、发展的重要因素。因此，肾交感神经消融（renal denervation，RDN）、颈动脉体消融术及压力感受器刺激（barorefex activation therapy，BAT）等直接或间接抑制交感神经活性的自主神经调控技术被应用于高血压的治疗。

1. 肾交感神经消融术　大量研究表明，肾交感神经参与机体血压调控。肾交感神经刺激可增加全身和心脏交感神经活性，升高血压，而肾交感神经消融则可降低血压及全身交感神经活性。因此，肾交感神经可能是治疗高血压的有效靶点。

2009 年发表在 *Lancet* 的 SYMPLICITY HTN 1 期临床研究首次将肾交感神经导管消融术作为靶向交感神经的微创方法应用于临床难治性高血压患者。紧随其后，2011 年 SYMPLICITY HTN 2 期临床试验再次验证了 RDN 在治疗高血压中的作用。上述两项临床研究均证实，RDN 可显著降低难治性高血压患者的血压。此外，SYMPLICITY HTN 2 期临床试验期间未出现严重手术相关并发症，并且 RDN 术后随访 3 年间患者血压持续下降，为 RDN 的安全性和长期有效性提供了临床证据。然而，2014 年发表在 *New England Journal of Medicine* 的首个随机、假手术对照的 SYMPLICITY HTN 3 期试验发现，RDN 组与假手术组血压无显著差异。相反，在 2015 年发表的严格控制实验条件的 DENERHTN 研究发现，RDN 加标准化阶梯式降压治疗比单独使用相同的标准化阶梯式降压治疗更能降低患者动态血压，再次证实 RDN 降压的有效性。

在 2017 年及 2018 年开展了 SPYRAL HTN-OFF MED、SPYRAL HTN-ON MED 和 RADIANCE-HTN SOLO 三项多中心、随机、假手术对照的第二代 RDN 临床研究，均证明基于射频和基于超声的 RDN 均可以有效降低血压，结束了关于 RDN 降压功效的争论。此外，上述三项研究一致显示了 RDN 的安全性，术后 6 个月内没有发生任何严重的局部或全身不良事件。之后，为了进一步验证 RDN 的有效性及安全性，开展了一项全球性大样本 SYMPLICITY 临床研究。该研究纳入了来自全球 196 个地区的患者，在 2019 年公开的数据中显示 RDN 3 年后患者血压持续下降，并且没有观察到长期的安全性问题，再次证实 RDN 的长期有效性及安全性。

目前已开发出射频消融（SYMPLICITY、EnligHTN、OneShot 和 Vesix V2 等）、超声消融（PARADISE）、化学消融（Peregrine）等消融器械。目前，导管射频消融在临床应用最广泛，但射频消融是逐点消融，消融效果受到电极、消融时间、消融功率等的影响。因此，国内学者对 RDN 消融方式进行了一系列的创新探索，如冷冻消融、无创高强度聚焦超声消融、立体定向消融等，致力于研发出高效、精准、无创的消融设备。

葛均波院士团队研发出全球首个专门用于肾动脉冷冻消融的导管系统，并于 2015 年完成了世界首例深低温冷冻消融 RDN。该设备通过液氮作为冷冻载体，采用环面消融，消融更加彻底，同时通过冷冻消融的内皮损伤更小，肾血管及周围组织修复快。目前该团队正开展一项多中心、随机、假手术对照的临床研究，拟探究冷冻消融 RDN 的安全性和有效性。黄晶教授团队将高强度聚焦超声技术运用于肾交感神经消融中。该技术利用神经组织对超声更加敏感的特性，通过体外高强度超声进行无创性肾交感神经消融。该团队开展了一项前瞻性无创高强度聚焦超声 RDN 的临床研究，纳入 10 例难治性高血压患者并进行了 6 个月的随访。研究发现，患者的收缩压及舒张压均显著下降，为 RDN 的无创消融策略提供临床

证据。李毅刚教授团队则将立体定向放射治疗作为肾交感神经去支配的非侵入性方法，并进行了临床前转化研究，发现该方法可显著降低血清去甲肾上腺素及血压，但也造成了一定的组织损伤如肾损伤、肠道炎症等。

此外，研究表明，RDN 的消融位点和消融次数对高血压的疗效及预后可能存在一定影响。殷跃辉教授团队 2016 年发表的临床实验探究了不同消融部位对高血压患者疗效的影响。该研究纳入 114 例难治性高血压患者并随访 12 个月后发现，与肾动脉全长 RDN 相比，肾动脉近端 RDN 射频成功率更高。同时，我国目前正在进行一项肾动脉靶向标测消融临床研究（SMART Study），拟精准靶向探究有效消融位点。其原理在于肾动脉周围分布着许多类型的神经组分，73.5% 为交感神经，在标测中称为“Hot Spot”，电刺激时引起血压升高。17.9% 为副交感神经，称为“Cold Spot”，电刺激时引起血压降低。剩余 8.7% 为“Neutral Spot”，电刺激时不会引起明显的血压改变。因此，在肾动脉内给予高频电刺激的同时监测血压及心率变化，若血压心率上升便予以消融，从而靶向定位消融位点，以刺激—消融—刺激的顺序选择性去除肾交感神经，有望更精准地实现肾交感神经消融，为中国高血压患者提供精准靶向 RDN 的临床证据。

然而，对于 RDN 的疗效和临床应用仍存在几个问题：首先，缺乏前瞻性临床研究证据证实 RDN 是否可降低远期不良心血管事件的风险。此外，RDN 的降压效果在受试者之间存在较大的变异性，是否需根据患者的基线特征定制专用的 RDN 导管和模式有待商榷。

2. 颈动脉体消融术　颈动脉体（carotid body，CB）是外周化学感受器，可调节呼吸通气和交感神经张力。研究发现，CB 信号的降低可减少人类高血压的全身交感神经张力并降低血压。一项单侧 CB 切除术的难治性高血压患者的概念验证研究表明，在基线 CB 活性增加的患者中，CB 切除术后 6 个月的血压显著持久地降低了 23/12mmHg。同时，在 12 个月的随访中，未观察到严重的不良事件。目前正在评估使用 Cibiem 颈动脉体调节系统对难治性高血压进行单侧腔内 CB 消融的效果。然而，CB 切除治疗高血压的临床研究较少，样本量较小，需要更大规模的随机对照试验验证 CB 治疗高血压的有效性及安全性。

3. 压力感受器刺激　压力感受器反射可通过调节自主神经系统参与血压的短期和长期调节。研究发现，电刺激颈动脉窦可降低全身和心脏交感神经活性、平均动脉血压和心率，上述研究证明颈动脉窦可作为治疗临床高血压患者的干预靶点。

2010 年一项前瞻性、多中心、非随机临床研究中，首次将颈动脉窦刺激系统——Rheos 系统应用于治疗难治性高血压患者。该研究发现，BAT（频率 10~100Hz，振幅 1~7.5V，脉冲宽度 120~760μs）可显著降低患者血压。随后，2011 年开展的一项假手术对照的试验，纳入 265 名耐药高血压患者，随访 6 个月后发现，BAT（振幅 1~6V）可显著降低患者血压。2015 年，Peter 等通过对 383 名药物抵抗性高血压患者 BAT 治疗后进行 5~6 年随访，发现患者的血压稳定下降，证实了 BAT 的降压作用具有长期性。同时 Peter 等发现，BAT 对单纯收缩期高血压患者的血压降低效果小于收缩期 - 舒张期高血压患者；右侧 BAT 比双侧或左侧 BAT 具有更显著的降低血压效果。但部分临床研究报道了 BAT 后手术相关并发症的出现，包括一般外科并发症和永久性或暂时性面神经损伤。因此，Rheos 装置没有得到美国食品和药物管理局的批准，不能用于耐药性高血压患者。2012 年，第二代 BAT 系统——Barostim Neo 被应用于临床研究。研究证实，第二代 BAT 系统可显著降低难治性高血压患者血压，其疗效与第一代系统类似。但几乎所有使用第二代 BAT 系统的临床研究均报道了轻度或中度不良事件的发生（如高血压危象、晕厥或心律失常等）。

目前已开展10余项BAT相关临床研究，均证实BAT降低血压的有效性。然而，该疗法的进一步发展受手术创伤、非预期的神经以及肌肉刺激和神经损伤等技术限制，未能在临床推广普及。

（二）心律失常

1. 心房颤动

(1)肾交感神经消融术：我们团队前期转化研究表明肾脏和心脏之间存在潜在的自主神经联络，肾交感神经激活通过上调心脏自主神经活性促进心房颤动（简称房颤）的诱发。2015年，Schirmer等观察了66例无房颤病史的因难治性高血压接受双侧RDN治疗的患者，结果表明RDN显著降低了房颤发生率。2019年一项RDN导管消融术改善高血压合并房颤患者的临床疗效的荟萃分析，纳入6项随机和2项前瞻性非随机研究，包括432例患者，随访时间≥1年，结果显示相比PVI，RDN+PVI能显著降低房颤复发风险。2020年，Jonathan等的研究发现，RDN联合房颤射频消融组与单纯房颤射频消融组相比，房颤合并高血压患者术后1年房颤复发率下降。现有的临床研究支持在对房颤合并高血压的患者进行消融时，可考虑同步进行RDN。

(2)星状神经节阻滞术：在一项纳入36名阵发性房颤患者的研究中，经皮单侧SCG注射利多卡因延长心房ERP，并降低房颤诱发性和持续时间。左侧和右侧利多卡因SGB表现出相同的效应。Evgeny等首次将肉毒素注射到了人体心外膜脂肪垫。在行CABG且合并阵发性房颤的患者中，肉毒素注射防止CABG术后房性快速性心律失常复发。在术后1年和3年的随访中，仍能抑制房性快速心律失常的发生。Lo等发现，GPs注射肉毒素（BTX）抑制快速心房起搏引起的GP胆碱乙酰转移酶阳性和心房酪氨酸羟化酶阳性神经元密度升高。

(3)心脏神经节丛干预：我们团队转化研究表明，心脏自主神经系统过度活跃在房颤发生有重要作用，靶向抑制GP功能可用于治疗与心脏自主神经系统过度活跃相关的心律失常，例如房颤的早期阶段。既往的临床研究证实，GP消融术与PVI术联合使用相较单独PVI术在长期来看会给房颤患者患者带来更好的结局。2017年，一项纳入109名患者的单中心前瞻性队列研究也证明，微创手术方法采用PVI术结合GP和LOM的定位和消融治疗难治性房颤相比，单独的PVI术有着更好的效果。虽然目前关于GP消融防治心血管病的研究大多显示其对于房颤防治有着明显的疗效，但也有研究指出外科PVI联合GP消融对晚期房颤无明显益处，且增加不良事件。2016年，一项来自荷兰的单中心随机对照研究发现，不管是阵发性房颤患者，还是持续性房颤患者，联合手术组和单纯PVI组的无房颤复发率均没有出现显著的统计学差异。

(4)胸段硬膜外麻醉：胸段硬膜外麻醉（thoracic epidural anesthesia，TEA）是一种相对微创的治疗手段。2012年，Gu等的一项荟萃分析报道了TEA在房颤中的应用，这项荟萃分析旨在评估胸段硬膜外麻醉在接受冠状动脉搭桥术（coronary artery bypass grafting，CABG）成年患者中预防术后房颤的效果，发现接受全身麻醉加胸段硬膜外麻醉（GA+TEA）或仅接受全身麻醉（GA）两组间术后房颤的发生率无显著差异，表明TEA对预防成人CABG患者的术后房颤没有显示出有益的疗效。因此，TEA对房颤发生率的潜在影响有待进一步研究。

(5)迷走神经刺激：2017年Stavrakis等的研究证实，低强度VNS（频率20Hz，脉宽0.1ms）在心脏手术术后的患者中具有抗炎和抗房颤作用。这项研究共纳入了54名接受心脏手术（包括冠状动脉搭桥手术或瓣膜手术）的患者，发现低强度 VNS 可将术后房颤发生率从 36% 降至 12%，同时可显著降低血清肿瘤坏死因子 α 和白细胞介素 6 水平。研究表明，低强度 VNS 可作为一种的调节自主神经的方法用于治疗房颤。

（6）无创迷走神经刺激：我们团队转化研究表明，LLTS 能够通过调节心脏自主神经活性对房颤起到保护作用。2015 年 Stavrakis 等的研究证实，LLTS（频率 20Hz，脉宽 1ms）可以显著抑制阵发性房颤的发生以及降低房颤相关的炎症因子水平。2019 年 Martin Andreas 等发现，LLTS 显著抑制心脏术后房颤的发作和炎症因子水平。2020 年，一项随机双盲临床试验筛选了 53 例阵发性房颤患者，刺激频率为 20Hz，脉宽 200μs，每天刺激 1 小时，持续 6 个月后，刺激组相比于对照组，房颤负荷中位数降低，血清肿瘤坏死因子 α 降低，心率变异性也显著改变。此研究证实了 LLTS 的有效性，并在文末提出假设如果延长刺激时间，LLTS 的效果可能更加明显，未来有必要进一步验证。

2. 室性心律失常

（1）肾交感神经消融术：我们团队转化研究表明，肾交感神经刺激可能通过增加左星状神经节神经活性促进室性心律失常，而肾交感神经消融可抑制室性心律失常。Evranos 等的研究共纳入 20 例扩张型心肌病伴恶性室性心律失常的患者，发现 RDN 治疗组较仅单纯 ICD 治疗组患者的室性心动过速或心室纤颤的发作次数、ICD 抗心动过速起搏及电击治疗次数明显减少。2017 年的一项研究共纳入 8 例室性心律失常植入 ICD 患者，发现 RDN 显著降低室性心律失常的发生率。以上研究表明，RDN 为临床工作者提供了一个崭新的防治室性心律失常的有效策略。

（2）交感神经节切除术：2015 年 De Ferrari 等的研究发现，左交感神经节切除术（cardiac sympathetic denervation，CSD）对儿茶酚胺能多行性室性心动过速患者可降低严重心脏心脏事件的发生，减少了电除颤的电击率。双侧 CSD 抑制室速的作用比单独左侧 CSD 更强。2017 年 Marmar 等的研究发现，与单一左侧 CSD 相比，双侧 CSD 显著抑制难治性室速，并延长患者存活时间及无 ICD 放电时间。在口服 β 受体阻滞剂无法缓解症状或无法耐受以及反复发作的恶行室性心律失常和 ICD 放电时，可以 CSD 考虑治疗，但仍需更多的临床研究提供确切证据以确定 CSD 的适应证和安全性。

（3）星状神经节阻滞术：外科心脏交感交感神经节切除已应用于难治性室性心律失常患者，并取得一定的成功。然而，在电风暴发作时，患者可能不能紧急接受交感神经切除手术，星状神经节阻滞（stellate ganglion blockade，SGB）可以通过抑制心脏自主神经系统来降低室性心律失常事件。近年来，Marat 等的研究共选取了 20 例难治性室性心律失常，在超声引导下行双侧暂时性星状神经节阻滞，术后 24 小时、48 小时，持续性室速、室颤的发作次数显著减少。2021 年一项临床研究表明，SG 光疗降低了交感神经活性，可能是控制某些患者电风暴的安全、有效的辅助疗法，但其长期疗效尚不清楚，慢性光疗可能有助于减少电风暴复发。

（4）胸段硬膜外麻醉：既往的临床研究证实，在进行心脏手术的患者中使用胸段硬膜外麻醉（thoracic epidural anesthesia，TEA），可以降低术后室上性心律不齐和呼吸系统并发症的风险。同时指出，当前数据无法评估 TEA 不良反应（包括硬膜外血肿）的风险。2010 年 Bourke 等的研究中，14 例结构性心脏病患者经最佳药物治疗和导管消融治疗后仍并发难治性室性心律失常，其中 12 例患者出现 VT 风暴，2 例反复发作 VT；8 例患者接收了胸段硬膜外麻醉，治疗后室性心律失常电风暴减少了 80%。2017 年 Do 等的研究证实，TEA 可能是有效的，应将其视为 VT 风暴患者的一个治疗选择，尤其是持续性 VT 患者。

（三）心力衰竭

1. 肾交感神经消融术　交感神经系统在慢性心衰的发展中发挥着重要作用。肾交感神经消融术可通过阻断肾交感神经传入纤维，抑制交感神经系统和肾素 - 血管紧张素 - 醛固酮系统活性，从而可能防治慢性心衰的发生、发展。2013 年，Reach-pilot 等评估了肾交感神经消融术治疗射血分数降低的心力衰竭患者的有效性及安全性，RDN 术后 6 个月患者症状和运动能力显著改善，没有出现血压显著下降等不良反应。2016 年，Hitesh 等证实了 RDN 治疗射血分数保留的心力衰竭患者的安全性。2020 年，Hidekatsu 等开展荟萃分析，共纳入 177 余例患者，证实 RDN 可有效、安全地改善心衰患者的心功能和运动耐量，为开展大规模多中心试验以证实 RDN 的潜在益处提供了理论依据。目前关于 RDN 治疗心力衰竭的研究虽然大部分呈现积极的结果，但仍需设计更严谨的临床试验，来进一步证实 RDN 治疗心力衰竭的安全性与有效性。

2. 颈动脉窦压力感受器电刺激　颈动脉压力感受器位于颈总动脉远心端和颈内动脉起始膨大处，其管壁外膜下有丰富的感觉神经末梢。2015 年，William 等的研究证实了颈动脉窦压力感受器电刺激术（baroreflex activation therapy，BAT）治疗射血分数降低的心力衰竭患者的有效性及安全性，经 6 个月 BAT 治疗后，心衰患者运动功能和心脏功能显著改善。Edoardo 等通过对 11 例使用 BAT 的心力衰竭患者平均 21.5 个月的随访发现，BAT 可长期改善心力衰竭患者的临床表现和生活质量。2018 年 Marcel 等的研究发现，合并冠脉疾病（coronary artery disease，CAD）与不合并 CAD 的心衰患者在 BAT 治疗后 6 个月后的各项指标均无明显差异。BAT 改善心力衰竭患者的临床症状、生活质量的作用是明确的。

3. 内脏神经阻滞　内脏神经阻滞（splanchnic nerve block，SNB）是对射血分数下降的心力衰竭进行治疗的新方法。在一项 2020 年的临床研究中，评估了 SNB 在慢性 HF 患者中的安全性和有效性。在患有射血分数降低的 HF 患者群体中，SNB 降低了运动引起的心内压升高，心输出量也有所改善，并且有提高运动能力的趋势。SNB 的效应是由前负荷和后负荷的减少驱动的。

4. 迷走神经刺激　颈迷走神经刺激是激活迷走神经的重要调控手段，其有效性已经在多项临床研究中开展评估与验证。2008 年 Schwartz 等的研究证实，VNS 可以显著降低射血分数降低的心衰患者 NYHA 分级和左心室收缩末期容量。然而，2014 年 Zannad 等研究发现 VNS 对患者心脏重构和心脏功能的主要和次要终点指标没有显著改善，但对患者生活质量显示出明显的改善。

5. 无创迷走神经刺激　无创迷走神经刺激是传统迷走神经刺激的一个重大改良措施。我们团队前期转化研究表明，低强度经皮迷走神经刺激能够减弱射血分数保留的心力衰竭大鼠模型的心脏重塑。2019 年 Nicole 等的临床研究证实，低水平耳屏刺激（频率 20Hz，脉宽 200μs）可快速改善左室纵向力学，并改善舒张功能障碍和平衡左室射血分数保留患者的交感神经 - 迷走神经间的不平衡，这说明 LLTS 可作为心衰的新兴治疗方法。

（四）冠心病

交感神经的过度激活，能够激活系统免疫功能，促进冠脉炎症反应及血管内皮功能，共同促进冠心病的发生。此外，交感神经过度激活可通过增强冠状动脉血管张力，使冠状动脉血流量减少，引起心绞痛症状。因此，通过直接或间接自主神经调控策略抑制交感神经活性，抑制炎症反应及扩张冠脉，可有效减少冠心病心脏重构及心绞痛的发生。

1. 肾交感神经消融术　一项单中心、非随机研究纳入 10 例难治性心绞痛患者行 RDN

并随访 3~6 个月后，发现 RDN 可减少患者心绞痛发作频率，并改善患者生活质量；此外，发现该缓解心绞痛的效果并不是通过降低交感神经活性产生的。但该研究纳入样本量过少，需要更大规模的随机对照研究验证 RDN 治疗冠心病的有效性及安全性。

2. 颈迷走神经刺激及无创耳缘迷走神经刺激　颈部迷走神经刺激(vagus nerve stimulation，VNS)在冠心病治疗中具有大量转化研究。我们团队及汤宝鹏团队等前期转化研究发现，VNS 可以降低心肌组织氧化应激和炎症反应程度，改善缝隙连接蛋白 43 活性，抑制线粒体损伤和细胞凋亡，进而显著改善再灌注后心肌梗死面积及心脏功能。但因涉及设备植入的手术风险，VNS 临床应用和研究是受到限制的。相比之下，低水平耳迷走神经刺激(low-level tragus stimulation，LL-TS)通过对耳屏处体表迷走神经进行调控，具有无创的优势。2017 年，我们团队对 ST 段抬高型心肌梗死后患者的缺血再灌注损伤的治疗开展了一项单中心随机对照实验，纳入 96 例 ST 段抬高型患者。研究显示，LLTS(频率 20Hz，脉宽 1ms，5s 开 5s 关)显著降低机体炎症反应、减轻心肌损伤，对心肌缺血再灌注损伤具有保护作用。

3. 颈动脉窦刺激　早在 1953 年，Freedberg 等便发现，对颈动脉窦施加压力可以使心绞痛发作的患者发作终止或暂时缓解。多项临床研究发现，颈动脉窦神经(CSN)刺激可对没有接受过最佳医疗管理方案的心绞痛患者有明显的症状缓解作用，并且部分患者心绞痛症状可持续缓解 2 年(频率 50Hz，振幅 1~7V)。然而，研究发现，CSN 刺激可出现脑栓塞和脑血流减少的危险，因此其临床应用受到了一定限制。

(五) 肺动脉高压

近年来，肺动脉神经消融术(pulmonary artery nerve ablation，PADN)作为一种自主神经的非药物调控方式在肺动脉高压中的治疗作用得到了广泛关注，PADN 可显著改善肺动脉高压患者的血流动力学、心功能及预后。2015 年，我国陈绍良教授团队证实 PADN 降低了肺动脉高压术后 1 年与肺动脉高压相关事件的发生率和死亡率。2018 年 Chernyavskiy 等在研究中发现，PADN 可显著改善肺动脉高压患者的血流动力学功能和运动能力。2020 年 Romanov 等在研究中发现，使用远程磁导航的 PADN 降低肺内皮切除术后残留慢性血栓栓塞性肺动脉高压患者肺血管阻力，改善运动能力。

(六) 迷走性晕厥

迷走性晕厥(vasovagal syncope，VVS)是目前最常见的神经性晕厥。目前认为，交感神经活性减弱、迷走神经活性增强是其主要病理改变。因此，通过心脏神经节消融抑制迷走神经活性，是目前常见的治疗 VVS 的神经调控策略。解剖学研究证实，心脏迷走神经元、节后交感神经纤维及脂肪组织在心外膜靠近左、右心房的后壁的特定区域聚集形成神经节从(ganglion plexi，GP)。因此，可以通过 GP 消融的方式降低迷走神经的活性，从而治疗 VVS 患者。

目前的临床研究中，对于 GP 的消融方式存在差异，主要分为双心房及左心房 GP 消融。2012 年，姚焰教授团队开展了一项 GP 消融临床研究。该研究纳入 10 名 VVS 患者并进行 55 个月的随访，研究显示，左心房 RFCA 后没有患者出现晕厥复发且症状都有显著改善，是目前随访时间最长的 VVS 相关临床研究，证实了 GP 消融治疗 VVS 的长期有效性。Jose 等则对 43 例患者进行双心房 RFCA，发现 93% 的患者未再出现晕厥。此外，临床研究也探索了不同消融部位和消融顺序对 VVS 的治疗效果。2019 年，姚焰教授团队对 115 例 VVS 患者进行心脏右前神经节丛(RAGP)消融，并进行 18 个月的随访。研究发现，RAGP 消融可有效地抑制 VVS 的复发，并且发现 RAGP 的消融可以立即和长期增加心率，提示 RAGP 有可能是窦房结迷走神经的最终共同通路。这是目前全球已报道的纳入患者最多的 VVS 相关临床研究。2021 年，姚焰教授团队的一项前瞻性临床研究发现，GP 消融的顺序影响了心脏神经消融术中的迷走神经反应和心率的变化。

目前，已有 10 余项临床研究表明，通过导管消融心脏神经节来调节迷走神经活性，可显著改善迷走性晕厥患者的晕厥症状。然而，缺乏大样本、随机、假手术对照研究证据支持。此外，关于患者纳入的标准、GP 消融的部位及术式、远期疗效等，仍需要通过大规模的多中心临床研究来探寻最优方案（图 1）。

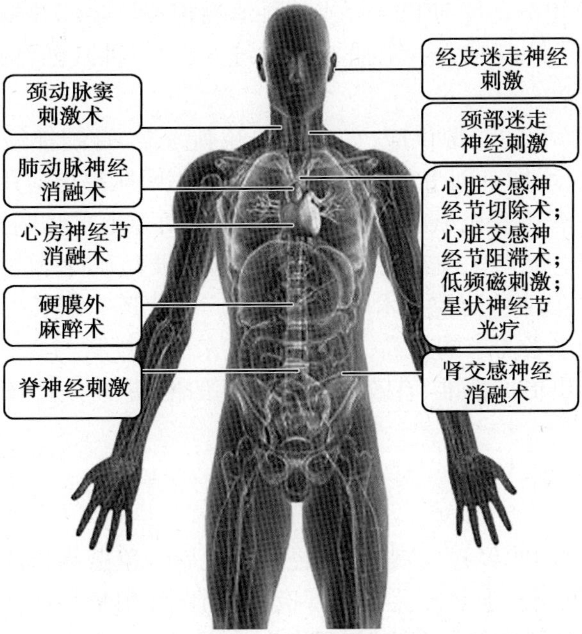

图 1　自主神经调控在心血管疾病防治中的应用

三、自主神经调控防治心血管疾病的展望

近年来，交叉学科在神经科学领域的研究取得突破性进展，基于交叉学科技术在自主神经调控的研究不断增多，为心脏自主神经调控防治心血管疾病提供更多的创新思路和调控手段。

光学技术对神经科学研究产生了深远影响。光遗传学是一种特定于细胞类型的高时空分辨率方法，在神经科学领域广泛用于沉默或增强基因，靶向调控神经元活性。近几年光遗传学与心脏结合的研究逐渐增多，主要集中在控制不同类型的心脏细胞，以进行心脏起搏、除颤、复律或心律失常终止等研究，但运用在心脏自主神经上的研究未见报道。2017 年，我们团队首次将光遗传学技术应用于心脏自主神经元以在体内抑制心律失常，并在慢性心肌梗死模型中验证了无线光遗传学技术防治心肌梗死后心律失常的有效性，为光遗传学应用于心血管领域提供了方向。同时，团队在前期“脑 - 心”神经环路的基础上，通过非侵入性地固定于颅骨表面的发光二极管（light emitting diode，LED）对中枢下丘脑室旁核进行聚焦

LED 光照(610nm),可改善心肌缺血再灌注损伤。该系列光学神经调控技术具有精准可逆、避免对靶组织造成损害等优势,为临床防治心肌梗死后心律失常和猝死防治提供了新思路。

纳米材料发展迅速,为研究神经科学研究注入了新动能,其与神经领域的交叉合作近年研究显示出较强的研究前景。我们团队通过合成新型金纳米棒调控心脏自主神经,有效抑制心肌梗死后心律失常事件。纳米光热效应比较稳定,光介导的神经调节技术由于其高时空分辨率,有望成为临床防治猝死的新策略。此外,团队还研发出新型纳米载药系统,有效调控心脏自主神经。研究通过构建携带神经毒素的磁性纳米颗粒,在磁场的引导下靶向移动到心脏自主神经节区域,局部释放神经毒素达到去神经支配的作用。进一步研究,我们借助该载药系统,构建了携带 $CaCl_2$ 负载的磁性纳米颗粒来消融心房神经节丛,进而治疗心律失常,避免心律失常药物不良反应和导管或外科消融相关风险和并发症。该纳米载药系统有望替代传统药物和手术,靶向调控心脏神经系统,成为一种微创、精准治疗的心血管病防治策略。

神经调控设备需持续的能源供应,如迷走神经刺激器、脊髓神经刺激器面临电池寿命有限,需重复更换电池,增加有创手术操作等缺陷。我们团队提出应用柔性压电纳米发电机能源供应策略,收集患者体表机械能转化为电能,自驱动迷走神经调控,有望实现无需电池植入,自供电神经调控。无创化神经调控可能是未来的研究方向,其能量供应系统也受到广泛关注。目前,前沿自主神经调控技术距离临床推广转化还有很长的一段路程。但我们相信,随着科技的进步和患者需求的提高,在不久的将来交叉学科与心脏自主神经调控的合作将会更好的发展,催生出更加精准、有效的神经调控策略,更加安全、有效地调控自主神经调节,防治心血管疾病。

四、总结

自主神经调控干预治疗经过发展,由神经疾病发展到覆盖高血压、室性心律失常、房性心律失常、心力衰竭等疾病,全面覆盖心血管疾病的治疗;由最初有创不可逆的心脏交感神经节切除术,发展到无创可逆的耳迷走神经调控;由单一的心血管病学为基础,发展到医学、物理、化学、人工智能等多领域交叉应用。虽然已经有了如此突飞猛进的进步,但我们仍要意识到该领域在临床上的应用仍然是不足的,特别是关于刺激参数设置等问题,仍需要大量的研究验证。随着临床转化技术的全面发展、机制研究的加深、临床研究的推广,无创、可逆、智能化自主神经调控设备有望在不久的将来进一步普及应用,推动我国心血管疾病取得新进展。

(余锂镭　江　洪)

参考文献

[1] HERRING N, KALLA M, PATERSON D J. The autonomic nervous system and cardiac arrhythmias: current concepts and emerging therapies [J]. Nat Rev Cardiol, 2019, 16 (12): 707-726.

[2] KRUM H, SCHLAICH M, WHITBOURN R, et al. Catheter-based renal sympathetic denervation for resistant hypertension: a multicentre safety and proof-of-principle cohort study [J]. Lancet, 2009, 373 (9671): 1275-1281.

[3] SYMPLICITY H T N I, ESLER M D, KRUM H, et al. Renal sympathetic denervation in patients with treatment-resistant hypertension (The Symplicity HTN-2 Trial): a randomised controlled trial [J]. Lancet, 2010, 376 (9756): 1903-1909.

[4] BHATT D L, KANDZARI D E, O'NEILL W W, et al. A controlled trial of renal denervation for resistant hypertension [J]. N Engl J Med, 2014, 370 (15): 1393-401.

[5] RONG S K, ZHU H, LIU D C, et al. Noninvasive Renal Denervation for Resistant Hypertension Using High-Intensity Focused Ultrasound [J]. Hypertension (Dallas, Tex: 1979), 2015, 66 (4): E22-E25.

[6] DE LEEUW P W, BISOGNANO J D, BAKRIS G L, et al. Sustained Reduction of Blood Pressure With Baroreceptor Activation Therapy: Results of the 6-Year Open Follow-Up [J]. Hypertension (Dallas, Tex: 1979), 2017, 69 (5): 836-843.

[7] STAVRAKIS S, HUMPHREY M B, SCHERLAG B, et al. Low-Level Vagus Nerve Stimulation Suppresses Post-Operative Atrial Fibrillation and Inflammation: A Randomized Study [J]. JACC Clin Electrophysiol, 2017, 3 (9): 929-938.

[8] YU L L, SCHERLAG B S, DORMER K, et al. Targeted Ganglionated Plexi Denervation Using Magnetic Nanoparticles Carrying Calcium Chloride Payload [J]. Jacc-Clin Electrophy, 2018, 4 (10): 1347-1358.

[9] STEINBERG J S, SHABANOV V, PONOMAREV D, et al. Effect of Renal Denervation and Catheter Ablation vs Catheter Ablation Alone on Atrial Fibrillation Recurrence Among Patients With Paroxysmal Atrial Fibrillation and Hypertension The ERADICATE-AF Randomized Clinical Trial [J]. J Am Med Assoc, 2020, 323 (3): 248-255.

[10] SHARP T E 3rd, LEFER D J. Renal Denervation to Treat Heart Failure [J]. Annu Rev Physiol, 2021, 83: 39-58.

[11] ZHOU L P, FILIBERTI A, HUMPHREY M B, et al. Low-level transcutaneous vagus nerve stimulation attenuates cardiac remodelling in a rat model of heart failure with preserved ejection fraction [J]. Exp Physiol, 2019, 104 (1): 28-38.

[12] YU L, HUANG B, PO S, et al. Low-Level Tragus Stimulation for the Treatment of Ischemia and Reperfusion Injury in Patients With ST-Segment Elevation Myocardial Infarction: A Proof-of-Concept Study [J]. JACC Cardiovasc Interv, 2017, 10 (15): 1511-1520.

[13] HU F, ZHENG L, LIANG E, et al. Right anterior ganglionated plexus: The primary target of cardioneuroablation ? [J]. Heart Rhythm, 2019, 16 (10): 1545-1551.

[14] HU F, ZHENG L, LIU S, et al. The impacts of the ganglionated plexus ablation sequence on the vagal response, heart rate, and blood pressure during cardioneuroablation [J]. Auton Neurosci, 2021, 233: 102812.

[15] YU L, ZHOU L, CAO G, et al. Optogenetic Modulation of Cardiac Sympathetic Nerve Activity to Prevent Ventricular Arrhythmias [J]. J Am Coll Cardiol, 2017, 70 (22): 2778-2790.

[16] ZHANG Y, ZHOU L, GAO X, et al. Performance-enhanced flexible piezoelectric nanogenerator via layer-by-layer assembly for self-powered vagal neuromodulation [J]. Nano Energy, 2021: 106319.

航天失重状态下心血管相关变化及应对策略

前国家国防科工局副局长、国家航天局局长孙来燕在北京交通大学做形势政策报告时指出:“太空是人类活动范围继陆地、海洋和天空之后的第四疆域,这一疆域的活动对于国家安全、经济利益和科技发展都具有重要的战略意义。离开地球、进入太阳系甚至银河系,航天活动的每一步进展都是巨大的探索与创新。航天事业已成为人类认识自然最前沿、增进人类知识最活跃、获得成果最丰富的领域之一。”2021 年随着“天和”核心舱、“天舟”货运飞船和神舟十二号载人飞船的成功发射和交会对接,中国“天宫”空间站初步建成,标志着我国迈入了航天强国的行列。

自 2003 年我国首次发射神舟五号载人飞船飞行 21 小时,至神舟十二号飞行 3 个月,从短期到中长期,我国在轨飞行能力不断提高,同时,也对航天员在轨医学保障提出了挑战。失重是其中关键问题之一。

人类从诞生到进化发展都是在地球重力环境下实现的,人体内各器官、组织及细胞已适应此环境。而在航天环境下,外太空的微重力会引起航天员心血管功能失调,主要表现为运动能力和立位耐力的降低。立位耐力降低主要指在失重条件下受到下体负压作用时,或返回地面条件下取直立体位时,航天员感到心慌、头晕甚至出现晕厥,体征表现为心率过度增快,维持正常动脉血压的能力明显减弱。因此,研究失重状态下心血管功能变化,制定防护策略具有重要的意义。

一、失重状态下的心血管变化

(一)失重状态下的心率变化

短期失重下,心率略低于或保持在飞行前平卧位水平。对在轨飞行 16 天的 4 名宇航员进行研究发现,失重初期,心率较飞行前直立位和平卧位均下降,下降水平分别为 26% 和 5%,并于飞行末期恢复至卧位水平,即较失重初期升高 5%。返回地球后,宇航员立位和卧位心率均较飞行前明显升高,分别为 14% 和 15%,并持续 15 天未下降。2013 年,我国对神舟十号中的两名航天员也进行了心血管功能的观测,发现航天员的平均心率在飞行期间较飞行前无明显差异,但在飞行后较飞行前和在轨飞行期间明显升高。

长期失重状态下,多项研究表明心率较飞行前平卧位无明显变化。对在轨时间 6 个月的 6 名宇航员进行心率测量发现,失重飞行期间心率与飞行前无殊,并在全程飞行期间保持稳定。

心率受到多种因素调控,如大脑的高级神经活动、中枢神经系统产生的自发性节律活动、呼吸以及由颈动脉窦和主动脉弓压力感受器、颈动脉体和主动脉体化学感受器传入的心血管反射活动等,最终表现为上述各种因素对心脏的交感神经和迷走神经的综合调节作用,故研究逐次心搏之间的微小差异,即心率变异分析(heart rate variability,HRV),可以定量评估心脏交感神经和迷走神经活动的紧张性和均衡性。其中,高频段(HF:0.15~0.4Hz)反映迷走神经调节强度,低频段(LF:0.04~0.15Hz)则由交感神经和迷走神经共同参与,LF/HF(低频段与高频段功率之比)可以较好地反映交感神经与迷走神经调节的平衡性。有研究团队对心电图进行心率变异分析发现，飞行中 LF/HF 降低，与飞行前平卧位状态相似，提示失重状态下迷走神经占主导效应。返回地球重力环境后，直立位 LF/HF 较飞行前升高 2~3.6 倍，提示交感神经效应增强，而平卧位下 LF/HF 与飞行前无殊，飞行后直立位与平卧位 LF/HF 的差异是飞行前的 2.8 倍。然而，Yamamoto 的观察结果与上述矛盾。通过对 7 名在轨飞行时间超过 160 天的宇航员进行心率变异分析发现，飞行中 4 名宇航员交感神经活动增强，2 名交感活动减弱，还有 1 名无明显变化。此外，还有研究发现短期失重下血浆内去甲肾上腺素和较好反映血浆内长期儿茶酚胺含量的血小板内肾上腺和去甲肾上腺素水平均升高。因此，飞行过程中，交感、副交感神经活动强度的不同是由个体差异所致还是受其他因素影响，尚需要更多的研究。

（二）失重状态下的血容量及血压变化

地球表面正常直立姿势下，重力使血液从头到脚呈梯度状分布，其中在头部最低（约 70mmHg），在下肢最高（约 200mmHg），心脏的压力为 100mmHg（图 1）。失重时，静水压梯度消失会引起体液的快速重新分布，大约有 2L 的下肢血液会向头颈部进行转移，因此宇航员会经历头部肿胀、颈静脉扩张、下肢变细等变化。通常而言，头颈部血液的转移会引起中心静脉压的升高，然而一项 1991 年发表在《新英格兰医学杂志》上的研究发现，通过有创中心静脉置管，相较于飞行前平卧位时的 5~6cmH_2O，失重状态下的中心静脉压仅为 1~2cmH_2O。可能由于失重时，重力不再对组织进行压迫，肺减少了对回心血管的压力，同时血管顺应性增加，共同导致了中心静脉压的下降。由于食管位于肺和胸壁之间，食管壁薄而软，在呼吸过程中两者的变化值基本一致，故测食管内压力的变化以间接反映胸膜腔内压的变化。经测量，食管内压下降了 5.6mmHg，而中心静脉压与胸膜腔内压的差值即跨壁中心静脉压升高，最终导致回心血量增多，左房直径增加。因此，失重超早期，循环血量增加，心腔及心房容积增大，引起心房钠尿肽释放增加，肾素 - 血管紧张素系统受抑制，从而血浆容量在飞行 1 天后减少 300~400ml。

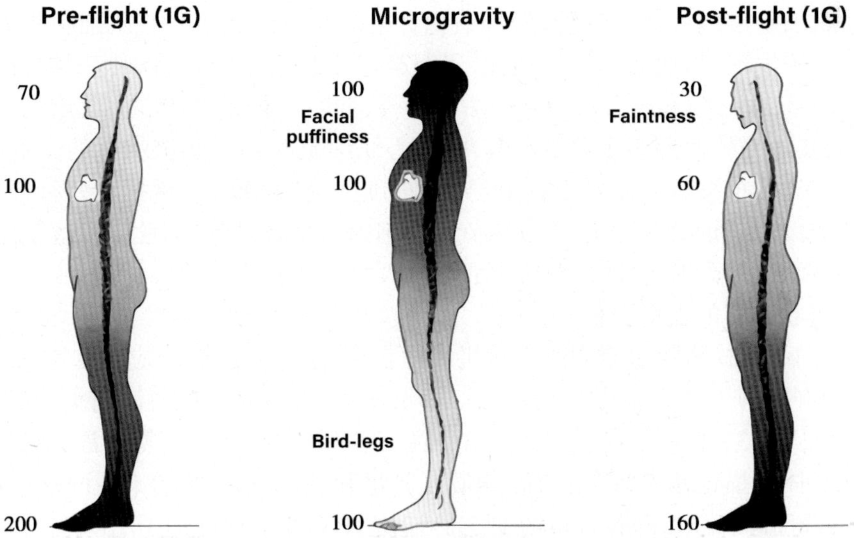

图 1　飞行前、中、后状态血流量分布及静水压变化

短期失重时，心输出量增加，舒张压不变或稍下降，收缩压和平均血压无明显变化，因

而外周血管阻力下降。Norsk 团队研究发现，4 名宇航员在失重飞行 1 周时，心输出量从(5.1 ± 0.3) L/min 上升到(6.1 ± 0.1) L/min，增加了(22 ± 8)%。由于心率及血压无明显变化，通过计算，外周血管阻力下降了(14 ± 9)%。也有研究报道，通过对失重 9 天的宇航员进行测量发现，心输出量增加了 18%。血压方面，有研究团队发现，在失重前 2 周，舒张压下降了 5mmHg，而收缩压和平均血压无变化。

长期失重时，心输出量显著增加，血压的变化在各个研究中结论尚不一致。对在轨时间 6 个月的 6 名宇航员进行了血压测量，发现收缩压较飞行前平卧位降低(未达到显著水平)，脉压差从 53mmHg 降至平均 42.5mmHg，舒张压和平均血压均维持在飞行前卧位和立位的中间水平。Norsk 团队观察到与飞行前直立位相比，心输出量增加(41 ± 9)%，每搏量增加了(35 ± 10)%，平均血压、舒张压和收缩压均有 8~10mmHg 的下降，通过计算得到，外周血管阻力下降(39 ± 4)%。在 Norsk 团队的研究结果中，与短期失重相比，心输出量的增加幅度反而升高，此中解释有二：一方面，Norsk 将失重时的数据与飞行前直立位相比，由于从直立位到平卧位自身存在心输出量的增加，因此得到的数据偏大；另一方面，宇航员往往在太空飞行数月后出现视力精准度的下降，而非刚刚进入太空时，飞行后期心输出量的增加引起脑血管流量增加，或许可以部分解释此现象。

(三) 失重状态下的心肌变化

心肌构成心脏壁，并在心脏收缩舒张过程中起关键作用。失重下的心肌变化是研究的热点。

1974 年，对飞行 68 天的两名宇航员着陆后立即行心超检查，发现较飞行前，左心室心肌估计质量减少 5%。Summers 等也发现，着陆后左室心肌质量较飞行前减少 9.1%。但是，Hamilton 对 6 名长期失重下的宇航员行心超检查发现，左心室心肌质量在飞行前、中、后均无变化，对此提出了不同的观点，认为心肌质量受到体液的影响，航天员返回地球时脱水状态导致了心肌质量的减少。

细胞实验方面，2006 年我国神舟六号飞船首次在轨开展了心肌细胞实验。原代培养的新生大鼠心肌细胞被载入太空，返回后行细胞骨架荧光染色观察和心肌细胞收缩与分泌功能分析。杨芬等发现，与地面对照组相比，飞行样品中仅有 1 处心肌细胞团进行自发搏动，且没有明显节律，收缩频率显著加快并失去同步性，同时飞行条件使心肌细胞的分泌功能下降，心房钠尿肽水平较对照组下降 59.6%，并且心肌细胞存在时间依赖性的微管解聚，而微丝骨架的结构与分布没有明显变化。由于心肌细胞中的微管骨架承担着多种任务，如蛋白合成、胞内运输、细胞器转运、离子通道调节及细胞内信号转导等，因此微管解聚可能与线粒体密度改变，糖原、脂质储备增加，心功能下降及心律失常有关。

(四) 失重状态下的血管变化

失重状态下，下肢静脉功能的改变对机体而言至关重要，静脉顺应性的增加和充盈 / 排空的改变将影响宇航员着陆后的立位耐力。如上所述，失重时下肢血液向头颈部转移，宇航员的小腿容积从(2.3 ± 0.3) L 减少至(1.7 ± 0.2) L，返回地球后再次恢复正常。Kotovskaya 等通过静脉闭塞体积描记法发现，下肢静脉最大容量和顺应性增加，在使用 60mmHg 压力的气囊阻断下肢静脉回流时，静脉容量增加 5%~90%，顺应性平均增加了 25%~30%。

上肢静脉方面，长期失重下，颈内静脉横截面积显著增大，从飞行前站位的平均 9.8mm^2 扩大至 70.3mm^2。在飞行第 50 天时，11 名宇航员中的 6 名出现了颈内静脉内血液逆流或停滞，其中 1 名还出现了闭塞性血栓，严重威胁着宇航员生命健康。

动脉方面，大部分的研究结果发现颈动脉内中膜增厚，管壁僵硬度增加。研究发现，6个月的太空飞行虽然不会改变股动脉或颈动脉直径，但会逐渐增加动脉内中膜厚度度和血管僵硬度，其中颈动脉内中膜增加了(12±4)%，返回后4天仍未下降，股动脉内中膜厚度也有增加，但4天后降至了飞行前水平。同样，在发表于《科学》上的美国航空航天局(National Aeronautics and Space Administration，NASA)著名的双胞胎研究中，340天的太空飞行使颈动脉内膜厚度从0.55mm增加至0.65~0.70mm，并且不可逆，颈动脉直径稍增大，但于返回地球后4天恢复正常。另外，脉搏传导时间减慢，提示了中央和外周动脉的僵硬度增加。然而，也有团队的观察结果与上述相反，飞行中第15天、第60天和第160天并未观测到颈总动脉内中膜厚度、扩张性和僵硬度的改变，反而观察到颈总动脉直径增加了5%。

血管阻力上，通过测量股动脉血流发现，下肢的血管阻力在14天和6个月的失重飞行中均明显下降。下肢负压吸引下也发现阻力较飞行前减少了40%。

Navasiolava和Ming Yuan等中法科学家合作对2020年之前所有涉及血管结构与功能改变的研究进行了详尽的统计，血管变化的具体机制还需要进一步探索与研究。

(五)失重状态下的心血管疾病风险

航天飞行状态下的特殊环境，如运动量的减少、饮食习惯的改变、心理社会压力的增加和外太空的高辐射水平，都有可能给心血管系统带来风险。

短期在轨飞行年代，NASA对1959—1990年共计310名经历太空失重飞行的宇航员进行纵向队列分析发现，宇航员的心肌梗死、心衰、卒中和行冠脉搭桥手术等心血管疾病和冠脉疾病的发病率和死亡率，均与非宇航员无明显差异。因此认为，短期的太空飞行并不会带来长期的心血管系统疾病风险。

空间站年代，通过对13名在轨4个月至1年的宇航员行颈总动脉内中膜厚度、扩张性和僵硬度，内皮依赖和非依赖性的肱动脉血管扩张，血液和尿液中的氧化应激标志物和炎症标志物的浓度测量，结果发现，氧化应激和炎症标志物的浓度在飞行期间升高，但在返回地球后1周降至飞行前基线水平，颈总动脉和肱动脉的血管结构和功能在飞行期间并无改变，故认为1年内的低轨道绕地飞行并不会增加健康中年男性和女性的心血管疾病风险。由于空间站都建立在距地面高度200~2 000km的近地轨道，未来更长时间、更远距离的太空飞行是否也安全尚不可知。

二、应对策略

鉴于失重状态引起的上述心血管变化，有效的防护措施对保障航天员在轨健康非常重要，并可依据使用时机可分为飞行前选拔训练、飞行中防护、返回前干预和飞行后康复4个部分，本文将主要阐述飞行中防护和返回前干预两个环节。

(一)体育锻炼

体育锻炼是所有失重防护措施中的核心。运动具有调节血液循环、增强心肺功能、强化骨骼肌肉、增强免疫等多种作用，可以有利防护失重带来的负面影响。因此，体育锻炼设备是长期飞行最常配置的防护装备。如上所述，从6个月的国际空间站返回后，男性和女性宇航员的颈动脉僵硬度指标有所增加，增加的幅度类似于正常老化10~20年的改变。研究显示，对于年纪较大的久坐不动人群，3个月的每天40分钟的散步或慢跑的有氧运动可以有效缓解颈动脉和外周动脉的僵硬。同样，Mestek等发现，3个月的家庭有氧运动训练计划可以改善超重人群的内皮依赖性血管舒张。另外，抗阻训练可以有效维持骨骼肌的功能，预防肌肉萎缩，提高运动耐力。相比于单纯的有氧运动，有氧联合抗阻运动更为有效地降低冠心病患者的体脂含量，提高身体力量及心血管的健康参数，生活质量的改善也更加明显。

国外载人航天器中的体育锻炼措施总结如表1。其中，自行车功量计是航天飞行中应用最广泛的一种锻炼设备。它可以提供0~350W的负荷，分为手动和自动调节两种调节方式，航天员以坐位或仰卧位进行操作，而且可提供与锻炼有关的实时数据。因此，自行车功量计可用来进行有氧或无氧运动，以改善心血管功能，增加循环血量，维持下肢肌肉耐力，提高机体的有氧工作能力。除了锻炼外，自行车功量计也用于飞行中航天员心血管功能的评估。

表1　国外载人航天器中的体育锻炼措施

航天器名称	锻炼设备
“双子星座”飞船	拉力器
“阿波罗”飞船	拉力器
天空实验室Ⅱ	自行车功量计
天空实验室Ⅲ	自行车功量计，拉力器
天空实验室Ⅳ	自行车功量计，跑台，拉力器
“礼炮”号/“和平”号空间站	自行车功量计，跑台，扩胸器
航天飞机	自行车功量计，跑台，划船器
国际空间站	自行车功量计，跑台，抗阻力锻炼装置，扩胸器

（二）体液重新分布的应对措施

进入太空后，重力消失引起的体液转移往往导致宇航员出现头晕、恶心、视力受损等不适。对此，俄罗斯联邦航天局发明了Braslet-M箍带，于双侧大腿处以小于大腿周长箍紧，产生30~40mmHg压力，使得下肢静脉血液回流受阻，产生模拟地球重力作用下静脉血部分淤滞在下肢的状态。实验证明，使用Braslet-M 10分钟后，组织多普勒测量发现，股静脉横截面积增加了89%，颈内静脉横截面积减少23%，同时心输出量降低19%，每搏量降低12%，宇航员感受到了明显舒适，配合Mueller呼吸效果更佳。

下体负压训练是另一种防护措施。通过施加一定负压于下半身，使上半身血液向下半身转移并淤滞，从而使心输出量降低，也可改善宇航员飞行期间的不适。下肢负压训练还可以通过反复负压刺激，使心血管系统在高强度的刺激下不断适应和调整，提高代偿能力，以应对着陆地球后的重力环境。

（三）立位耐力不良的应对措施

值得注意的是，立位耐力不良的发生率在短期飞行任务中为20%~30%，而长期飞行下达到了83%，影响航天员返回时的安全和应急离舱能力。因此，除了通过上述方法改善航天员在轨飞行期间的心血管功能外，飞行中模拟返回地球后的重力环境，早期识别可能发生立位耐力不良的航天员也有重要意义。

加拿大航天局设计了下肢气袖试验。通过在双大腿上使用气袖以高于收缩压的压力压迫3分钟，然后快速放气，于全程监测心率和血压变化。由于气袖放气过程中，血液流向下肢，使得回心血量突然减少，类似于回到地球重力环境下从平卧位到直立位的变化。可惜的是，最新的研究表明，此试验的预测并不可靠。8 名宇航员中的 2 名落地后站立试验下出现了直立性低血压，但飞行期间的气袖试验结果均为正常，并且着陆后站立时引起的每搏量减少和心率增加的变化显著大于飞行期间气袖放气后的变化幅度。

除此之外，研究发现，着陆后未能完成站立试验的宇航员与能完成者相比，迷走神经活动增强，而交感神经活动减弱。意大利的研究人员让宇航员在落地后站立前 1 小时口服 10mg α 肾上腺素能激动剂米多君，发现 5 名宇航员在站立试验中均未出现直立性低血压、头晕及晕厥等不适，在前次飞行中出现直立性低血压的女性宇航员服用后每搏量、心输出量和收缩压下降幅度降低，有效预防了立位耐力不良的再次发生。

血容量的减少是立位耐力不良的另一种影响因素。因此，宇航员在返回前通常会扩充血容量。通过使航天员在离开轨道前口服盐片，再饮用 1L 水或果汁，从而增加血浆容量，发现着陆后昏厥的发生率降低，立位耐力得到了提高。

针对失重对人体生理系统的影响，我国结合国际经验，研制了以自行车功量计、拉力器、下体负压、跑台、套带等为主的防护装备，其他预防措施还有营养和药物支持，包括天然植物提取物、多酚类物质和中药太空养心方等。

三、展望与结语

目前，我国载人航天正稳步快速发展，在轨飞行时间的不断延长为医学带来了挑战。同时，失重飞行下的特殊环境也为医学研究创造了契机。比如，长期失重飞行下的动脉内中膜增厚与动脉管壁僵硬度增加正是动脉粥样硬化的危险因素，而 6 个月的太空飞行带来的变化等同于正常人地球上生活 10~20 年，研究其原因有利于更深入了解动脉粥样硬化的危险因素和发病机制，减少冠心病、卒中等心脑血管疾病的发病率和死亡率。另外，太空医学的成果也可以应用于临床患者，比如使用 Braslet-M 箍带可以使下肢静脉血液回流受阻，降低心输出量，为急性心衰和急性肺水肿的患者提供了新的治疗思路，而航天员返回地球前的针对立位耐力下降的应对措施也可用于长期卧床的患者，减少晕厥的发生率。

未来，将有更多的失重下的心血管研究等待设计和实施，包括发现与代谢、炎症和氧化应激相关的血清学标志物，探索细胞学变化、分子生物学机制，以及设计更贴合地球重力环境的立位耐力预测试验等。航天医学研究将为长期载人航天提供保障，也将加深对于人体生理的认知。

（郭晓纲）

参考文献

[1] LIU Z, WAN Y, ZHANG L, et al. Alterations in the heart rate and activity rhythms of three orbital astronauts on a space mission [J]. Life Sci Space Res (Amst), 2015, 4: 62-66.

[2] YAMAMOTO N, OTSUKA K, KUBO Y, et al. Effects of long-term microgravity exposure in space on circadian rhythms of heart rate variability [J]. Chronobiol Int, 2015, 32 (3): 327-340.

[3] DEMONTIS G C, GERMANI M M, CAIANI E G, et al. Human Pathophysiological Adaptations to the Space Environment [J]. Front Physiol, 2017, 8: 547.

[4] BUCKEY J C, GAFFNEY F A, LANE L D, et al. Central venous pressure in space [J]. N Engl J Med, 1993, 328 (25): 1853-1854.

[5] NORSK P. Adaptation of the cardiovascular system to weightlessness: Surprises, paradoxes and implications for deep space missions [J]. Acta Physiologica, 2020, 228 (3): e13434.

[6] NORSK P, DAMGAARD M, PETERSEN L, et al. Vasorelaxation in Space [J]. Hypertension, 2006, 47 (1): 69-73.

[7] NORSK P, ASMAR A, DAMGAARD M, et al. Fluid shifts, vasodilatation and ambulatory blood pressure reduction during long duration spaceflight [J]. J of Physiol, 2015, 593 (3): 573-584.

[8] HAMILTON D R, SARGSYAN A E, MARTIN D S, et al. On-orbit prospective echocardiography on International Space Station crew [J]. Echocardiography, 2011, 28 (5): 491-501.

[9] 杨芬，戴钟铨，谭映军，等．空间飞行条件下心肌细胞发生功能减退与微管解聚 [J]. 科学通报，2008, 53 (5): 561-567.

[10] KOTOVSKAYA A R, FOMINA G A. Human venous hemodynamics in microgravity and prediction of orthostatic tolerance in flight [J]. Hum Physiol, 2015, 41 (7): 699-703.

[11] MARSHALL-GOEBEL K, LAURIE S S, ALFEROVA I V, et al. Assessment of jugular venous blood flow Stasis and thrombosis during Spaceflight [J]. JAMA Netw Open, 2019, 2 (11): e1915011.

[12] GARRETT-BAKELMAN F E, DARSHI M, GREEN S J, et al. The NASA Twins Study: A multidimensional analysis of a year-long human spaceflight [J]. Science, 2019, 364 (6436): eaau8650.

[13] LEE S, RIBEIRO L C, MARTIN D S, et al. Arterial Structure and Function during and after Long-Duration Spaceflight [J]. J Appl Physiol (1985), 2020, 129 (1): 108-123.

[14] NAVASIOLAVA N, YUAN M, MURPHY R, et al. Vascular and Microvascular Dysfunction Induced by Microgravity and Its Analogs in Humans: Mechanisms and Countermeasures [J]. Front Physiol, 2020, 11: 952.

[15] ADE C J, BROXTERMAN R M, CHARVAT J M, et al. Incidence Rate of Cardiovascular Disease End Points in the National Aeronautics and Space Administration Astronaut Corps [J]. J Am Heart Assoc, 2017, 6 (8): e005564.

[16] 李志利，姜世忠．长期失重生理效应体育锻炼防护措施研究进展 [J]. 载人航天，2011, 17 (1): 23-27.

[17] MESTEK M L, WESTBY C M, VAN GUILDER G P, et al. Regular aerobic exercise, without weight loss, improves endothelium-dependent vasodilation in overweight and obese adults [J]. Obesity (Silver Spring), 2010, 18 (8): 1667-1669.

[18] HAMILTON D R, SARGSYAN A E, GARCIA K, et al. Cardiac and vascular responses to thigh cuffs and respiratory maneuvers on crewmembers of the International Space Station [J]. J Appl Physiol (1985), 2012, 112 (3): 454-462.

[19] WOOD K N, MURRAY K R, GREAVES D K, et al. Inflight leg cuff test does not identify the risk for orthostatic hypotension after long-duration spaceflight [J]. NPJ Microgravity, 2019, 5: 22.

[20] PLATTS S H, ZIEGLER M G, WATERS W W, et al. Midodrine Prescribed to Improve Recurrent Post-Spaceflight Orthostatic Hypotension [J]. Aviat Space Environ Med, 2004, 75 (6): 554-556.

酒精摄入对心血管疾病发病的影响

一、前言

饮酒与心血管风险之间的关系一直受到人们的广泛关注，国内外的膳食指南也都对饮酒进行了定义及推荐。传统观念认为，饮酒与心血管疾病的关系呈J形或U形曲线，少量或者中量饮酒有助于心血管保护作用，大量饮酒增加心血管疾病风险并增加死亡率。因此中外指南一致推荐，适量饮酒有助于心血管保护。但新的证据显示传统的观念未必正确，饮酒与心血管疾病之间的关系仍然存在争议！对于高血压与心律失常，饮酒均增加其风险，不存在所谓适量之说。即使是对于冠心病、心肌梗死等缺血性心血管病，饮酒量多少是否具有获益仍然未知。因此有学者提出质疑，饮酒可以导致肝硬化、肝癌、消化道肿瘤等，并增加全因死亡率，为何对心血管情有独钟？本文综合近年文献对酒精摄入和心血管疾病发病之间的关系进行阐述。

二、酒精对血管功能的影响

酒精对心血管功能的影响是多方面的，近年的研究也显示，酒精摄入对心血管的影响具有两面性，既有危害，亦有益处。从机制上来讲，看似矛盾，其实亦有合理性。酒精对心血管的效应主要作用在血管内皮，从而引起一系列的病理生理改变，例如氧化应激、脂蛋白和胰岛素抵抗。酒精引起的内皮损伤或保护作用可能与多种标志物的合成有关，如一氧化氮、皮质醇、内皮素1、黏附分子、肿瘤坏死因子α、白细胞介素6、C反应蛋白和止血因子等，这些标志物的表达与饮酒与心血管健康之间的J形曲线一致。血管壁的内皮层具有内分泌特征，产生的物质在个体的局部产生影响或者是发挥远程作用。血管内皮对血流、血压、炎症反应和循环激素的变化很敏感，可以根据局部组织代谢需要调节血管舒缩张力。内皮功能障碍和心血管疾病具有密切的关系，在冠心病的发生和发展过程中，内皮功能障碍早于斑块的形成，因此内皮功能障碍具有重要的预测价值。

有证据显示，过量饮酒可以导致血管内皮功能发生障碍，但适量饮酒则不会。饮酒后4小时内，血管呈现明显的舒张状态，但在13小时后消失。似乎酒精对血管的影响是短暂的，但酒精对血压的影响表现出了双向性。酒精的血管扩张作用与内皮一氧化氮合酶（eNOS）的高表达有关。然而，酒精对内皮功能本身的影响更为复杂。饮酒与几种炎症生物标志物之间的关系与报告的心血管风险的饮酒量呈J形关系。适度饮酒应该对这些介质具有降低风险的作用，但酒精中毒与内皮功能障碍和许多不利结果有关。酒精量的多少和引起机体反应之间的不同差异可能和剂量依赖的作用途径不同有关。低酒精剂量增加抗氧化活性、降低胰岛素抵抗和减少晚期糖基化终产物（AGEs）的能力，因此可以预防高血压和动脉粥样硬化。反过来，高剂量的酒精会产生相反的后果。表1总结了酒精对几种内皮功能生物标志物的影响。

表 1　酒精对内皮功能生物标志物的影响

标志物	酒精的作用	
	适量饮酒	大量饮酒
氧化应激	抗氧化	氧化
HDL	增加	增加
胰岛素抵抗	降低	增加
一氧化氮(NO)	增加	过氧亚硝酸盐的形成
皮质醇	反应迟钝	反应迟钝
内皮素	增加	增加
黏附分子	减少	增加
TNF-α	减少	增加
IL-6	减少	增加
CRP	减少	增加
止血因子	抗凝	促凝

三、酒精对心肌的损害:酒精性心肌病

早在一百多年前,慢性酒精中毒一直被认为是心脏病的致病因素。实验和临床研究表明,酒精可以直接影响心肌。对实验动物快速给予酒精会导致心室收缩力下降,表现为左心室舒张末压下降,每搏输出减少。心肌“组织损伤”的证据是冠状窦血中转氨酶、钾离子和磷酸根离子的水平升高。快速饮酒后,冠状动脉血流量减少,而心脏的工作负荷和氧气需求增加。酒精会抑制阳离子跨细胞膜的主动转运。从患有酒精性心肌病(alcoholic-dilated cardiomyopathy,ACM)患者尸检获得的检测结果显示,心肌纤维中的中性脂质增加,几种线粒体氧化酶的组织化学染色反应降低。电子显微镜提供了支持观察到的组织化学变化的解剖学证据,表现为线粒体肿胀和线粒体内酶减少。还有间接证据表明,即使没有心脏病的临床证据,慢性酗酒者的心肌也会释放线粒体内酶(苹果酸脱氢酶和异柠檬酸脱氢酶)。临床上众所周知,酒精中毒可能伴有窦性心动过速、室上性心律失常(如阵发性心房颤动)和室性期前收缩(尤其与窦性心动过速相关)。

1. 酒精导致心肌细胞凋亡　动物模型和临床样本均证实,长期大量饮酒可以导致心肌细胞凋亡。酒精通过线粒体膜通透化和促凋亡因子(细胞色素 C)从线粒体膜间隙释放到细胞质中,可以诱导细胞凋亡。慢性乙醇暴露与其他应激信号通路相互作用,通过生理钙振荡激活线粒体通透性转换孔,为心脏细胞凋亡提供了触发条件。除了诱导细胞凋亡外,乙醇还能抑制抗细胞凋亡分子如 BCL-2 的作用。乙醇诱导的心肌细胞凋亡可能受生长因子和心肌细胞因子的调节。ACM 中凋亡肌细胞的百分比相对较低,但结合肌细胞增殖的持续减少,它们可能导致绝对细胞损失和心脏收缩力降低。最近的数据支持 microRNA 的作用,例如 miR-378a-5p 通过 *ALDH2* 基因抑制参与心肌细胞凋亡和 ACM 发展。

最近研究表明,在 ACM 患者中的自噬导致了心肌细胞凋亡和坏死。为了维持心脏稳态,通过自噬去除有缺陷的细胞器和细胞碎片在生理和病理条件下都是必不可少的。但过

度自噬，连同其他因素，如氧化应激、神经激素激活和脂肪酸代谢改变，导致酒精中毒后的心脏结构和功能损伤。这会影响心脏几何形状和收缩功能，促进 ACM 的发展。在 ACM 中，肌节紊乱导致的蛋白降解和收缩性蛋白质丢失是诱导自噬的关键点。尽管自噬背后的作用机制及其信号调节级联在 ACM 中仍然不甚清楚，但对其理解可能有助于更好地识别酒精性心肌病早期阶段的分子机制，并提出新的策略来干预慢性饮酒对心脏毒性的综合风险。

2. 酒精导致心脏纤维化　心肌细胞凋亡或坏死后，心脏试图修复和再生这种组织损伤，但由于乙醇的侵袭性损伤，心脏再生能力低下，并发展出无效的修复机制，如进行性纤维化。事实上，乙醇本身会降低肌细胞再生能力并增加纤维化过程。心内膜下和间质纤维化在 ACM 病程中逐渐出现，通常为晚期。超过 30% 的心肌细胞心室部分可以被纤维化组织取代，从而降低心脏弹性和收缩能力（图 1，彩图见二维码 2）。

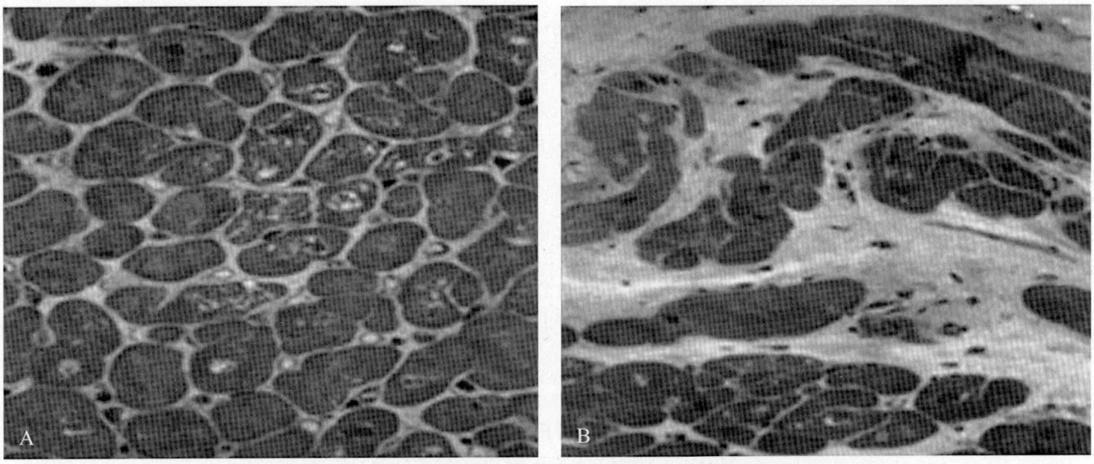

图 1　酒精性心肌病患者的心肌标本（甲苯胺蓝染色，×400 倍）

A. 亚临床期，有轻微的肌细胞溶解、紊乱和肌细胞肥大迹象；

B. 临床末期，肌细胞丢失，间质纤维化和严重的核和肌细胞肥大。

二维码2

3. 酒精性心肌病的发病机制及临床表现　早在 19 世纪，ACM 在临床上被首次报道并对特定的病例进行了描述。在 20 世纪，逐步建立了 ACM 的病理学基础。目前，ACM 定义为有明确有毒物质所致的扩张型心肌病，表现为左室射血分数低、心腔扩大和充血性心力衰竭。在临床表现方面，ACM 的过程类似于特发性扩张型心肌病。酒精摄入过多的个体，经过 10 多年的大量酒精摄入后，通常会出现亚临床心功能变化。大概有 1/3 的长期大量饮酒的患者在进展为收缩功能障碍之前检测到心脏舒张功能减退。

乙醇以剂量依赖性方式诱导酒精性心肌病，与营养、维生素或电解质紊乱无关。它与其他心脏危险因素有协同作用。酒精性心肌病导致心肌收缩力逐渐减弱和心腔扩张，导致心力衰竭发作和心律失常。病理学上，乙醇诱导肌细胞溶解、凋亡和坏死，其修复机制导致肌细胞肥大和间质纤维化。酒精性心肌病的最终过程是剂量和个体倾向的结果，其预后取决于持续摄入乙醇的程度。这是一种长期累积效应，大概折算男性每公斤体重摄入超过 7kg 乙醇（相当于每月 60 杯酒），女性每公斤体重摄入 5kg 乙醇（相当于每月 43 杯酒）。另外，无论何种含酒精的饮料，对个体的损伤都呈剂量依赖性，与个体终生消耗的乙醇总剂量呈线性剂量依赖性关系。一般来说，每天饮酒 >90g 超过 5 年有发生无症状酒精性心肌病的风险。与其他酒精饮料相比，葡萄酒被认为危害性较小，这可能是因为它含有抗氧化多酚、白藜芦醇等分子。酒精含量较高的烈性白酒很容易导致酗酒和乙醇的累积终生剂量增加，从而增加酒精性心肌病的风险。

ACM 的症状并不具有特异性，与其他原因所致的心力衰竭症状类似。当出现心室的扩大、肥大和功能障碍时，表现出临床症状。在疾病进展过程中，大约 20% 的女性和 25% 的男性发展为呼吸困难和左心衰竭。心脏超声和磁共振成像可以检测到左室射血分数降低和心腔的扩大。随着病情进展，也会出现右心衰竭的症状和体征。各种心律失常的早期出现，可能会使 ACM 的过程进展加速恶化。其中，心房颤动是最常见的心律失常。心律失常的出现通常与大量酗酒相关。随着心脏损伤的加重，ACM 患者也可能出现其他器官的损伤，例如肝脏、中枢和外周神经系统、骨骼肌、胰腺和消化道，并且增加患癌症的风险。事实上，ACM 与大量酗酒导致的全身损伤及其整体生物反应有关。ACM 中的死亡率与心力衰竭和恶性心律失常的进展有关。在持续大量酗酒患者中观察到年死亡率达 10%。

酒精对机体的损伤是多靶点的，可以对细胞膜、线粒体、核糖体、DNA 等产生损伤（表 2）。

表 2　酒精诱导的心脏损伤机制

机制	效应
干扰细胞信号和钙瞬变	MAPK、TGF-β、PKC、PPARγ、MMPs、NF-κB、PAI-1
减弱触发 - 收缩耦联机制	细胞内 Ca^{2+} 瞬变、L 型 Ca^{2+} 通道
诱导氧化损伤	ROS、SOD、乙醛
促炎机制	IL-2、TNF-α、NF-κB
诱导凋亡	FAS，TNF-α，TGF-β，Bax-Bcl-2，caspases 3、6
诱导纤维化	TLR-4、TGF-β
阻断蛋白质合成	降低核糖体蛋白质合成、肌动蛋白、肌球蛋白、肌钙蛋白、肌联蛋白
增加糖原沉积	糖原合成酶激酶 3 PARP
肾素 - 血管紧张素 - 醛固酮系统激活	肾素、血管紧张素、醛固酮、p38 MAPK/Smad
干扰激素生长因子	肌肉生长抑制素 ghrelin、leptin、IGF-1
干扰心肌细胞因子的调节	FGF21
减少肌细胞再生	肌肉生长抑制素、IGF-1
损害细胞外基质转运	细胞骨架结构、连接蛋白通道、桥粒链接
心脏病变 / 修复机制之间的不平衡	细胞凋亡和坏死增加心肌纤维化和减弱肌细胞再生

四、饮酒与心血管风险

少到中量饮酒，即男性每天摄入20~60g（1.5~4标准杯），女性每天摄入10~40g（1~3标准杯）。研究证实，适量饮酒并不增加酒精性心肌病的发生风险。在先前对健康个体的研究中，适度饮酒与较低的心力衰竭风险相关。然而，低剂量饮酒也有可能达到导致酒精性心肌病的终生累积剂量。特别是对酒精敏感的个体，例如女性和患有与乙醇相关的其他全身性疾病（肝硬化、营养不良或神经损伤）的患者。此外，一些遗传多态性，例如血管紧张素转换酶基因的“DD”基因型和肌联蛋白截短的变异体携带者，更加容易发生酒精性心肌病。因此，没有安全剂量的乙醇来完全避免酒精性心肌病的发生和发展，建议易感人群完全戒酒。

已经有大量的流行病学调查结果显示，少到中量饮酒可以降低心血管疾病的风险。2017年发表在*JACC*上的综述表明，和不饮酒者相比，适量饮酒具有较低的心血管风险，过度饮酒心血管风险最高，呈现J形曲线。这和人们既往的认识相一致。NHIS研究纳入了333 247例研究对象，发现和不饮酒者相比，少量和中量饮酒全因死亡和心血管死亡均显著降低。大量饮酒则增加死亡率及心血管疾病风险。

大量酗酒，定义为男性在大约2小时内饮酒5杯或更多，女性饮酒4杯或更多，显然对心脏有害。它使人体内的血液乙醇浓度达到0.08g或更高。在实验和临床模型中，大量饮酒会导致急性心肌效应，并伴有左室射血分数（LVEF）的暂时抑制。急性大量酒精暴饮还会诱发各种心律失常，称为假日心脏综合征。所有这些急性效应都会对慢性酒精性心肌病的自然病程造成影响。在诱发急性心脏效应方面，酒精含量高的烈酒和其他酒精饮料相比危害更大。

既往的研究均显示，适量饮酒和心血管疾病的风险降低有关，大量饮酒则对心血管有害。长期过量饮酒、嗜酒、酗酒会导致冠心病的危险因素（如高血压、高血脂）大大增加，直接威胁到心血管的健康。酒精对心血管疾病的作用简单表述如下：①酒精能引起交感神经兴奋，使心输出量增加，心率增快等，增加心血管的负担。②酒精能间接引起肾素等其他血管收缩物质的释放增加，引起血管的不断收缩，血压升高。③长期饮酒还会造成心肌细胞的损害。④饮酒量增多极易造成热能过剩而肥胖，同时酒精在体内可转变为乙酸，乙酸使得游离脂肪酸的氧化减慢，脂肪酸在肝内合成为三酰甘油，同时使极低密度脂蛋白的分泌也增多。因此，基于以上事实，长期过量饮酒，特别是嗜酒、酗酒，对心血管有害无益。但比较有趣的是，对于过量饮酒，也显示降低了心肌梗死的风险。新近发表在*BMJ*上的大型的临床研究显示，和指南推荐的适量饮酒相比，大量饮酒和心肌梗死、不稳定性心绞痛、稳定性心绞痛的风险进一步降低显著相关。研究结果和传统的观念并不一致，该研究结果对既往的观点提出了挑战。

1. 饮酒与心衰风险　大量证据支持，饮酒与心肌梗死（MI）、高血压和2型糖尿病之间存在J形或U形关联。然而，这三个条件也是心衰的重要预测因素。因此，大量饮酒已被证明会增加心衰的风险，而轻度至中度饮酒与心衰风险降低有关。动物模型显示，过量饮酒与左心室肌细胞丢失有关。此外，大量饮酒可能导致心肌细胞功能障碍（通过钙稳态异常）和去甲肾上腺素水平升高。急性乙醇摄入还可能导致心肌收缩力降低。

Framingham心脏研究报告说，在男性，与戒酒者相比，每周喝8~14杯酒的人群心衰的风险可以降低59%；在女性，则这种关系未见统计学差异。心血管健康研究（CHS）结果显示，每周饮酒 7~13 杯的老年人（≥ 65 岁）患心衰的风险降低 34%。Klatsky 等研究显示，对既往有心肌梗死病史的患者中，少到中量饮酒可使心衰的风险降低 40%~50%。但是，其他研究也有不一致的结论。例如，SAVE 研究未发现中等饮酒与患有 MI 患者的心衰住院有关。同样，来自 Solvd 试验的研究结果并未显示缺血性心肌病患者饮酒和心衰之间的关系。

2. 饮酒与高血压　研究发现，饮酒量与血压水平呈正相关，也就是说，喝酒量越大，血压水平就越高。我国的相关研究表明，饮酒者血压水平高于不饮酒者，特别是收缩压。有资料表明，每日饮酒 30ml，高血压病的患病率为 50%；每日饮酒 60ml，高血压病的患病率为 100%。大约有超过 100 项的横截面研究都表明，酒精和血压增高有关。这些研究涉及北美、欧洲、澳大利亚和亚洲人群。大部分研究表明，即使少量饮酒，也会使血压升高，不存在所谓的 J 形曲线。但在女性人群，研究显示，少量到中量饮酒不增加血压水平。其中有两项大规模的 Kaiser Permanente 研究（KPS）可以作为代表，第一个 KPS 是 Klatsky 等超过 87 000 例患者的横断面调查，结果显示，无论人种和性别，每天饮酒超过 2 个标准杯的人群血压明显升高，但在女性，和不饮酒者相比，每天饮酒不超过 2 杯者血压轻度降低。这种酒精和血压的关系在排除了年龄、性别、种族、肥胖、吸烟、咖啡和受教育程度等混杂因素的干扰后依然存在。第二个 KPS 采用了比第一个更为翔实的数据库并做了进一步的分析，结果显示，无论性别如何，多因素分析模型显示，每天饮酒 1~2 倍的人群高血压的发病率升高。另外，比较有意思的是，即使大量酗酒的人群，在戒酒后高血压的发病率不再升高，表明这表明与饮酒相关的高血压会随着戒酒而逆转。

以上是流行病横断面调查的结果，在一项严格匹配的病例 - 对照研究中，每天喝 3 杯酒并持续随访 6 年，血压升高明显，并且这种关联独立于其他的危险因素。另外，前瞻性队列研究更能明确饮酒与血压变化的因果关系。著名的 Framingham 研究是一项前瞻性队列研究，结果显示，不论男女，饮酒均与血压的变化有关。大量饮酒超过 4 年的人群血压升高，减少饮酒量的人群血压会降低。另外，其他前瞻性队列研究也得出一致的结论，即大量饮酒与高血压事件的风险增加有关，但对于少量饮酒对血压的影响并没有得出一致的结论。人体对照临床试验得出的结论应该更加具有说服力。Potter 和 Beevers 的对照临床试验是第一个分析减少饮酒对血压影响的研究。在该研究中研究者采用正交设计研究了 16 名大量饮酒的高血压患者。在坚持日常饮酒习惯时，基线高血压水平没有变化，但在戒酒 3~4 天后血压显著下降。但在重新恢复饮酒后血压显著升高。基于这些数据，研究人员认为酒精对高血压男性有升压作用，并且在完全戒酒后血压会短期降低。另一项随机、对照试验涉及 48 名血压正常的男性，他们报告每天摄入 4~5 杯酒。研究期间先是每天喝 3 杯酒，持续 6 周，然后每周喝 3 杯酒，持续 6 周。结果显示，在饮酒量较低的时期，平均收缩压显著降低，舒张压有较小变化，但没有统计学意义。

尽管上述研究均证实了饮酒与血压的关系，但缺乏机制的解释。事实上，由于酒精对在血压调节中具有直接或间接作用的靶器官有多种作用，因此有关饮酒与血压相关的慢性影响的生理数据可能难以解释。另外，酒精饮用速度、剂量或途径的差异、血压测量的时间间隔和心理因素引起的相关影响等，所有这些都导致难以确定饮酒对血压的真正生理影响。对于血浆肾素、醛固酮、胰岛素、皮质醇或卡多酚胺的检测结果也无法解释与酒精有关的人类血压变化。在亚洲人中，关于酒精对血压的影响是否与常见的乙醛诱导的潮红反应相互作用的数据相互矛盾，不足以成为证据。还有其他机制假说，包括对细胞内钠、压力反射、促肾上腺皮质激素释放激素、钙转移到平滑肌细胞、胰岛素敏感性受损和镁耗竭等，也没有最终被证实。在动物实验,对急性和慢性酒精摄入和血压的关系同样没有定论。因此,解释酒精如何直接导致高血压的生物学机制的科学证据有限。

3. 饮酒与心律失常　饮酒可以诱发多种心律失常,其中假日心脏综合征最典型,也称为酒精诱发的房性心律失常,其特征是与大量饮酒后所致的急性心律失常包括心脏传导障碍,但无其他器质性心脏病的临床证据。假日心脏综合征最重要的方面是它的可逆性,通过戒酒,心脏功能可以恢复。饮酒诱发的心律失常最常见的就是房颤。许多观察性研究结果已经证明了急性饮酒与房颤发作之间的时间关联。在阵发性房颤患者中,酒精是最常见的触发因素。饮酒后"经常"触发房颤的患者占31%,"总是"触发房颤的占4%。然而,在既往没有房颤病史的人群中,酗酒后心律失常的绝对发生率仍然很低。一项研究在假日期间酗酒后进行基于智能手机的ECG监测的3 028名年轻人中,26%患有窦性心动过速,1.3%患有过早房性复合波,0.8%患有房颤。因此,似乎在急性饮酒和一些潜在的倾向(潜在的遗传和/或环境)之间可能存在尚未确定的机制相互作用,这使得一些人更容易发生酒精诱发的房颤。

对于长期饮酒与房颤的关系已经有大量的研究。基于众多人群队列的大规模荟萃分析表明,习惯性饮酒会增加发生房颤的风险。然而,诱发房颤的阈值仍然是争论的主题。2014年对12 554例新发房颤病例进行的荟萃分析显示,饮酒和房颤的发生呈线性剂量反应关系。从每天1杯酒开始,每增加1杯/d,发生房颤的风险增加8%,而且葡萄酒和烈酒似乎比啤酒有更强的关联,并且风险随着酒精消耗量的增加而增加,没有所谓的J形曲线。但最近的一项荟萃分析表明,"适度"习惯性饮酒(每天1~2杯)仅与男性(HR=1.26,95% CI 1.04~1.54)房颤风险升高相关,而女性则不然(HR=1.03,95% CI 0.86~1.25)。而饮酒>2杯/d无论对男性和女性,房颤风险均增加。

从上述研究可以看出,无论是短时间大量饮酒还是长时间习惯性饮酒,均对房颤的发生有着不利的影响,但机制不同。在一项使用心房光学标测的大鼠研究中,急性酒精灌注降低了心房传导速度并缩短了右心房动作电位和有效不应期(ERP),并以剂量依赖的方式增加了不应期的离散度。也有学者研究报告了酒精输注后离子通道活性的急性变化,包括心房L型钙($I_{Ca,L}$)和钠(I_{Na})电流密度降低,钾通道Kir3.1(I_{KACh})上调导致的动作电位缩短,并增加肺静脉心肌细胞中的肺静脉Ito外向钾电流活性。在人群研究中发现,短期大量饮酒可能会通过改变心房电特性、直接心脏毒性或通过自主神经张力的变化导致房颤的发生。在14名酒精中毒患者进行的电生理学检测中表明,酒精缩短了心房有效不应期,并减慢了心房内传导。对于慢性长期饮酒对房颤的影响,动物实验表明,饮酒2个月的大鼠肌丝钙敏感性降低、心房传导减慢、不应期分散度增加、右心房ERP降低。饮酒6个月后,KCNQ1和连接蛋白40的mRNA表达增加。在人群中,习惯性饮酒与不良心房重构和发生房颤的风险增加有关。在对1 088例房颤事件进行中位6年随访的Framingham队列研究中发现,饮酒量每日增加10g,LA直径增加0.16mm。

4. 饮酒与心血管死亡　观察性和前瞻性研究一致表明,大量饮酒增加全因死亡和心源性死亡,而少量饮酒则降低全因和心血管死亡风险,呈现J形或U形曲线。Xi等采用来自333 247名18岁以上参与者的全国健康访谈调查的数据,并根据自我报告的饮酒模式对参与者进行分类,研究了美国成年人饮酒与死亡风险之间的关联。与终生不饮酒者相比,轻度或中度饮酒者全因死亡率和心血管死亡率的风险较低,但这种风险随着大量饮酒而显著增加(图2)。

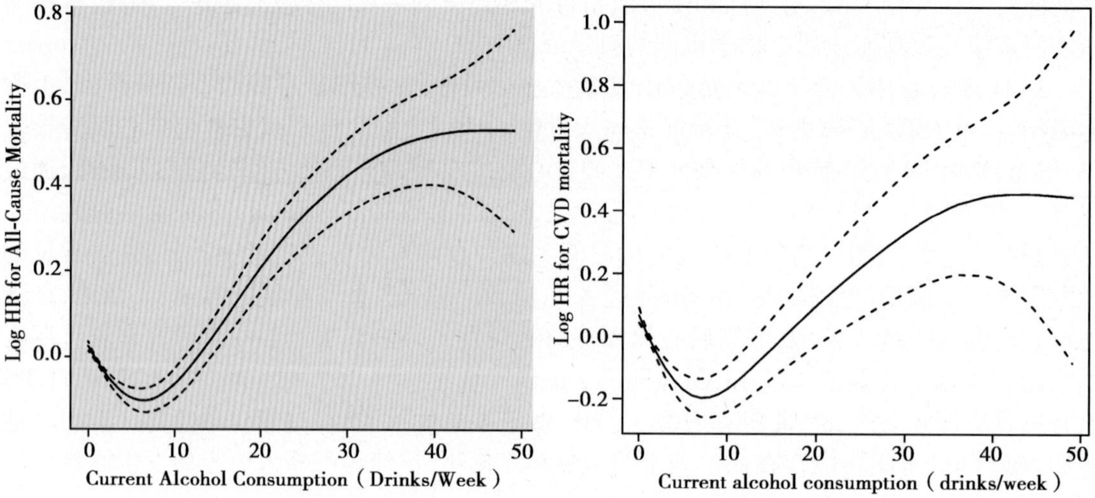

图 2　饮酒与全因死亡(左)和心源性死亡(右)的剂量反应关系

一项对包括 34 项研究超过 100 万人的荟萃分析发现，女性每天饮酒半杯到 1 杯的潜在益处最大(全因死亡率降低 18%，95% *CI* 13%~22%)。在男性中，每天饮酒 1~2 杯益处最大，相关的全因死亡率降低 17%(95% *CI* 15%~19%)。女性每天饮酒超过 2.5 杯，男性每天饮酒超过 4 杯均与更高的死亡率呈剂量相关性。

和烈性白酒相比，多酚含量高的红酒具有抗氧化、抗炎和抗血小板作用。然而，乙醇是低剂量潜在健康益处和高剂量毒性作用的主要驱动因素。少量饮酒的益处主要在于高密度脂蛋白(HDL)增加、血浆黏度降低、纤维蛋白原浓度降低、纤维蛋白溶解增加、血小板聚集和凝血减少以及内皮功能增强。

一项对包含 87 项研究的荟萃分析结果验证，饮酒和死亡风险的关系呈经典的 J 形曲线。少量饮酒者(乙醇 1.3~24.9g/d)降低了死亡风险(*RR*=0.86，95% *CI* 0.83~0.90)。偶尔饮酒者(< 1.3g/d)具有相似的死亡风险(*RR*=0.84，95% *CI* 0.79~0.89)，而既往饮酒者的死亡风险明显升高(*RR*=1.22，95% *CI* 1.14~1.31)。然而，在调整戒酒偏倚和质量相关研究特征后，未观察到少量饮酒者的死亡风险显著降低(*RR*=0.97，95% *CI* 0.88~1.07)。将分析限制在更高质量、无偏倚的研究中，也未能显示少量饮酒者的死亡风险降低。偶尔饮酒者的风险评估与中低量饮酒者的风险评估相似。

有趣的是，一旦发生醉酒(过度饮酒)，定期少量饮酒所产生的任何心脏保护作用就会消失。一项荟萃分析发现，与规律少到中量饮酒者相比，不规律重度饮酒者(每次 ≥ 60g 纯酒精，并 > 12 次 / 年但<5 次 / 周)缺血性心脏病的发病率和死亡率风险增加 45%，即使在调整研究类型、受试者年龄和吸烟情况并排除既往饮酒者结果未发生改变。总体而言，酒精的有害影响远远大于有益影响，欧洲人群平均每日饮酒 10g，过早死亡的风险稳步增加。

五、“适量饮酒”的界定及指南推荐

何谓适量？对于不同的人来讲，概念并不一致。因此，适量是一个模糊的概念，不同的研究界定不同，不同人种对酒精的代谢及耐受性存在差异，酒精体内代谢酶的活性差异等均对结果产生影响。而且，目前现有的证据大部分来自观察性研究，饮酒的多少都是患者自己报告，缺乏客观的指标，因此对结果会产生一定的影响。另外，对于何谓适量饮酒？不同指南推荐差异较大，美国指南推荐男性 196g/ 周，女性 98g/ 周，加拿大和瑞典的指南推荐和美国指南相似，男性 200g/ 周，女性 100g/ 周。但是，意大利、葡萄牙、西班牙指南推荐的适量饮酒比美国指南推荐高 50%，而英国指南推荐的适量饮酒约为美国指南推荐的 1/2。适量饮酒的阈值不同，如何执行？到底喝多少酒是有害的？喝多少是有益的呢？饮酒与心血管疾病亚型的剂量反应关联仍然知之甚少，期待新的证据出现。

最近一项涉及近 60 万病例的大型研究对 83 个前瞻性研究中的个人资料进行综合分析，目的在于进一步揭示饮酒与心血管疾病的关系。该研究结果发现，饮酒与全因死亡存在线性相关关系，在男性和女性中均有此趋势。研究结果证实了饮酒和心血管风险呈 J 形曲线关系，但最低风险的量似乎更低，大约为每周 100g。在调整了其他混杂因素的干扰之后，这种 J 形曲线关系仍然存在。研究结果还显示，和饮酒量低于 100g/ 周的人群相比，对于 40 岁的人来讲，每周饮酒 100~200g 预期寿命缩短 6 个月，200~350g/ 周的人群会缩短 1~2 年，>350g/ 周的人群会缩短 4~5 年。因此研究者提出，适量饮酒应在 100g/ 周以下。该研究的发表似乎解决了目前的疑惑，为“适量饮酒”的意义进行了盖棺定论。然而，最新证据显示适量饮酒的说法根本就不存在。2018 年 8 月 *Lancet* 重磅研究发布：酒精的安全剂量是 0！该研究公布了 195 个国家 1990—2016 年的饮酒数据，以及因饮酒产生的医疗卫生负担问题，认为即使少量饮酒也会增加死亡率，不饮酒是最安全的。但研究者并不否认，适量饮酒可以降低缺血性心血管疾病风险。

因此，基于目前的证据，适量饮酒的说法仅限于缺血性心血管疾病，但是规律适量饮酒的人群一旦发生急性大量饮酒行为，所获得的益处也会消失！另外，饮酒的有害作用远远大于其有益作用，因此，从死亡率方面来讲，滴酒不沾是最安全的。也就是说，对于致死性临床结局，饮酒的安全剂量为 0。

（谢 翔　马依彤）

参考文献

[1] HOLMES M V, DALE C E, ZUCCOLO L, et al. Association between alcohol and cardiovascular disease: Mendelian randomisation analysis based on individual participant data [J]. BMJ, 2014, 349: g4164.

[2] MUKAMAL K J. A safe level of alcohol consumption: the right answer demands the right question [J]. J Intern Med, 2020, 288 (5): 550-559.

[3] REDDIESS P, AESCHBACHER S, MEYRE P, et al. Alcohol consumption and risk of cardiovascular outcomes and bleeding in patients with established atrial fibrillation [J]. CMAJ, 2021, 193 (4): E117-E123.

[4] LEE G, JEONG S, CHOI S, et al. Associations between alcohol consumption and cardiovascular disease among long-term survivors of colorectal cancer: a population-based, retrospective cohort study [J]. BMC Cancer, 2021, 21 (1): 710.

[5] CHANG J Y, CHOI S, PARK S M. Association of change in alcohol consumption with cardiovascular disease and mortality among initial nondrinkers [J]. Sci Rep, 2020, 10 (1): 13419.

[6] DAY E, RUDD J H F. Alcohol use disorders and the heart [J]. Addiction, 2019, 114 (9): 1670-1678.

[7] DI CASTELNUOVO A., COSTANZO S., BAGNARDI V., et al. Alcohol dosing and totalmortality in men and women: an updated meta-analysis of 34 prospective studies [J]. Arch Intern Med, 2006, 166: 2437-2445.

[8] CSENGERI D, SPRÜNKER N A, SCHNABEL R B. Alcohol and atrial fibrillation: dose matters, not so

much the type [J]. Eur Heart J, 2021, 42 (25): 2507-2508.
[9] LARSSON S C, BURGESS S, MASON A M. Alcohol Consumption and Cardiovascular Disease: A Mendelian Randomization Study [J]. Circ Genom Precis Med, 2020, 13 (3): e002814.
[10] IKEHARA S, ISO H. Alcohol consumption and risks of hypertension and cardiovascular disease in Japanese men and women [J]. Hypertens Res, 2020, 43 (6): 477-481.
[11] MAYL J J, GERMAN C A, BERTONI A G. Association of Alcohol Intake With Hypertension in Type 2 Diabetes Mellitus: The ACCORD Trial [J]. J Am Heart Assoc, 2020, 9 (18): e017334.
[12] CHEVLI P A, ALADIN A I, KANAYA A M. Alcohol consumption and subclinical atherosclerosis among South Asians: Findings from the Mediators of Atherosclerosis in South Asians Living in America (MASALA) study [J]. Nutr Metab Cardiovasc Dis, 2020, 30 (1): 123-131.
[13] MINZER S, LOSNO R A, CASAS R. The Effect of Alcohol on Cardiovascular Risk Factors: Is There New Information？ [J]. Nutrients, 2020, 12 (4): 912.
[14] DJOUSSÉ L, GAZIANO J M. Alcohol consumption and heart failure: a systematic review [J]. Curr Atheroscler Rep, 2008, 10 (2): 117-120.
[15] FERNÁNDEZ-SOLÀ J. The Effects of Ethanol on the Heart: Alcoholic Cardiomyopathy [J]. Nutrients, 2020, 12 (2): 572.
[16] XI B, VEERANKI S P, ZHAO M, et al. Relationship of alcohol consumption to all-cause, cardiovascular, and cancer-related mortality in U. S. adults [J]. J Am Coll Cardiol, 2017, 70: 913-922.
[17] SMYTH A, TEO K K, RANGARAJAN S, et al. Alcohol consumption and cardiovascular disease, cancer, injury, admission to hospital, and mortality: a prospective cohort study [J]. Lancet, 2015, 386 (10007): 1945-1954.
[18] BELL S, DASKALOPOULOU M, RAPSOMANIKI E, et al. Association between clinically recorded alcohol consumption and initial presentation of 12 cardiovascular diseases: population based cohort study using linked health records [J]. BMJ, 2017, 356: j909.
[19] WOOD A M, KAPTOGE S, BUTTERWORTH A S, et al. Risk thresholds for alcohol consumption: combined analysis of individual-participant data for 599 912 current drinkers in 83 prospective studies [J]. Lancet, 2018, 391 (10129): 1513-1523.

免疫检查点抑制剂心脏评估策略

免疫检查点抑制剂(immune check point inhibitor,ICI)通过对免疫检查点的调节使得T细胞的增殖与活化,恢复并提高T细胞特异性识别和杀伤肿瘤细胞的能力,从而诱导肿瘤细胞死亡,在黑色素瘤、非小细胞肺癌、霍奇金淋巴瘤、非霍奇金淋巴瘤、肾细胞癌、食管癌、结肠癌、皮肤临床细胞癌等肿瘤的治疗中展示了非凡的应用前景。目前主要包括细胞程序性死亡蛋白1(programmed cell death protein 1,PD-1)/细胞 程序 性死 亡蛋 白配 体1(programmed cell death proteinligand 1,PDL-1)抑制剂,如纳武单抗(nivolumab)、帕博利珠单抗(pembrolizuma)、西米普利单抗(cemiplimab)、特瑞普利单抗(toripalimab)、信迪利单抗(sintilimab)、替雷利珠单抗(tislelizumab)和卡瑞利珠单抗(camrelizumab);阿替利珠单抗(atezolizumab)、阿维鲁单抗(avelumab)、度伐利尤单抗(durvalumab)等和细胞毒性T细胞相关抗原4(cytotoxic T lymphocyte associated antigen-4,CTLA-4)抑制剂,如伊匹单抗(ipilimumab)和曲美木单抗(tremelimumab)两大类。

一、免疫检查点抑制剂相关心血管毒性的流行病学

伴随着强大的治疗前景,ICI药物引起的不良事件(immune-related adverse events,irAEs)也逐渐被关注,发生率可高达90%,可以累及多个系统,常见于皮肤、胃肠道、肺及肌肉骨骼系统,也可见于内分泌、肾脏、神经、血液及心血管系统。ICI相关心血管毒性发生率为6.2%,包括了心肌炎、心包疾病、心律失常、心肌病、急性冠脉事件、应激性心肌病等。基于WHO VigiBase数据库对接受ICI治疗的患者的不良事件研究显示心肌炎占0.39%,发生率是未接受ICI药物治疗患者的11倍,一些单中心或多中心研究发现其发生率可达1%以上(1.05%~1.14%),心包疾病为0.3%,室上速为0.71%,心肌梗死为0.53%,室性心律失常为0.07%,心脏传导障碍为0.12%,血管炎为0.26%。虽然ICI相关的心脏不良事件发病率不高,但是约35%的患者可危及生命,特别是心肌炎,死亡率高达39.7%~50%,因此在临床工作中需要予以重视。

二、免疫检测点抑制剂相关心血管毒性治疗前的基线评估

(一)免疫检查点抑制剂治疗前患者基础疾病史的评估

Ohad Oren等回顾性分析2010—2019年3 326例就诊梅奥诊所接受ICI治疗的患者,发现既往有高血压(*HR*=1.32,95% *CI* 1.17~1.49,*P*<0.001)、卒中(*HR*=1.26,95% *CI* 1.06~1.50,*P*=0.009)、心衰(*HR*=1.26,95% *CI* 1.09~1.46,*P*=0.002)病史或存在吸烟史(*HR*=1.17,95% *CI* 1.06~1.29,*P*=0.002)的患者其全因死亡率增加,而肥胖(*HR*=0.65,95% *CI* 0.55~0.77,*P*<0.001)、高胆固醇血症(*HR*=0.80,95% *CI* 0.72~0.89,*P*<0.001)与全因死亡率呈负相关。

一项多中心研究发现,既往存在糖尿病、睡眠呼吸暂停(obstructive sleep apnea,OSA)或者体重指数(body mass index,BMI)较大的接受联合ICI治疗的患者中发生免疫相关心肌炎更常见(34% *vs.* 13%,*P*<0.01)。此外,出现心肌炎的风险与既往是否发生过急性冠脉事件(1分)、是否存在心衰(1分)以及年龄≥80岁(1分)这3个因素相关(评为0~3分,心肌炎的

发生率依次为 0.13%、1.4%、2.8%、4.5%)。

Zarifa 等也提出,较低的体表面积、既往有心衰病史、高脂血症是与较高的心包积液发生率显著相关的独立危险因素。ICI 可促进动脉粥样硬化斑块的增大或引起冠脉痉挛。给予 ICI 治疗的患者,发生血管动脉粥样硬化事件(心肌梗死、冠脉搭桥、缺血性卒中)的风险增加 3 倍。既往存在急性血管事件(脑血管事件、冠脉事件、肺栓塞)和血脂异常是 ICI 治疗期间发生血管动脉粥样硬化事件的危险因素。

(二)抗肿瘤治疗方案的选择

Hu 等进行的荟萃分析发现,与单纯的化疗相比,给予 ICI 治疗后患者出现心律失常的风险增加,在原有化疗方案的基础上联用 PD-1,出现心肌病的风险增加。选择不同种类的 ICI,发心血管不良事件的风险也有不同。PD-1/PD-L1 抑制剂似乎比 CTLA-4 抑制剂更容易发生心肌炎和心包疾病,而 CTLA-4 抑制剂可诱发更多的血管炎。两种 ICI 联合用药可增加心肌炎的发生率,药物警戒研究和 Mahmood 等的多中心研究均提示:免疫心肌炎多见于联合免疫疗法,其次是抗 PD-1 或抗 PD-L1 单药治疗,较少见于 CTLA-4 单药治疗。基于 FDA 的不良事件报告系统(FAERS)数据库的研究显示,联合 ipilimumab 和 nivolumab 治疗,患者免疫相关心肌炎发生的危险比(*OR*)高达 30.26,远高于其他单药治疗。使用 ICI 药物一旦发生严重心肌炎,平均病死率为 46%,其中抗 PD-1 联合抗 CTLA-4 相关心肌炎患者病死率高达 67%;而抗 PD-1 单药相关心肌炎患者病死率为 36%。

三、免疫检测点抑制剂相关心血管毒性治疗期间的评估和监测

(一)免疫检测点抑制剂相关心血管疾病的临床表现

如前所述,irAE 主要包括心肌炎、心包疾病、心律失常、心肌病、急性冠脉事件、应激性心肌病等,主要以呼吸困难、胸痛、心悸和心搏骤停等为临床表现,其比例分别为 76%、14%、14% 和 7%。因此,建议在临床工作中,一旦患者出现胸闷、胸痛等临床症状,应尽快完善检查,协助明确是否发生不良事件以及为何种并发症。

免疫相关心肌炎表现为乏力、胸痛、呼吸困难、肌痛或周身水肿等。发病中位数为给药后 17~34 天,6 周内发病率为 76%,3 个月内发病率为 81%,值得注意的是在晚期(~454 天)也有可能发生心肌炎,发病较晚的心肌炎患者中出现心力衰竭的比例更高,但心血管相关死亡率和总死亡率与发生时间较早的心肌炎患者并无差别。其临床常为急性或暴发性发作。约 46% 可合并其他系统 irAEs,常见的是自身免疫性肌炎和肝炎。Tashtish 等研究发现,合并有肌炎(*ROR*=25.5,95% *CI* 18.7~34.9)、脑炎(*ROR*=2.9,95% *CI* 1.4~6.3)和肝炎(*ROR*=2.9,95% *CI* 1.9~4.5)的患者,治疗过程中发生心肌炎的风险增高。在无上述 irAEs 时,心肌炎发生率为仅为 0.6%;合并一种不良事件时,其发生率为 3.7%;合并两种不良事件时,发生率增加至 41.3%;当同时存在三种其他系统不良事件时,约一半的患者可能发生心肌炎。因此,在用药期间出现其他系统不良事件时,也需警惕是否合并心血管损伤可能。

免疫相关心包疾病包括心包炎、心包积液或心包填塞。心包积液占免疫相关心脏毒性患者的 7%,17% 的免疫相关心肌炎患者可合并有心包积液,多见于接受 PD-1 治疗的肺癌患者。主要表现为胸痛、呼吸困难。中位发病时间多在为首次用药后 30 天,其病死率为 21.1%。71% 的患者需要行心包穿刺,其积液为以淋巴细胞为主(>75%)的渗出液。部分患者可合并免疫性甲状腺炎、肺炎、肾上腺功能不全。

免疫相关的心律失常包括房颤、室性心动过速和房室传导障碍等。患者可出现心悸、

黑矇、晕厥等不适，大多数伴有心肌炎，约 13% 接受 ICI 治疗的患者存在传导疾病而不伴有心肌炎。与其他原因导致的传导异常相比，ICI 相关的传导异常增加了心血管死亡率风险（80% *vs.* 16%）。

（二）免疫检测点抑制剂相关心血管毒性的监测

ASCO 共识建议进行基线心脏检查，包括超声心动图、心电图和相应的心脏生物标志物检查（cTn、BNP/NT-proBNP）ICI 相关的心血管事件多发生于用药后的 1 个月左右的时间，建议用药后的前 6 周，每 1~2 周检测肌钙蛋白、BNP、心电图。

cTn 是检测免疫相关心肌炎的重要指标，约 94% 的心肌炎患者存在异常，当肌钙蛋白 T ≥ 1.5ng/ml 的患者心血管复合死亡、心源性休克复合死亡、心源性休克、心搏骤停和有血流动力学意义的完全性心脏传导阻滞的风险增加 4 倍，发生完全房室传导阻滞可能也与病情的严重程度及死亡相关。但是，若患者临床上无其他心肌炎相应的表现且免疫检查点抑制剂为单药治疗时，需注意与心肌炎以外的疾病鉴别，在第一次 cTn 浓度异常后必须复查（应在 2 ~3 小时后复查）以确定 cTn 升高是否存在动态演变情况。BNP/NT-proBNP 是诊断心衰的重要指标，Escudier 等发现诊断为 ICI 相关心脏毒性的患者 BNP/NT-proBNP 均升高，诊断为免疫相关心肌炎患者中约 66% 存在异常。尽管 BNP/NT-proBNP 的检出率很高，但特异性差，因为 BNP/NT-proBNP 可能在其他急性心脏应激原因或许多癌症患者因癌症相关炎症而慢性升高。

心电图检查可以快速识别各种心律失常。89% 的 ICI 相关心肌炎患者行心电图检查使存在异常，其表现多种多样，包括窦性心动过速伴室性二联律、房颤伴右束支传导阻滞、更严重的室内传导延迟伴完全性心脏传导阻滞或室性心动过速。ICI 相关心肌炎死亡的患者中 64% 发生了完全性房室传导阻滞，提示发生完全房室传导阻滞可能与病情的严重程度及死亡相关。免疫相关心包疾病心电图可表现为肢体导联低电压，PR 段的压低，ST 段呈弓背向下抬高等。免疫相关的疾病冠脉事件，心电图可见相应导联 ST-T 改变。

超声心动图可以评价心肌运动、心包情况及左室射血分数（LVEF），是常见的心衰、心肌病、心包疾病的诊断手段。一半以上的免疫相关心肌炎患者左室射血分数正常，而纵向应变率（global longitudinal strain，GLS）是另一项衡量心脏功能和心脏损伤的敏感指标。Awadalla 等研究发现，无论 LVEF 是否异常，GLS 在发生心肌炎患者中下降明显［(14.1 ± 2.8)%］，且 GLS 越低，发生 MACE（心源性猝死、休克、停搏、完全房室传导阻滞）的风险越高。GLS 每下降一个百分点，在 LVEF 降低的患者中 MACE 增加 1.5 倍（*HR*=1.5，95% *CI* 1.2~1.8），而在 LVEF 正常的患者中 MACE 增加 4.4 倍（*HR*=4.4，95% *CI* 2.4~7.8）。

虽然心脏 CMR 可以明确心肌水肿、延迟强化等情况，用于鉴别心肌炎、心肌病等不良事件，但一项多中心研究发现 ICI 相关心肌炎患者中，存在延迟强化者仅占 48%（LVEF 降低者占 55%，LVEF 保留者占 43%）。其延迟强化阳性率与行 CMR 的时间有关，若发病小于 4 天，CMR 阳性率仅为 21.6%，发病 ≥ 4 天患者占 72%。因此，建议临床怀疑心肌炎，但是 LVEF 正常，心肌 CMR 未见延迟强化者，应行心肌活检（心肌伴或不伴传导系统中以 $CD8^{+}$T 细胞为主和巨噬细胞浸润），协助早期明确诊断。

四、免疫检测点抑制剂相关心血管毒性的治疗策略

当患者发生 ICI 相关心血管不良反应时，应先对其严重程度进行 1~4 级分级，然后根据不同级别进行相应的激素或联合免疫抑制剂治疗。ICI 相关心肌炎在所有器官免疫毒性中

致死性最高，成为导致患者短期内死亡的重要原因，针对其监测与管理专家共识提出了详细诊断和管理流程（图 1，图 2）。指南中提出，需根据不同的诊断分层“明确的心肌炎”“可能性较大的心肌炎”“有可能的心肌炎”“亚临床心肌损伤”，给予相应的治疗方案。

针对其他心脏免疫相关不良事件的检测及管理，结合症状、体征及相应的检查，评估其不良事件的严重等级，进一步给予治疗（图 3）。

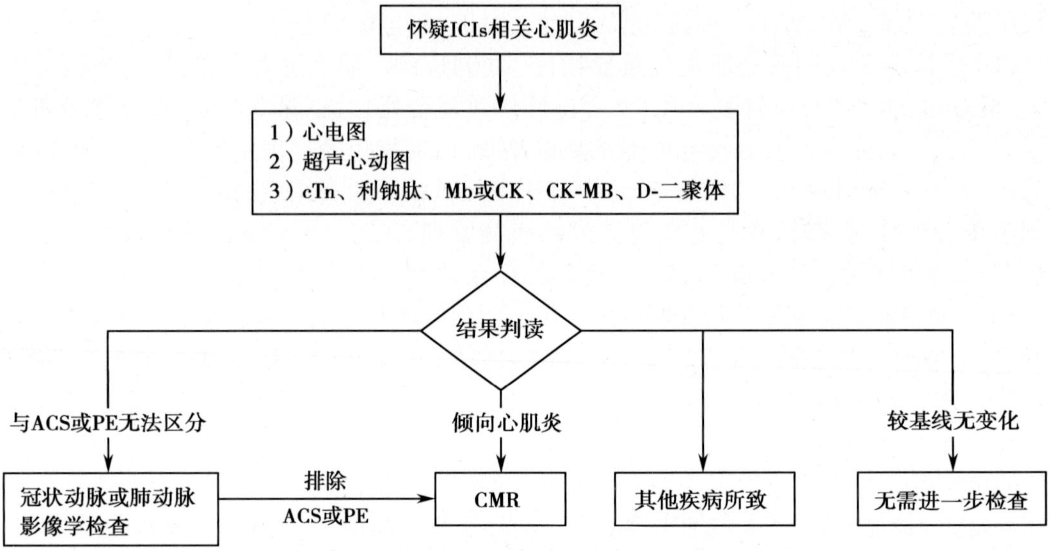

图 1　疑似 ICI 相关心肌炎的检查和诊断流程

ACS，急性冠脉综合征；PE，肺栓塞。

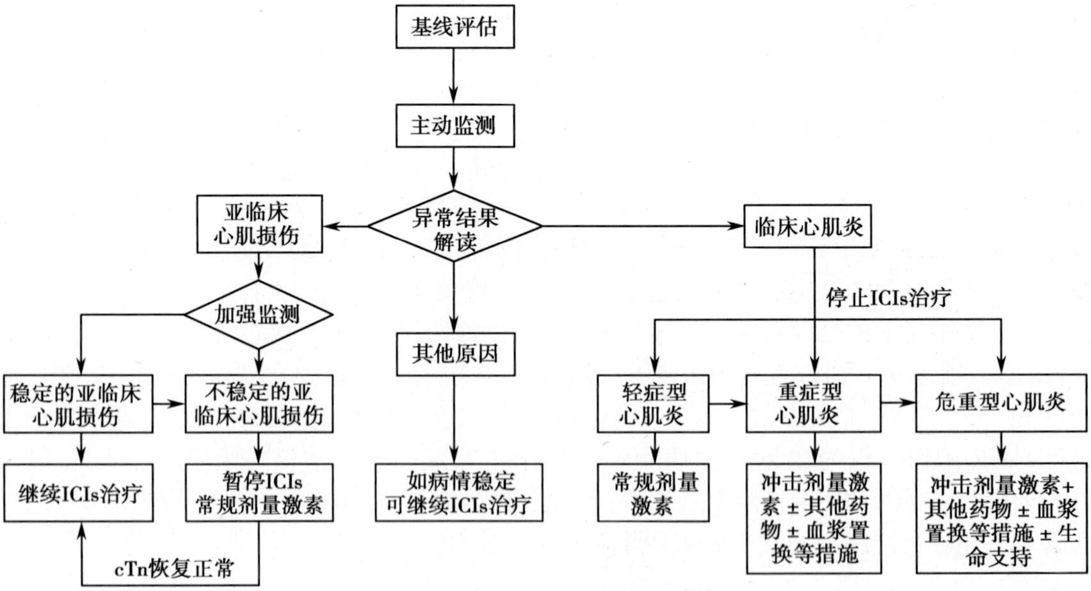

图 2　ICI 相关心肌炎管理流程

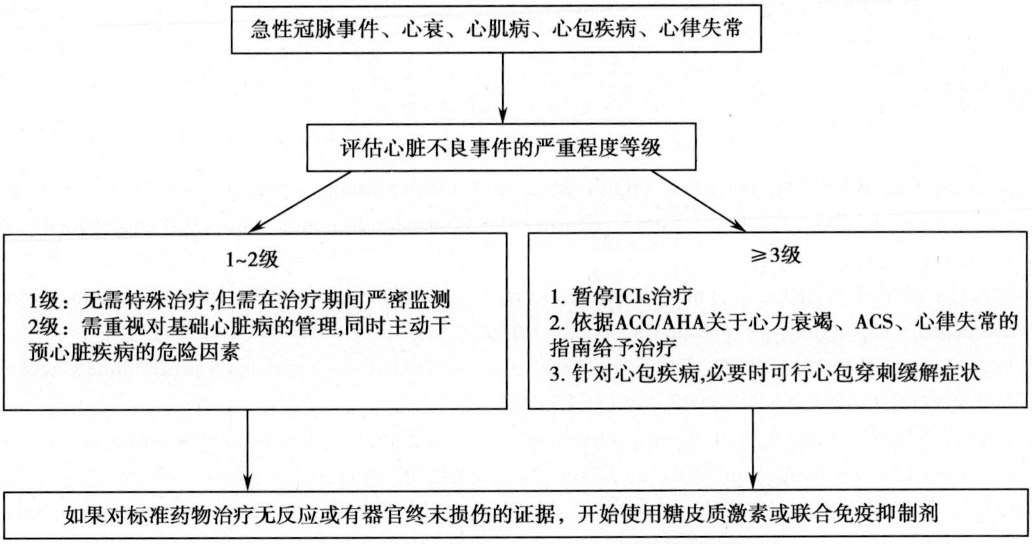

图 3　其他心脏不良事件的监测和管理流程

五、展望

ICI 由于其显著的临床效益,已经成为抗癌研究领域中最有前途的免疫治疗类型。随着药物的蓬勃发展,这些药物的临床安全性也逐渐不容忽视,特别是心肌炎。在用药前需充分评估患者基础状态,是否存在引起 ICI 相关心脏不良事件的危险因素,治疗时观察患者的症状及定期监测指标以早发现、早诊断、早治疗,避免出现治疗肿瘤却加速患者死亡现象(图 4)。

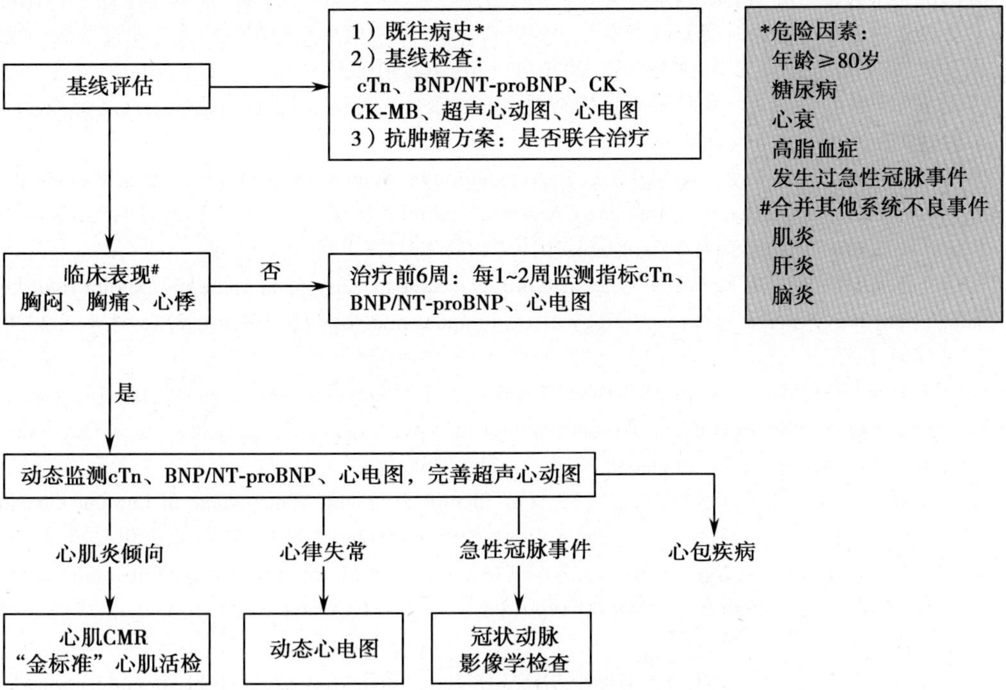

图 4　心脏不良事件的监测和评估流程

（江淑芬　王阿曼　夏云龙）

参考文献

[1] SALEM J E, MANOUCHEHRI A, MOEY M, et al. Cardiovascular toxicities associated with immune checkpoint inhibitors: an observational, retrospective, pharmacovigilance study [J]. Lancet Oncol, 2018, 19 (12): 1579-1589.

[2] GUO X, WANG H, ZHOU J, et al. Clinical manifestation and management of immune checkpoint inhibitor-associated cardiotoxicity [J]. Thorac Cancer, 2019, 11 (2): 475-480.

[3] HU J R, FLORIDO R, LIPSON E J, et al. Cardiovascular Toxicities Associated with Immune Checkpoint Inhibitors [J]. Cardiovasc Res, 2019, 115 (5): 854-868.

[4] WANG F, QIN S, LOU F, et al. Retrospective analysis of immune checkpoint inhibitor-associated myocarditis from 12 cancer centers in China [J]. J Clin Oncol, 2020, 38: e15130.

[5] OREN O, YANG E H, MOLINA J R, et al. Cardiovascular Health and Outcomes in Cancer Patients Receiving Immune Checkpoint Inhibitors [J]. Am J Cardiol, 2020, 125 (12): 1920-1926.

[6] MAHMOOD S S, FRADLEY M G, COHEN J V, et al. Myocarditis in patients treated with immune checkpoint inhibitors [J]. J Am Coll Cardiol, 2018, 71: 1755-1764.

[7] INNO A, CHIAMPAN A, LANZONI L, et al. Immune Checkpoint Inhibitors and Atherosclerotic Vascular Events in Cancer Patients [J]. Front Cardiovasc Med, 2021, 8: 652186.

[8] HU J, TIAN R, MA Y, et al. Risk of Cardiac Adverse Events in Patients Treated With Immune Checkpoint Inhibitor Regimens: A Systematic Review and Meta-Analysis [J]. Front Oncol, 2021, 11: 645245.

[9] ZAMAMI Y, NIIMURA T, OKADA N, et al. Factors Associated With Immune Checkpoint Inhibitor-Related Myocarditis [J]. JAMA Oncol, 2019, 5 (11): 1635-1637.

[10] 中国抗癌协会整合肿瘤心脏病学分会，中华医学会心血管病学分会肿瘤心脏病学学组，中国医师协会心血管内科医师分会肿瘤心脏病学专业委员会，等. 免疫检查点抑制剂相关心肌炎监测与管理中国专家共识 (2020 版). 中国肿瘤临床，2020, 47 (20): 1027-1038.

[11] 江淑芬，董畅，刘莹，等. 免疫检查点抑制剂相关心血管不良反应的机制、临床表现及管理 [J]. 中华心血管病杂志，2021, 49 (4): 410-414.

[12] TASHTISH N, LANG K, AL-KINDI S, et al. Association between Myocarditis and Other Immune-Related Adverse Events Associated with Immune Checkpoint Inhibitor Use: Analysis of the FDA Adverse Events Reporting System (FAERS)[J]. J Card Fail, 2019, 25 (8): S63.

[13] CHEN D Y, HUANG W K, WU C C, et al. Cardiovascular toxicity of immune checkpoint inhibitors in cancer patients: A review when cardiology meets immuno-oncology [J]. J Formos Med Assoc, 2020, 119 (10): 1461-1475.

[14] BRAHMER J R, LACCHETTI C, SCHNEIDER B J, et al. Management of immune-related adverse events in patients treated with immune checkpoint inhibitor therapy: American Society of Clinical Oncology clinical practice guideline [J]. J Clin Oncol, 2018, 6: 1714-1768.

[15] SPALLAROSSA P, TINI G, SAROCCHI M, et al. Identification and Management of Immune Checkpoint Inhibitor-Related Myocarditis: Use Troponin Wisely [J]. J Clin Oncol, 2019, 37 (25): 2201-2205.

[16] ATALLAH-YUNES S A, KADADO A J, KAUFMAN G P, et al. Immune checkpoint inhibitor therapy and myocarditis: a systematic review of reported cases [J]. J Cancer Res Clin Oncol, 2019, 145 (6): 1527-1557.

[17] AWADALLA M, MAHMOOD S S, GROARKE J D, et al. Global Longitudinal Strain and Cardiac Events in Patients With Immune Checkpoint Inhibitor-Related Myocarditis [J]. J Am Coll Cardiol, 2020, 75 (5): 467-478.

[18] ZHANG L, AWADALLA M, MAHMOOD S S, et al. Cardiovascular magnetic resonance in immune checkpoint inhibitor-associated myocarditis [J]. Eur Heart J, 2020, 41 (18): 1733-1743.
[19] THOMPSON J A, SCHNEIDER B J, BRAHMER J, et al. NCCN guideline sinsights: management of immunetherapy-related toxicities, version 1. 2020 [J]. J Natl Compr Canc Netw, 2020, 18 (3): 230-241.

冠心病合并颈动脉严重狭窄的处理原则

动脉粥样硬化是一种慢性渐进性全身血管病变,常累及循环系统多个血管床,尤以心、脑血管为甚。随着我国人口老龄化的加剧,颈动脉狭窄病变与冠状动脉粥样硬化性心脏病(冠心病)共存的患病率普遍增加,业已成为导致围手术期心、脑血管事件的重要因素,也为心血管临床诊疗工作提出了更高的要求和崭新的挑战。因此,本文主要阐述此类冠心病合并颈动脉严重狭窄患者的当前诊治经验与推荐。

一、流行病学、检查和诊断

作为动脉粥样硬化的重要累及血管,颈动脉和冠状动脉病变共病存在的情况很普遍。在冠心病患者中,合并存在重度及以上颈动脉狭窄的比例高达 2.4%~5.2%,且冠脉病变严重程度和颈动脉狭窄程度呈显著正相关。在一组连续纳入 1 405 例可疑冠心病患者同期冠脉造影和颈动脉超声检查的研究显示,在冠脉单支病变、双支病变、三支病变和左主干病变患者中,重度及以上颈动脉狭窄的比例分别为 3.1%、3.6%、7.0% 和 10.8%。从颈动脉病变位置来看,双侧重度病变患者占比达 0.73%~1.3%。同样的,在颈动脉狭窄中也有高达 13%~86% 的患者合并冠心病病史,重度颈动脉狭窄的患者冠心病患病率则进一步升高。

不仅如此,对于冠心病合并颈动脉狭窄的患者来说,无论处理冠脉病变或颈动脉病变,在围手术期卒中或心肌梗死风险均明显增加,且病死率显著升高。因此,在冠心病或颈动脉狭窄患者中筛查和诊治共病的存在,特别在动脉粥样硬化高危人群中显得尤为重要。

对于冠状动脉病变和颈动脉病变的诊断标准,可参照相关指南,其中颈动脉的狭窄程度分为 4 级:①轻度狭窄:<30%;②中度狭窄:30%~69%;③重度狭窄:70%~99%;④完全闭塞。

对于确诊冠心病患者,尤其是冠脉多支严重病变且存在高龄、颈动脉疾病史、既往脑血管事件、高血压、糖尿病、外周动脉疾病、吸烟、房颤等危险因素患者,应常规行颈动脉超声检查筛查,如发现中度及上颈动脉病变,则应进一步行颈动脉 CTA 或 MRA 检查,而 DSA 检查则是血管病变诊断“金标准”,以明确狭窄位置及病变程度。

对于诊断有颈动脉中度及以上狭窄的患者,同样应警惕合并冠心病可能,特别是存在高龄、男性、吸烟、高血压、下肢动脉疾病、心功能减低及室壁运动障碍等情况,应注意行冠状动脉 CTA 检查筛查冠脉病变,必要时行冠状动脉造影检查进一步明确冠脉累及情况。

二、治疗

目前,颈动脉病变患者的处理方式主要有颈动脉内膜剥脱(CEA)和颈动脉支架置入(CAS),而冠脉病变主要干预方式为冠状动脉旁路移植(CABG)和经皮冠状动脉介入治疗(PCI)。对于冠心病合并严重颈动脉狭窄的患者来说,处理任一病变均存在引起另一病变加重的风险。所以,采取合理、适宜的干预策略显得尤为重要。但当前尚缺乏严谨的随机对照研究,使得在术式的选择、术式的组合以及术式的时机次序方面均存在一定争议。

从颈动脉病变的术式选择来看,CEA 是治疗颈动脉狭窄的经典术式,也是预防卒中的有效手段。而随着科技的进步,CAS 也表现出不亚于 CEA 的疗效,且成为另一种干预颈动脉狭窄的重要术式。在国内外的指南中,大部分情况两者均可选择,但以 CEA 为主,CAS 为备选,特别是但在颈部血管解剖条件不适合腔内治疗和存在不稳定斑块的情况下。但另一方面,在颈部解剖不利于 CEA 手术和 CEA 高危患者(如心功能低下(EF<30%)、未治疗或控制不良的心律失常、近期心肌梗死病史、不稳定型心绞痛、严重慢性阻塞性肺气肿、对侧颈动脉闭塞、串联病变、颈动脉夹层等)中推荐使用 CAS。2016 年发表的 CREST 研究 10 年随访结果显示,CAS 组与 CEA 组在卒中、心肌梗死和死亡的主要复合终点上未表现出明显差异(11.8% *vs.* 9.9%);术后 10 年随访手术同侧卒中发生率分别为 6.9% 和 5.6%,也同样无统计学差异。先不论术前存在神经系统相关症状与否,对于 CEA 或 CAS 两组间的术后 5 年主要复合终点也均无显著差异。在小于 75 岁的合并冠心病的人群中,CEA 和 CAS 两组在卒中或死亡风险方面同样未显示差异。

从冠心病指南中来看,结合 2011 年 ACCF/AHA 冠状动脉旁路移植指南、2017 年 ESVS 外周血管疾病诊治指南和 2018 年 ESC/EACTS 心肌血运重建指南中建议:行 CABG 患者中颈动脉血运重建需要包括神经科医生在内的多学科团队评估其指征(推荐Ⅰ级,证据 C 级);对于存在近 6 个月内脑血管病史(TIA 或卒中)的 CABG 患者,50%~99% 颈动脉狭窄是颈动脉血运重建的指征,且 CEA 是首选(推荐Ⅱa 级,证据 B 级);无明显神经系统相关症状的 CABG 患者,双侧颈动脉 70%~99% 狭窄或单侧 70%~99% 狭窄对侧闭塞,或颈动脉 70%~99% 狭窄但合并患侧卒中高危因素,均是颈动脉血运重建指征(推荐Ⅱb 级,证据 C 级);值得注意的是,指南并不推荐无症状的单侧颈动脉 70%~99% 狭窄的 CABG 患者进行预防性颈动脉血运重建(推荐Ⅲ级,证据 C 级)。

(一)冠状动脉病变适合 PCI 且颈动脉病变适合 CAS

随着当前 PCI 技术以及冠脉支架科技的飞速发展,PCI 已被确立为包括低危左主干病变和三支病变在内的冠脉病变的主要治疗手段。除了微创、局麻、恢复快以及在处理外科手术高危患者方面的优势外,PCI 的特点更多体现在对头颈部血流动力学影响小,几乎不影响颈动脉的供血。

一项前瞻性、多中心、非随机对照研究显示,在 239 例合并颈动脉和冠状动脉疾病的患者中,接受分期或同期 CAS+PCI,长期随访(中位 520 天)报告的死亡、心肌梗死和卒中率分别为 4.2%、2.1% 和 3.8%,显示了和外科手术或 hybrid 手术相似的优异结果,且同期与分期手术组间并无差异。对于高危患者,特别是急性冠脉综合征的患者,PCI+CAS 同样是一种安全、有效的处理方式,特别是在维持双联抗血小板治疗的连续性上有着明显优势。

然而我们也需要看到,当前关于 PCI+CAS 策略国内外均缺少大规模临床试验的数据,研究多限于小样本量的回顾性分析,证据级别较低。对于相对简单和低危的冠脉及颈动脉病变,同期处理并不带来额外的手术风险,而考虑到对于复杂血管病变,手术时间延长、造影剂用量增加以及出血风险的增加等因素的存在,选择分期处理是更适宜的选择。

另外,由于 PCI 和 CAS 两者均需要术后抗血小板治疗,且 PCI 强度要高于 CAS,故 PCI+CAS 术后可参照 PCI 术后抗血小板治疗,即 PCI 术后阿司匹林(100mg/d)+ 氯吡格雷(75mg/d)≥6 个月,之后阿司匹林(100mg/d)终身服用,且 CAS 期间阿司匹林 + 氯吡格雷剂量维持不变。

(二)冠状动脉病变适合 PCI 且颈动脉病变适合 CEA

PCI 对血流动力学影响较小,很少会对 CEA 术前头颈部血流产生明显的影响。若先期行 CEA 再择期 PCI,虽可避开两次手术间的抗凝抗血小板衔接问题,但显著增加心脏事件风险,故不建议采用。对此类情况推荐先行 PCI,再择期行 CEA。

但带来的问题却是,PCI 术后需要进行双联抗血小板治疗,但在 CEA 术前又需要停用抗血小板药物以减少围手术期出血风险。停用抗血小板药物虽然可以减少出血风险,但却增加了冠脉支架血栓形成风险,尤其在冠脉支架置入后早期。

研究显示,CEA 术前连续双联抗血小板治疗虽然增加 CEA 围手术期出血风险,但明显降低术后卒中率达 40%,且术后给予鱼精蛋白中和肝素可使术后出血事件发生率降至 1% 以下。但在临床实践中如何评估权衡出血和血栓风险,需要结合患者具体情况,由内外科多学科团队共同决策。

(三) 冠状动脉病变适合 CABG 且颈动脉病变适合 CEA

冠状动脉旁路移植术后卒中的危险因素包括:来自动脉的血栓栓塞、心律失常、炎性反应促进血栓形成、低水平的围手术期抗血小板治疗、血流动力学不稳定等。围手术期卒中最重要的危险因素是既往卒中或短暂性脑缺血发作(TIA),而除了双侧颈动脉重度狭窄外,无症状的颈动脉狭窄并不影响术后卒中的发生。因此,需要多学科的评估,以将预防性的颈动脉干预治疗限制在术后卒中高风险患者,即双侧病变严重或既往有卒中或 TIA 病史和高危因素的单侧重度病变患者。

1. 同期 CEA+CABG　Bernhard 于 1972 年首次报道同期行 CEA+CABG,即在同次麻醉下先行 CEA 再行 CABG。临床研究表明,同期手术的优势包括:①降低有症状的冠状动脉和颈动脉共病患者的卒中发生率和死亡率;②降低住院费用和手术费用;③缩短住院时间;④减少远期卒中风险。这种同期手术方法一般适用于冠脉及颈动脉均严重病变患者(如重度狭窄或闭塞、Willis 环代偿不良、双侧重度病变、不稳定性冠心病)。同期 CEA 减少了多次麻醉的风险,降低了手术间隔期内心脑血管事件的发生,但同期手术时间增加,技术上难度增加,且需同时接受两个手术的并发症风险,所以潜在的围手术期并发症风险更大。在一项对 94 项临床研究的系统回顾中,同期手术治疗的总体死亡、卒中和心肌梗死风险相对较高,达到了 11.5%。对于术后的抗血小板治疗,由于无论是 CEA 或是 CABG,术后均需要长期的抗血小板治疗,故可按照指南予以阿司匹林长期治疗。

2. 分期 CEA+CABG　相对于同期 CEA+CABG 存在的高风险和技术难度,许多人倾向于采用分期手术方式,即先期行 CEA,待间隔一段时间恢复后再二期行 CABG。此类方式具有缩短单次手术时间和降低手术复杂性和难度性的优势。这种方式通常只适用于冠状动脉症状稳定的患者。但 CEA 术后等待 CABG 的间期也不宜过长,否则反而增加心肌梗死的风险。对于术后的抗血小板治疗,由于无论是 CEA 或是 CABG,术后均需要长期的抗血小板治疗,故围手术期均应用阿司匹林抗血小板治疗,且一般情况下不需要停药。

3. 同期与分期 CEA +CABG 的比较　多个大型数据的荟萃分析研究或许可以反映真实世界中两者的实践效果。Gopaldas 等分析了全美 1998—2007 年的数据库,比较了 6 153 名接受分期 CEA+CABG 的患者与 16 639 名接受同期 CEA+CABG 的患者的结果,同期或分期手术两者在死亡率(4.2% *vs.* 4.5%)和神经系统并发症(3.5% *vs.* 3.9%)方面并无显著差异。但分期手术在总体并发症率(48.4% *vs.* 42.6%)较之同期手术显著增加,其中心、肾、肺和切口愈合等主要并发症发生率均明显升高。

另一项纳入了 97 项研究 8 972 例患者的荟萃分析显示,术后 30 天内死亡、卒中或心肌梗死发生率为 10%~12%,分期与同期手术组间差异无统计学意义。分期先 CABG 后 CEA、同期 CEA+CABG、分期先 CEA 后 CABG 三者卒中风险依次递减，而心肌梗死风险依次递增。也就是说，并无绝对优势的手术方式组合。同期手术成为了可能的折中选择，特别是在冠脉缺血病变不稳定的情况下。

4. 非体外循环下冠状动脉旁路移植术的应用　CEA+OPCABG　研究表明，冠状动脉旁路移植术后卒中重要的原因之一是主动脉弓内散落的血栓栓塞。因此，许多研究者也尝试改进手术技术以降低主动脉插管或阻断过程中可能出现的微栓塞风险。在一项囊括 12 项研究 324 例同期 CEA+ 非体外循环冠状动脉旁路移植术，与同期或分期 CEA+ 体外循环冠状动脉旁路移植术治疗的患者相比，OPCABG 组有着更优的死亡、卒中和心肌梗死复合终点(3.6%)，其中同期 CEA+OPCABG 的手术死亡率仅为 1.5%，死亡及卒中风险显著降低至 2.2%。但在 Mishra 等的研究中，358 名患者行同期 CEA+CABG，其中包括 166 名非体外循环和 192 名体外循环者，两种冠状动脉旁路移植术在死亡率(非体外 1.2% *vs.* 体外 1.6%)或卒中(非体外 0　*vs.* 体外 0.5%)方面没有差异。尽管这些结果显示体外循环与否的差异，但非体外循环组的死亡率和卒中发生率已明显低于同期文献报道。尤其对于既往卒中或 TIA 病史患者来说，OPCABG 的术式组合可降低术后脑血管事件的风险，从而使得神经系统并发症高危患者从中获益。

(四) 冠状动脉病变适合 CABG 且颈动脉病变适合 CAS

随着介入技术和支架科技的发展，CAS 成为另一种不亚于 CEA 的重要干预颈动脉病变的途径，而 CAS+CABG 的手术方式组合也应运而生。CAS 的微创、不需要全麻、对血流动力学影响小等优势，较 CEA 引起心脏事件的危险性更小，进一步推动了 CAS 的广泛应用。

2011 年 Van der Heyden 首次报道了关于症状性患者行分期 CAS+CABG 的单中心试验结果，对于严重颈动脉狭窄合并冠状动脉狭窄的高风险人群，分期先 CAS 再 CABG 的手术方式，在围手术期死亡、卒中、心肌梗死等复合发生率(12.3%)、30 天内死亡及卒中发生率(3.5%)和心肌梗死发生率(1.5%)均展示了良好的效果。而近期的 2017 年报道的一项纳入 31 个研究 2 727 例患者的荟萃分析显示，同期 CAS+CABG 组术后 30 天内卒中、心肌梗死及死亡事件发生率显著低于分期 CAS+CABG 组(5.9% *vs.* 8.5%)。但同样需要认识到，除了 CAS 本身的风险外，也要注意 CAS 术中诱发心脏事件的危险，因此 CAS+CABG 须在有条件的和有经验的医疗中心且对高危患者进行。

CAS 后对双联抗血小板治疗(DAPT)的要求对于分期 CAS+CABG 方式来说可能存在问题，因为它增加了两个手术之间心肌梗死的风险，也同时增加了二期 CABG 围手术期出血的风险。两个手术间隔时间过短，则 CABG 术前停用抗血小板药物等会增加支架内血栓的风险，而间隔时间过长，则增加心脏事件的风险。Dong 等的研究显示，CAS 术后 6~30 天行心脏手术，其围手术期主要心血管事件的发生风险最低。据此，CAS+CABG 间隔应在 1 周至 1 个月之间为宜。

另外，由于 CABG 术中血流动力学波动较大，并且全麻状态下难以早期判断脑缺血的发生，故先 CABG 再 CAS 增加卒中风险，不建议采用。

在抗血小板治疗方面，同期 CAS+CABG 不存在间隔期，故可按照常规，CABG 术后应尽早恢复阿司匹林且阿司匹林终身服用。分期 CAS+CABG 时，为预防支架内血栓需应用双联抗血小板治疗，但为了避免 CABG 围手术期的出血风险，术前应尽量停用。但停用的时间需权衡出血、支架内血栓和冠状动脉病变严重程度等因素综合评估，从出血风险来看，氯吡格雷 CABG 术前停用≥ 5 天,则围手术期大出血和需紧急输血的风险均未见增高,因此,CABG 术前根据病情尽量停用氯吡格雷≥ 5 天,而 CABG 术后应尽早恢复阿司匹林抗血小板。

三、治疗策略小结

对于那些有症状性颈动脉狭窄且需要冠状动脉血运重建的患者,在稳定型心绞痛的情况下,可以考虑先期 CEA 或 CAS 治疗,然后进行 CABG,而同期 CEA+CABG 或同期 CAS+PCI 的手术策略应保留给急性冠脉综合征或不稳定型心绞痛的高危患者。对于无症状、颈动脉狭窄且需冠状动脉血运重建治疗的患者,稳定性心绞痛患者可以考虑先期 CEA 或 CAS 治疗,然后进行 CABG。而对于急性冠脉综合征或不稳定性冠心病患者,应立即进行冠状动脉血运重建,随后进行 CEA。

(刘 盛)

参考文献

[1] STEINVIL A, SADEH B, ARBEL Y, et al. Prevalence and predictors of concomitant carotid and coronary artery atherosclerotic disease [J]. J Am Coll Cardiol, 2011, 57 (7): 779-783.

[2] KAZUM S, EISEN A, LEV E I, et al. Prevalence of Carotid Artery Disease among Ambulatory Patients with Coronary Artery Disease [J]. Isr Med Assoc J, 2016, 18 (2): 100-103.

[3] NARAYAN P, KHAN M W, DAS D, et al. Carotid artery screening at the time of coronary artery bypass-Does it influence neurological outcomes ? [J]. Int J Cardiol, 2017, 243: 140-144.

[4] CHUN L J, TSAI J, TAM M, et al. Screening carotid artery duplex in patients undergoing cardiac surgery [J]. Ann Vasc Surg, 2014, 28 (5): 1178-1185.

[5] LIN J C, KABBANI L S, PETERSON E L, et al. Clinical utility of carotid duplex ultrasound prior to cardiac surgery [J]. J Vasc Surg, 2016, 63 (3): 710-714.

[6] LIU Z J, FU W G, GUO Z Y, et al. Updated systematic review and meta-analysis of randomized clinical trials comparing carotid artery stenting and carotid endarterectomy in the treatment of carotid stenosis [J]. Ann Vasc Surg, 2012, 26 (4): 576-590.

[7] MASABNI K, RAZA S, BLACKSTONE E H, et al. Does preoperative carotid stenosis screening reduce perioperative stroke in patients undergoing coronary artery bypass grafting ? [J]. J Thorac Cardiovasc Surg, 2015, 149 (5): 1253-1260.

[8] SARDAR P, CHATTERJEE S, ARONOW H D, et al. Carotid Artery Stenting Versus Endarterectomy for Stroke Prevention: A Meta-Analysis of Clinical Trials [J]. J Am Coll Cardiol, 2017, 69 (18): 2266-2275.

[9] VINCENT S, EBERG M, EISENBERG M J, et al. Meta-Analysis of Randomized Controlled Trials Comparing the Long-Term Outcomes of Carotid Artery Stenting Versus Endarterectomy [J]. Circ Cardiovasc Qual Outcomes, 2015, 8 (6 Suppl 3): S99-S108.

[10] NEUMANN F J, SOUSA-UVA M, AHLSSON A, et al. 2018 ESC/EACTS Guidelines on myocardial revascularization [J]. Eur Heart J, 2019, 40 (2): 87-165.

[11] ABOYANS V, RICCO J B, BARTELINK M L E L, et al. 2017 ESC Guidelines on the Diagnosis and Treatment of Peripheral Arterial Diseases, in collaboration with the European Society for Vascular Surgery (ESVS): Document covering atherosclerotic disease of extracranial carotid and vertebral, mesenteric, renal, upper and lower extremity arteriesEndorsed by: the European Stroke Organization (ESO) The

Task Force for the Diagnosis and Treatment of Peripheral Arterial Diseases of the European Society of Cardiology (ESC) and of the European Society for Vascular Surgery (ESVS)[J]. Eur Heart J, 2018, 39 (9): 763-816.

[12] HILLIS L D, SMITH P K, ANDERSON J L, et al. 2011 ACCF/AHA Guideline for Coronary Artery Bypass Graft Surgery: a report of the American College of Cardiology Foundation/American Heart Association Task Force on Practice Guidelines [J]. Circulation, 2011, 124 (23): 2610-2642.

[13] 中华医学会外科学分会血管外科学组 . 颈动脉狭窄诊治指南 [J]. 中国血管外科杂志 (电子版), 2017, 9 (3): 169-175.

[14] MESCHIA J F, BUSHNELL C, BODEN-ALBALA B, et al. Guidelines for the primary prevention of stroke: a statement for healthcare professionals from the American Heart Association/American Stroke Association [J]. Stroke, 2014, 45 (12): 3754-3832.

[15] CORNILY J C, LE SAUX D, VINSONNEAU U, et al. Assessment of carotid artery stenosis before coronary artery bypass surgery. Is it always necessary ? [J]. Arch Cardiovasc Dis, 2011, 104 (2): 77-83.

[16] NUOTIO K, SOINNE L, HANNINEN H, et al. Life-threatening coronary disease is prevalent in patients with stenosing carotid artery disease [J]. Int J Stroke, 2015, 10 (8): 1217-1223.

[17] HOSHINO M, KAWAI H, SARAI M, et al. Noninvasive Assessment of Stenotic Severity and Plaque Characteristics by Coronary CT Angiography in Patients Scheduled for Carotid Artery Revascularization [J]. J Atheroscler Thromb, 2018, 25 (10): 1022-1031.

[18] NØRGAARD B L, LEIPSIC J, GAUR S, et al. Diagnostic performance of noninvasive fractional flow reserve derived from coronary computed tomography angiography in suspected coronary artery disease: the NXT trial (Analysis of Coronary Blood Flow Using CT Angiography: Next Steps)[J]. J Am Coll Cardiol, 2014, 63 (12): 1145-1155.

[19] Brott T G, howard g, roubin g s, et al. Long-Term Results of Stenting versus Endarterectomy for Carotid-Artery Stenosis [J]. N Engl J Med, 2016, 374 (11): 1021-1031.

[20] ROSENFIELD K, MATSUMURA J S, CHATURVEDI S, et al. Randomized Trial of Stent versus Surgery for Asymptomatic Carotid Stenosis [J]. N Engl J Med, 2016, 374 (11): 1011-1020.

[21] BONATI L H, DOBSON J, FEATHERSTONE R L, et al. Long-term outcomes after stenting versus endarterectomy for treatment of symptomatic carotid stenosis: the International Carotid Stenting Study (ICSS) randomised trial [J]. Lancet, 2015, 385 (9967): 529-538.

[22] VOLKERS E J, ALGRA A, KAPPELLE L J, et al. Safety of Carotid Revascularization in Patients With a History of Coronary Heart Disease [J]. Stroke, 2019, 50 (2): 413-418.

[23] TOMAI F, PESARINI G, CASTRIOTA F, et al. Early and long-term outcomes after combined percutaneous revascularization in patients with carotid and coronary artery stenoses [J]. JACC Cardiovasc Interv, 2011, 4 (5): 560-568.

[24] CASANA R, TOLVA V S, ODERO A Jr, et al. Carotid artery stenting is safe and effective for symptomatic patients with acute coronary syndrome [J]. Catheter Cardiovasc Interv, 2020, 96 (1): 129-135.

[25] JONES D W, GOODNEY P P, CONRAD M F, et al. Dual antiplatelet therapy reduces stroke but increases bleeding at the time of carotid endarterectomy [J]. J Vasc Surg, 2016, 63 (5): 1262-1270.

[26] NAYLOR A R, BOWN M J. Stroke after cardiac surgery and its association with asymptomatic carotid disease: an updated systematic review and meta-analysis [J]. Eur J Vasc Endovasc Surg, 2011, 41: 607-624.

[27] GOPALDAS R R, CHU D, DAO T K, et al. Staged versus synchronous carotid endarterectomy and coronary artery bypass grafting: analysis of 10-year nationwide outcomes [J]. Ann Thorac Surg, 2011, 91 (5): 1232-1239.

[28] TZOUMAS A, GIANNOPULOS S, TEXAKALIDIS P, et al. Synchronous versus Staged Carotid Endarterectomy and Coronary Artery Bypass Graft for Patients with Concomitant Severe Coronary and Carotid Artery Stenosis: A Systematic Review and Meta-analysis [J]. Ann Vasc Surg, 2020, 63: 427-438.

[29] VAN DER HEYDEN J, VAN NEERVEN D, SONKER U, et al. Carotid artery stenting and cardiac surgery in symptomatic patients [J]. JACC Cardiovasc Interv, 2011, 4 (11): 1190-1196.
[30] PARASKEVAS K I, NDUWAYO S, SARATZIS A N, et al. Carotid Stenting Prior to Coronary Bypass Surgery: An Updated Systematic Review and Meta-Analysis [J]. Eur J Vasc Endovasc Surg, 2017, 53 (3): 309-319.
[31] DONG H, JIANG X, PENG M, et al. The interval between carotid artery stenting and open heart surgery is related to perioperative complications [J]. Catheter Cardiovasc Interv, 2016, 87 Suppl 1: 564-569.
[32] ZHANG J, XU R W, FAN X, et al. A Systematic Review of Early Results Following Synchronous or Staged Carotid Artery Stenting and Coronary Artery Bypass Grafting [J]. Thorac Cardiovasc Surg, 2017, 65 (4): 302-310.

心脏移植的历史与现状

一、心脏移植的发展历史

（一）从理想阶段到走进实验室

早在很久以前，心脏移植就已经成为了人类渴望实现的美好理想。早在我国战国时代《列子·汤问篇》一作中，就有记载神医扁鹊为鲁公扈和赵齐婴二人施以毒酒，然后开胸互换心脏的记载。这大概是人类历史上最早的关于换心手术的记载，也从此开始了中国心脏移植的理想阶段。1987 年在美国华盛顿举行的第二届国际器官移植会议也曾以扁鹊像作为会徽，以纪念这位“换心”神医。

到了 20 世纪初，以 Alexis Carrel 和 Charles Claude Guthrie 为代表的科学家们展开了系统性的心脏移植术的实验研究。1905 年，Carrel 和 Guthrie 在美国大学进行研究并首次报道，在狗的颈部血管上移植供体心脏。供心复跳 2 小时后因心内血栓形成而告实验失败，但成了心脏移植术的开端。

到了 20 世纪 40 年代至 20 世纪 50 年代，苏联科学家 Vladimir Demikhov 开展了大量具有先驱意义的器官移植实验，包括狗的心脏移植和心肺移植实验。另外，Webb 和 Goldberg 等在 20 世纪 50 年代报道了实验原位心脏移植技术，其中 Webb 等首先提出利用吻合器进行肺静脉的连接；Goldberg 等首次提出保留受体左心房同供体左心耳进行吻合的原位心脏移植技术；Cass 和 Brock 等在此基础上提出了将腔静脉吻合到右心房的技术。

Stanford 大学的 Norman Shumway 和 Richard Lower 的实验可谓是心脏移植实验中的一座“里程碑”。他们先后进行了狗的自体和异体心脏移植，并于 1959 年首次证实，动物可以完全在移植心脏的支持下恢复到正常状态。他们对心脏移植的手术方法进行了改良，并确定了心脏移植手术的经典方法（标准法），并一直沿用至今。

到了 20 世纪 70 年代，Minnesota 大学 Aldo Castaneda 团队和 Stanford 大学 Bruce Reitz 团队广泛开展了灵长类动物的心肺联合移植及自体移植，为开展人类心肺联合移植奠定了重要的基础。

（二）临床心脏移植的发展

1964 年，美国医生 Hardy 及其同事将黑猩猩的心脏移植于一名 68 岁因左心室衰竭而濒死的男子，仅生存了 1 小时。而后又有了使用狒狒心脏移植人体存活 1 个月的报道。

1967 年 12 月，南非开普敦的 Barnard 教授（图 1A），在参观了美国 Stanford 大学 Shumway 等的动物实验后，率先于南非开普敦 Groote Schuur 医院完成了第一例临床同种异体心脏原位移植并取得了成功，虽然患者术后存活 18 天后死于肺部感染，但此次心脏移植引起了全世界的瞩目。此后 Adrian Kantrowitz、Barnard 和 Shumway 分别开展了第 2、3、4 例心脏移植手术。此后在 1968—1971 年，全球共 56 家医院共实施 180 例心脏移植术，但患者术后很少能够长期存活。

从 20 世纪 70 年代起，大部分医疗机构由于器官移植后排斥反应和供体、受体选择标准等一系列问题停下了心脏移植的脚步。只有少数医疗机构继续从事临床心脏移植研究，其中大多数研究是在美国 Stanford 大学心脏移植研究小组 Shumway（图 1B）的指导和带领下进行，他们对心脏移植的手术方法、免疫抑制治疗、供心保护、排斥反应的监测及处理等问题进行了长期坚持不懈地研究，积累了丰富的临床经验，为心脏移植的成功实施与普及做出了杰出贡献。在 20 世纪 70 年代至 20 世纪 80 年代，Stanford 大学心脏移植中心的研究人员将移植后 1 年生存率由 22% 逐渐提高至 65%。

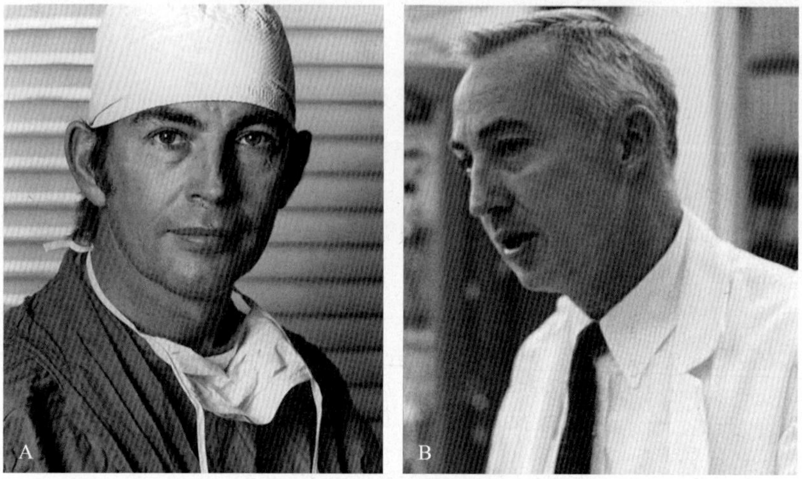

图 1　人类心脏移植的先驱

A. Christiaan Barnard 医生，图片来自南非开普敦之心博物馆；
B. Norman Shumway 医生，图片来自美国斯坦福大学历史中心。

到了 1973 年，作为 Shumway 团队的成员，在 Stanford 工作的 Philip Caves 医生和 Margaret Billingham 医生建立了一套利用组织活检技术进行右室心内膜取样活检并监测心脏移植术后移植排斥反应的技术，解决了早期排异的诊断问题，并对同种异体心脏移植的排斥反应进行分级和量表评估，成为了迄今为止唯一能够确诊急性排斥反应的方法。1976 年，Jean Francois Borel 发现了环孢霉素的免疫抑制作用。1981 年，美国 Stanford 大学根据环孢霉素在肾脏移植中的应用经验，率先将环孢素 A 应用于临床心脏移植并获得了良好效果，有效地控制了术后急性排斥反应，使心脏移植术的成功率得到很大提高。1982 年，Minnesota 大学开始将环孢素 A 应用于心脏移植，2 年后在临床中得以广泛应用。环孢霉素和随后他克莫司（FK506）、吗替麦考酚酯等免疫抑制剂的成功应用，促使全世界很多移植中心开始着手进行心脏移植工作，使心脏移植进入了飞跃发展的第 2 次高潮，且发展迅猛，至今不衰，已经成为许多大医学中心的常见手术之一。

二、心脏移植的现状

（一）受体的选择与供体器官保护

1. 受体的选择　心脏移植总的适应证是各种类型的终末期心脏病。在全球临床应用中，部分禁忌证已在个别特殊个案中被成功打破，因此部分适应证和禁忌证可能有所重叠。国际指南建议由心脏外科、心血管内科、影像科、移植科、分子生物遗传学等相关学科专家组成委员会对受者的风险和获益进行综合评估。我国《中国心脏移植受者术前评估与准备技术规范（2019 版）》对于心脏移植的适应证和禁忌证进行了推荐，分别见表 1 和表 2。

表 1　心脏移植适应证

绝对适应证
(1)血流动力学恶化
(2)难以治疗的心源性休克
(3)依赖静脉活性药物维持器官灌注
(4)Peak VO_2<10ml/(kg·min)
(5)严重缺血导致持续发生的活动受限,且 CABG 和 PCI 无法解决
(6)反复发作恶性心律失常,所有治疗方法均难以终止或避免复发
相对适应证
(1)活动严重受限,Peak VO_2<11~14ml/(kg·min)或≤55% 预计值
(2)不稳定型心绞痛反复发作,不适合给予其他干预治疗
(3)反复发生非服药依从性不好所致的体液平衡紊乱或肾功能不全

注:Peak VO_2,峰值摄氧量;CABG,冠状动脉旁路移植术;PCI,经皮冠状动脉介入手术。

表 2　心脏移植禁忌证

绝对禁忌证
(1)合并系统性疾病,预计生存期<2 年,包括活动性 / 近期发现的实体器官 / 血液系统恶性肿瘤
(2)累及多器官的活动性红斑狼疮、结节病或淀粉样变性
(3)不可逆的肾或肝功能不全且无法行联合移植
(4)临床症状严重且未能进行血管再通的脑血管疾病
(5)严重阻塞性肺疾病,FEV_1<1L
(6)不可逆的肺动脉高压:肺动脉收缩压>60mmHg,平均跨肺动脉压力梯度>15mmHg,肺血管阻力>6WU
相对禁忌证
(1)年龄>72 岁
(2)任何活动性感染(VAD 导致的器械相关性感染除外)
(3)活动性消化性溃疡
(4)严重糖尿病并发神经病变、肾病和视网膜病等
(5)严重的外周和中枢血管疾病:不能外科手术 / 介入治疗的外周血管疾病,有症状的颈动脉狭窄,未矫正的>6cm 的腹主动脉瘤
(6)病理性肥胖(体重指数>35kg/m^2)或者恶病质(体重指数<18kg/m^2)
(7)不可逆的血清肌酐>2.5mg/dl 或肌酐清除率<25ml/min(心肾联合移植除外)
(8)总胆红素>2.5mg/dl,血清转氨酶超过正常值 3 倍以上,未服用华法林的情况下 INR>1.5
(9)严重肺功能不全,FEV_1<40% 预计值
(10)6~8 周内发生的肺梗死

续表

(11)难以控制的高血压
(12)严重不可逆的神经或神经肌肉疾病
(13)活动性情感疾病 / 精神状态不稳定
(14)6 个月内有药物、烟草或酒精滥用史
(15)100 天内有肝素诱导的血小板减少史

注：FEV_1，第 1 秒用力呼气容积；VAD，心室辅助装置；INR，国际标准化比值。1mmHg=0.133kPa。

2. 供体心脏器官保护　在供体器官获取时，供心停搏，在移植手术后，供心在受体体内得到再灌注后恢复正常的收缩。在移植发展的早期，根据 Webb 和 Shumway 等的研究结果，仅仅利用低温储存对供心进行保护。而自 20 世纪 70 年代以来，随着心脏体外循环手术中停搏液的研发，诸多停搏液被改良，并用于心脏移植的供心保护，以期在最短时间内使供心停搏，减少供心的缺血损伤。其中，细胞外停搏液（例如 St.Thomas 液和 Celsior 液）中所含的晶体比例能够通过抑制细胞膜上的 Na^+/K^+-ATP 泵来达到心脏停搏的效果；而细胞内液（例如 Wisconsin 大学液或 HTK 液）中的低钠高钾成分能够通过使心肌细胞去极化，并使心脏达到舒张期停搏。研究指出，利用 Wisconsin 液进行供心保护，相比于 Celsior 液能够减少心肌缺血坏死，而相比于 HTK 液能够改善受体生存率。

虽然低温器官保护技术日益发展，但长移植器官缺血时间，尤其是当缺血时间在 4 小时以上时，仍然是移植术后死亡的一个强危险因素。这也是目前制约远距离供心获取心脏移植以及供受体人白细胞抗原匹配常规开展的一个重要因素。

20 世纪 80 年代起，有学者提出移植器官持续灌注来代替低温器官保护，但由于物流保障等一直无法在临床得到广泛开展。近年来，逐渐有新的技术被用于供心常温持续灌注的研究，未来远距离供心获取或将成为可能。

（二）心脏移植手术技术

1. 供心的获取　供心获取一般采用胸骨正中切口，并打开双侧胸膜腔，倒“T”型切开心包，近膈肌处向两侧切开心包，并悬吊心包、最大限度显露心脏。探查供心冠状动脉是否存在解剖异常。游离上腔静脉，丝线结扎奇静脉并切断；游离下腔静脉。分离主动脉 - 肺动脉间隔，以方便上主动脉阻断钳。升主动脉插入心脏停搏液灌注管，排气后连接。

与腹部操作团队协调后，静脉肝素化。阻断或结扎上腔静脉，在膈肌与右心房之间切断下腔静脉。若不获取肺，则经肺静脉置入左心引流管；若需同时获取肺，则经左心耳置入左心引流管。阻断升主动脉远端，经灌注管灌注停搏液。下腔静脉置入吸引头防止温血进入胸腔；同时大量冰屑倒入纵隔和胸腔保持低温。保证心脏没有过度充盈，必要时手动按压排空心脏，并检查左心引流是否充分。

完成停搏液灌注后，结扎并切断上腔静脉。完全离断下腔静脉（图 2A）。远心处离断升主动脉。在肺动脉分叉处横断肺动脉。从右侧切断上下右肺静脉，将心脏拉向右侧，分离并切断上下左肺静脉，仔细分离左房后疏松组织，注意不要损伤到食管，取下整个心脏。

2. 受体心脏的摘除　正中胸骨开胸（再次手术患者需要游离粘连带），肝素化，行主动脉及上、下腔静脉插管（或股动静脉插管，经正中切口行上腔静脉插管）。体外循环转流，阻断钳阻断升主动脉，上、下腔静脉套带阻断。

沿房室沟切开心房，留下心房袖用于移植吻合，心耳切除能够降低术后血栓形成风险。窦管交界处横断主动脉。肺动脉瓣交界上方横断肺动脉。右上肺静脉置入引流管，尖端置于左房袖后壁处，维持术野干燥。

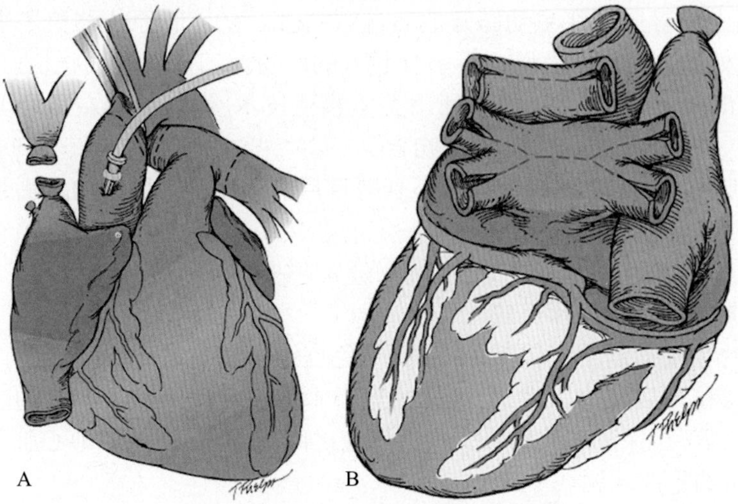

图 2　供心切除与供心修剪线路示意

A. 供心切除线路 B. 供心修剪线路。

3. 供心的植入

（1）供心修剪：器官袋中取出供心，放入冰屑盆中，检查心脏是否存在受损情况，检查下腔静脉处残余组织情况，定位冠状静脉窦，检查上腔静脉情况。分离主动脉 - 肺动脉之间的软组织。修剪主动脉，剪除弓部；左、右肺动脉汇合部剖开，肺动脉瓣交界上 5mm 横断肺动脉。镊子从肺静脉开口插入，另一肺静脉开口穿出，剪刀将两个肺静脉开口之间的心房后壁剪开，重复操作至 4 条肺静脉口完全剖开形成左心房袖，并适当修剪（图 2B）。若供心左心耳切开引流，则 4-0 聚丙烯线封闭左心耳开口。

（2）供心植入（标准原位心脏移植）：供心摆正位置，左心耳对着受体左上肺静脉，第一针 3-0 聚丙烯线起针吻合左心房（图 3A），从受体左房袖在左上肺静脉水平起针，供心左房袖近左心耳基底部出针，连续缝合，直至房间隔内侧面。第二针沿左房顶起针向下至房间隔。使心内膜与心内膜相对，“叠瓦”样吻合。两针从心脏外侧打结。左心引流管从二尖瓣口送入左心室后固定。

左房吻合完毕后，沿供心下腔静脉口向右心耳作曲线切口。该法最早由 Barnard 提出，能够显著降低窦房结损伤风险。然后探查三尖瓣、房间隔，封闭卵圆孔。3-0 聚丙烯线连续缝合吻合右房，从房间隔最上或下端起针（图 3C），前外侧壁中点打结固定完成右房吻合（图 3D）。

4-0 聚丙烯线端端吻合肺动脉（图 3E），避免吻合的主肺动脉过长导致内折。复温的同时，4-0 聚丙烯线完成主动脉的吻合（图 3F）。

吻合完成后，给予 500mg 泼尼龙，插入根部引流管，开放升主动脉阻断钳，放置临时起搏器导线。充分再灌注、血流动力学稳定后，撤除体外循环，常规拔除插管。

4. 其他心脏移植手术技术

(1)其他原位心脏移植手术技术：双腔吻合心脏移植术式是目前临床上使用最多的心脏移植手术技术。应用这种移植技术时，受体的右房完全切除，保留左房袖及上腔静脉、下腔静脉。受体的左房袖同标准 Shumway 原位心脏移植法一样同供心左房吻合。而患者的上腔静脉及下腔静脉则分别同供心的上、下腔静脉进行端端吻合。一般左房吻合好后即行下腔静脉吻合，而上腔静脉则在主动脉开放后进行吻合。全心脏原位移植术则为切除病心时将上、下腔静脉处的右房，左、右肺上下肺静脉处的左房修剪成三个袖状切口，与供心的相应部位吻合。Wythenshawe 双腔移植术利用类似移植技术，但将受体左房修剪成 4 个肺静脉开口，开口于同一左房袖，并同供体左房吻合。

(2)异位心脏移植：肺动脉高压和右心衰竭是目前临床上心脏移植术后早期死亡的最主要原因，因此对异位心脏移植的研究具有一定的意义。目前，异位心脏移植在临床上开展的比较少，主要见于不可逆的肺动脉高压以及严重的供受体不匹配的患者。

（三）免疫抑制治疗与排斥反应

心脏移植的免疫抑制治疗包括免疫诱导、免疫维持和抗排斥反应治疗。自从环孢素首先应用于心脏移植术后治疗以来，心脏移植患者术后生存率得到了明显的改善。优化心脏移植免疫抑制治疗，在保证疗效和减少不良反应之间取得平衡，是保证心脏移植患者术后生存率和生活质量的重要课题。

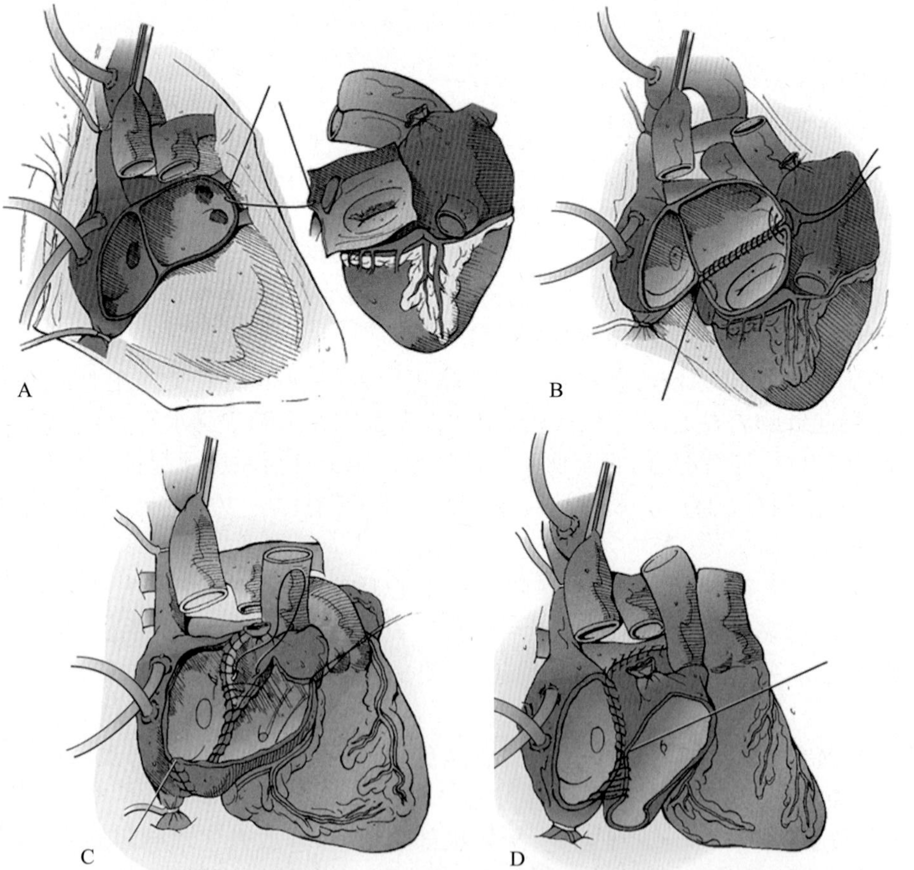

A B C D

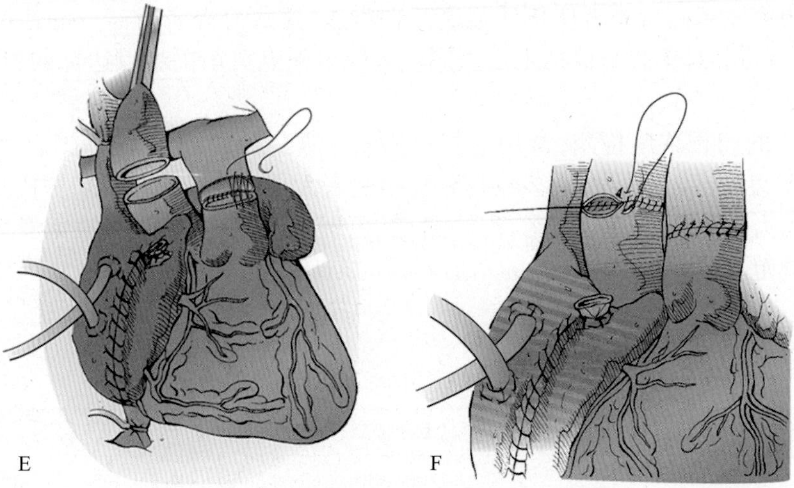

图 3　原位心脏移植供心植入

A. 原位心脏移植左房吻合起针；B. 左房吻合；C. 右房吻合起始；
D. 右房吻合完成；E. 肺动脉吻合；F. 主动脉吻合。

1. 免疫诱导治疗　免疫诱导治疗目的是在器官移植排斥反应风险最高时提供高强度免疫抑制。心脏移植免疫诱导治疗可显著降低术后早期移植物功能不全发生率，减少合并肾功能不全受者排斥反应的发生，这对 HLA 抗体阳性以及肾功能不全的患者而言有重要的意义，并且免疫诱导能够使术后早期无糖皮质激素或较低剂量糖皮质激素的维持免疫抑制方案成为可能。

据统计，大约 50% 的心脏移植受者在术后接受免疫诱导治疗，其中最常用的方案为白介素 2 受体拮抗剂（巴利昔单抗）以及抗胸腺细胞免疫球蛋白（antithymocyte immunoglobulin，ATG）或抗淋巴细胞免疫球蛋白。中国医学科学院阜外医院的一项研究表明，214 例心脏移植受者应用巴利昔单抗免疫诱导治疗后的 ≥ 3a 级细胞排斥反应发生率仅 1.0%，加拿大的一项研究结果显示，肾功能不全的心脏移植患者应用巴利昔单抗诱导治疗能够延迟环孢素应用时间，不增加排斥反应，有助于保护肾功能。

2. 免疫维持治疗　目前，临床上采用较多的用于免疫维持治疗的免疫抑制剂主要有四类：①钙调神经蛋白抑制剂（calcineurin inhibitors，CNI）：环孢素或他克莫司；②淋巴细胞增殖抑制剂：吗替麦考酚酯（mycophenolate mofetil，MMF）或硫唑嘌呤；③雷帕霉素靶蛋白（mammalian target of rapamycin，mTOR）抑制剂：西罗莫司或依维莫司；④糖皮质激素：泼尼松或泼尼松龙。其中，应用最多的心脏移植免疫维持治疗方案为三联方案，即一种 CNI、一种淋巴细胞增殖抑制剂及剂量逐渐减小的糖皮质激素。2017 年国际心肺移植学会（ISHLT）年报显示，最常用的 CNI 为他克莫司（93.7%），最常用的淋巴细胞增殖抑制剂为 MMF（93.7%），泼尼松应用比例为 81.5%。

（1）CNI：多项临床研究表明，他克莫司抗排斥反应效果与环孢素相当或优于环孢素。2017 年 ISHLT 研究表明，环孢素 +MMF 维持免疫移植方案患者术后 1 年内需要治疗的排斥反应发生率明显高于他克莫司 +MMF 方案，两组中长期生存率无明显差异。因此，许多心脏移植中心在将他克莫司作为 CNI 的第一选择。

研究已证实细胞色素 *P450 3A5* 基因多态性与他克莫司药物代谢密切相关，我国该基因突变受者中快代谢基因型受者比例明显高于白种人，这部分患者所需要的达标他克莫司剂量明显上升。因此，对于心脏移植术后服用较大剂量他克莫司仍难以达标的患者，应考虑换用环孢素治疗。

对于 CNI 的药物浓度检测，常用的指标为 C2（服药后 2 小时血药浓度）和 C0（服药后 12 小时血药浓度）。目前认为，大多数心脏移植受者无需采用 C2 检测来替代 C0，对于环孢素药物代谢动力学特征不典型的受者，检测 C2 更理想。《中国心脏移植免疫移植治疗及排斥反应诊疗规范（2019 版）》中推荐的术后不同时期环孢素和他克莫司 C0 维持范围建议见表 3。

表 3　心脏移植受者术后不同时期 CNI C0 维持范围建议　　单位：ng/ml

移植后时间	环孢素	他克莫司
<3 个月	200~300	10~15
3~6 个月	150~300	8~12
>6 个月	150~250	5~10

注：C0，服药后 12 小时血药浓度。

（2）淋巴细胞增殖抑制剂：淋巴细胞增殖抑制剂硫唑嘌呤和 MMF 能够抑制细胞生长和分配。硫唑嘌呤，作为一种药物前体，能够代谢成为一种嘌呤类似物，抑制 T 细胞和 B 细胞中 DNA 的生成。其不良反应包括白细胞减少、血小板减少和贫血。MMF 能够可逆性抑制肌苷一磷酸脱氢酶，后者是鸟嘌呤从头合成通路的限速酶。MMF 能够选择性作用于增殖淋巴细胞，因为后者完全依赖从头合成通路，而其他类型的细胞可以利用补救途径。

大样本临床研究证实，MMF 相比于硫唑嘌呤，能够有效提高心脏移植术后生存率，并降低排斥反应发生率。因此，在临床上，MMF 基本已经完全替代硫唑嘌呤，作为首选的淋巴细胞增殖抑制剂。目前不建议常规检测 MMF 血药浓度，对于发生排斥反应、感染、肾功能不全、营养不良及特定种族心脏移植患者，可以根据霉酚酸 C0 调整剂量，一般控制 C0 大于 1.5mg/L 为治疗剂量。

（3）mTOR 抑制剂：增殖信号抑制剂西罗莫司和依维莫司能够抑制细胞周期的一个重要调控激酶——雷帕霉素靶蛋白，从而抑制 T 细胞、B 细胞和血管平滑肌细胞的增殖。研究表明，利用西罗莫司或依维莫司代替硫唑嘌呤，同环孢素联用，能够降低排斥反应和移植物血管病的发生率。西罗莫司同他克莫司联用能够降低需要治疗的排斥反应的发生率，以及巨细胞病毒感染和恶性肿瘤的发生率。但西罗莫司会加重 CNI 的肾毒性，并使胸骨切口愈合延迟，因此不推荐作为心脏移植术后的初始用药。利用西罗莫司代替 CNI 的维持免疫抑制治疗方案，可以改善肾损伤患者的肾功能。增殖信号抑制剂代替 MMF 的方案能够减少移植物血管病的进展，并降低病毒感染和恶性肿瘤的发生。

一般临床上，当环孢素和西罗莫司联用时，西罗莫司目标 C0 为 4~12ng/ml；西罗莫司和他克莫司联用时，一般参考肾移植受者两种药物 C0 值相加达到他克莫司传统方案的目标 C0。

（4）糖皮质激素：糖皮质激素是最早开始应用的一批心脏移植免疫抑制剂之一，由于其多种抗炎和免疫抑制功效，糖皮质激素目前依然是免疫抑制维持治疗中的一个重要成分。糖皮质激素能够通过抑制包括激活蛋白 1、NF-κB 在内的多种转录因子来阻止多种细胞因子、生长因子、血管活性物质和黏附分子的生成。但长期应用糖皮质激素可能会导致多种不良反应，包括库欣综合征、葡萄糖耐受不良、感染和骨质疏松等。因此，低排异风险的患者，一般在移植术后激素逐渐减量，并在术后12个月减至最小维持剂量，或甚至彻底停药。但出现以下情况的患者不能完全撤除糖皮质激素：①减量过程中出现2次排斥反应；②有疑似影响血流动力学的排斥反应发生；③心内膜心肌活检发现血管炎或严重的排斥反应（ISHLT 3R级）。

3. 心脏移植排斥反应的诊断和治疗

（1）排斥反应的识别和诊断：心脏移植排斥反应涉及细胞免疫和体液免疫，常导致移植器官功能不全或失功能乃至受者死亡。尽管单用糖皮质激素就可逆转大部分的排斥反应，但排斥反应由于其发病隐匿但病情凶险的特点，目前仍然是心脏移植受者主要死亡原因之一。术前受者恶病质、术后早期移植心脏功能不全、肾功能不全及感染所致免疫抑制剂延迟使用或停用，以及免疫抑制剂服用依从性不佳等均是发生排斥反应的常见原因。

在CNI应用于临床以前，心脏移植术后急性排斥反应的临床表现可以包括发热、疲倦、白细胞升高、心包摩擦音、室上性心律失常、低心排、充血性心衰等。在环孢素应用以后，即使发生排斥反应的患者也可能无明显典型症状，而仅表现为轻微乏力或气短，体检有心动过速或奔马律，以及有中心静脉压升高、右心功能不全的体征。严重时可以表现为左心衰竭，出现血流动力学异常；可有心电图异常，包括房性或室性心律失常，心超提示心功能下降、室壁增厚、舒张功能减低等。心电图、超声心动图、心脏MRI、脑钠肽、肌钙蛋白、C反应蛋白等无创检查是排斥反应诊断的参考指标，但国际指南推荐心内膜心肌活检（EMB）作为诊断急性排斥反应的“金标准”。

移植心脏急性排斥反应分为细胞排斥反应和抗体介导排斥反应（体液免疫）。其中，急性细胞排斥反应实质是T细胞介导的淋巴细胞和巨噬细胞浸润及心肌坏死。2004年ISHLT病理学委员会提出简化1990年的诊断分级标准，将急性细胞排斥反应分为轻、中和重度（表4）。2013年ISHLT病理学委员会再次确认了抗体介导排斥反应分级建议（表5）。

表4 ISHLT心内膜心肌活检诊断急性细胞排斥反应分级标准

2004年版	1990年版分级	病理结果
0级	0级	无排斥反应
1R级（轻度）	1a级	血管周围或间质内有淋巴细胞浸润灶，无心肌细胞损害
	1b级	血管周围或间质内出现弥漫性淋巴细胞浸润，无心肌细胞损害
2R级（中度）	2级	心肌组织中出现单个炎性浸润灶，孤立病灶内有心肌细胞损害
3R级（重度）	3a级	心肌组织中有多个炎性浸润灶，伴有心肌细胞损害
	3b级	心肌组织内出现弥漫性炎症病变，除淋巴细胞外，还可见嗜酸性及中性粒细胞，伴有较多的心肌细胞损害
	4级	弥漫性、浸润性、伴心肌细胞坏死的白细胞渗出；水肿、出血或血管炎

注：ISHLT，国际心肺移植协会。

表 5 ISHLT 抗体介导排斥反应分级标准(2013 版)

级别	表现
pAMR 0	组织学和免疫病理均阴性
pAMR 1(H+)	组织学阳性,免疫病理阴性
pAMR 1(I+)	组织学阴性,免疫病理阳性($CD68^+$ 和 / 或 $C4d^+$)
pAMR 2	组织学和免疫病理均阳性
pAMR 3	间质出血、毛细血管及小血管纤维素样坏死,纤维蛋白和血小板沉积形成血栓、混合性炎症浸润,内皮细胞固缩和 / 或核破裂,明显的水肿和免疫病理改变;这些情况可能伴随血流动力学障碍和临床预后不良

注:pAMR,病理诊断抗体介导排斥反应;H,组织学;I,免疫学病理。

(2) 急性排斥反应的治疗:糖皮质激素是抗排斥反应治疗的基石。对于心脏移植术后发生的严重排斥反应,或术后 1~3 个月内发生的任何排斥反应,一般推荐应用短期(3 天)静脉甲泼尼龙冲击治疗(1 000mg/d)。对于其他类型的排斥反应,建议初始给与口服泼尼松 100mg/d [或 1~3mg/(kg·d)],然后在数周内逐渐减量至基线维持量。

一般建议抗排斥治疗结束后 7~10 天内复查心内膜心肌活检来评估疗效。若结果提示无明显改善,建议进行第二周期的激素冲击治疗;若排斥进一步加剧(或患者出现血流动力学不稳定),建议进一步给予二线挽救治疗方案。对于激素耐药的持续性排斥反应,推荐利用他克莫司替代环孢素治疗;另外可以考虑应用西罗莫司来替代霉酚酸酯或硫唑嘌呤。另外,对于严重排斥反应伴血流动力学不稳的患者,可以考虑应用 OKT3(CD3 单克隆抗体)、抗胸腺细胞球蛋白、兔抗人胸腺细胞免疫球蛋白(即复宁)治疗。甲氨蝶呤对于根除慢性低级别排斥反应有较好的效果。全淋巴照射及光分离置换疗法对于部分反复发作排斥反应有较好疗效。对于上述治疗均无效的患者,最终的治疗方案即行再次心脏移植。但在大多数心脏移植中心,反复排斥患者行再次心脏移植的预后均不佳,因此许多中心不再对排斥反应患者进行再次心脏移植。急性排斥反应的常用治疗药物类型和用法见表 6。

对于无症状的轻度排斥反应(1 级),一般无需特别处理,但需要反复行心内膜心肌活检动态观察,有 20%~40% 的轻度排斥反应案例可能会进展至中度排斥。另外,若出现心肌细胞坏死(3b 级或 4 级),则可能会下一步严重影响供心活力,因此是进行抗排斥干预治疗的强指征。对于中度排斥反应(3a 级)的治疗目前仍存在争议,需考虑患者的诸多因素综合决定。Stoica 和同事研究表明,中度至重度细胞排斥反应对于移植心脏血管病的发生有累积性影响。不论活检结果如何,若发生移植心脏失功能,则建议住院并进行抗排异治疗,必要时进行侵入性血流动力学检测并应用强心药物。

表 6 急性细胞排斥反应治疗药物

药物	剂量和用法	时间 /d
糖皮质激素		
甲泼尼龙(高剂量)	250~1 000mg/d 静脉注射	3
泼尼松	1~3mg/(kg·d)口服	3~5

续表

药物	剂量和用法	时间 /d
多克隆抗胸腺细胞抗体		
胸腺球蛋白	0.75~1.50mg/(kg·d)静脉注射	5~14
抗胸腺细胞丙种球蛋白	10mg/(kg·d)静脉注射	5~14
ATG-Fresenius	3mg/(kg·d)静脉注射	5~14

注:ATG-Fresenius,抗人T细胞兔免疫球蛋白。*泼尼松需要逐渐减量。

(四)移植术后其他并发症的监测与处理

1. 移植心脏血管病　移植心脏血管病(cardiac allograft vasculopathy,CAV)是心脏移植术后长期常见的并发症之一,也是导致远期死亡的主要因素之一。尽管近年来免疫移植药物逐渐改良,在术后10年中,CAV依然影响了近50%的心脏移植受者。同原发性冠脉粥样硬化斑块有所不同,CAV通常表现为弥漫性的、多血管的血管内膜增厚。CAV能够影响几乎全程心外膜血管,并累及微血管。组织学上来看,CAV患者心外膜及心肌内血管均表现为向心性内膜增厚、平滑肌细胞迁移、泡沫状巨噬细胞、淋巴细胞浸润。而类似冠脉粥样硬化性疾病中血栓栓塞管腔的情况则较少发生。

CAV的发生机制比较复杂,一般同免疫因素和非免疫因素的共同作用相关。除了免疫相关因素外,CAV同原发性冠脉疾病有诸多相似病因,包括高血压、高脂血症、糖尿病等。其他可能导致CAV的病因包括巨细胞病毒感染、高龄供体、供体爆炸性脑死亡等。

由于供心去神经化,受者一般难以感受到冠脉缺血所致的疼痛。CAV一般可以没有症状,或表现为非特异性的症状包括疲劳、恶心、上腹痛等等。当受者表现为左室射血分数降低或出现心衰症状时,一般预后不佳。因此,早期监测CAV的表现至关重要。最重要的检测方法为冠脉造影,CAV在冠脉造影下可以表现为心外膜大血管狭窄、冠脉小分支减少。由于CAV一般影响全程血管,因此单用造影检查可能会导致误诊或低估病情。血管内超声是更灵敏的检查方法,并且能够检测血管内膜的改变。血管内超声检测提示移植术后1年最大血管内膜厚度较移植术前基线值增加0.5mm以上一般预示术后5年内CAV进展,且预后不佳。血管内超声检测到血管无重塑也是CAV的一种重要表现。

非侵入性的CAV检测手段主要包括多巴酚丁胺负荷心超、PET以及冠脉CTA检查。实验室检测指标主要包括C反应蛋白升高、血清钠尿肽升高、肌钙蛋白I升高以及microRNA 628-5p升高等。

一旦出现了CAV,目前已有的治疗方案一般效果较差,因此CAV主要以预防为主。术后早期开始应用他汀类药物例如普伐他汀、辛伐他汀能够有效降低CAV的发生率。维生素C和E能够延缓CAV的进展。阿司匹林能够有助于预防原发性冠脉疾病。一般CAV发现后,应用增殖信号抑制剂例如西罗莫司或依维莫司,能够减缓CAV进展。局部病灶可以考虑经皮冠状动脉介入治疗,但再狭窄率较高。目前,对于CAV最有效的治疗方案为行再次心脏移植术,但在器官分配公平性上目前仍存在争议。

2. 感染　由于移植后免疫抑制剂的应用,移植术后患者较一般患者有更高的感染发生风险。一般,建议移植受者术前进行年龄相关性的疫苗接种,包括肺炎链球菌肺炎疫苗、破伤风疫苗、甲肝和乙肝疫苗、流感疫苗以及水痘和带状疱疹疫苗等,并建议进行结核病筛查和治疗。术后由于免疫抑制剂的应用，一般不应用活疫苗。

心脏移植围手术期一般推荐针对常见皮肤来源细菌，主要是葡萄球菌属，进行预防性抗生素应用。一般建议应用哌拉西林 / 他唑巴坦复合制剂或万古霉素，直至术后 2~4 天。一般建议术后早期，由于免疫抑制剂剂量达到峰值，对受者进行标准化的机会感染性病原菌的预防治疗。一般推荐术后前 3 个月，静脉应用更昔洛韦或口服缬更昔洛韦预防巨细胞病毒感染，高危患者建议适当增长应用时间。另外建议常规服用复方磺胺甲噁唑预防肺孢子菌肺炎，可以考虑氨苯砜或吸入戊烷脒作为替代方案。建议局部应用制霉菌素或应用克霉唑、氟康唑预防皮肤和口腔念珠菌感染。

随着预防性抗病原菌药物的应用，移植术后机会性感染发生率概率越来越低，但仍有约 3% 的患者术后 1 年内死于严重感染，占所有移植术后死亡患者的 1/3。心脏移植患者，术后 20 年内因感染而死亡的比例约为 8%，主要的致死病病因包括细菌性肺炎、真菌感染和巨细胞病毒感染。

3. 高血压、糖尿病和肾功能不全　高血压、糖尿病和肾功能不全是移植术后常见的并发症，对于这些并发症的积极治疗能够有效降低患者术后死亡率。近 20 年来，随着临床上对于保护肾功能的免疫移植方案选择上的日益重视，术后严重肾功能不全的发生率已经得到了显著降低。

4. 恶性肿瘤　心脏移植术后，随着免疫抑制剂的长期应用，恶性肿瘤的发生率逐年增加。因此，建议术前和术后均对患者进行年龄相关性恶性肿瘤的持续筛查。所有恶性肿瘤中，发生率最高的为皮肤恶性肿瘤，此外宫颈癌、肝脏和胆道恶性肿瘤、肾细胞癌和淋巴癌也有较高的发生率。淋巴增生性疾病，作为一种特殊类型的淋巴瘤，也是移植后受者可能出现的一种恶性肿瘤。早期的移植后淋巴增生性疾病可能同 EB 病毒感染相关，而术后长期出现的淋巴增生性疾病可能同长期免疫抑制剂的应用相关。

（五）移植术后患者预后和生活质量

自 2000 年以后，成人心脏移植术后中位生存时间已经达到了 12 年，对于纽约心功能分级为Ⅳ级的心衰患者而言，其生存时间较单纯药物保守治疗得到了显著的改善。同时，术后存活 1 年的患者，其中位生存时间可以达到 15 年以上。儿童心脏移植患者的术后生存时间则更长，10 年生存率可以达到 70% 以上。

移植术后早期的死亡原因包括原发性移植物失功、排斥反应和感染。远期的死亡原因包括移植心脏血管病、非特异性移植器官衰竭、恶性肿瘤和肾功能衰竭。

心脏移植的一个重要目的即使终末期心力衰竭的患者重获生存质量。在渡过移植术后早期之后，大部分移植患者将不需要住院治疗，80% 的心脏移植受者其 Karnofsky 功能状态评分可以达到 80% 以上（范围 10%~100%），且其他健康相关生活质量较术前能够得到明显的改善，许多心脏移植患者重回工作岗位。

（郑骏楠　马　量）

参考文献

[1] 付德明，王洪奇，张秀兰 . 心脏移植术的历史回顾 [J]. 中华医史杂志，2012, 42 (2): 89-99.
[2] STEHLIK J, KOBASHIGAWA J, HUNT S A, et al. Honoring 50 Years of Clinical Heart Transplantation in

Circulation: In-Depth State-of-the-Art Review [J]. Circulation, 2018, 137 (1): 71-87.
[3] 中华医学会器官移植学分会 . 中国心脏移植受者术前评估与准备技术规范 (2019 版)[J]. 中华移植杂志 (电子版), 2019, 13 (1): 1-7.
[4] LI Y, GUO S, LIU G, et al. Three Preservation Solutions for God Storage of Heart Allografts: A systematic Review and Meta-Analysis [J]. Artif Organs, 2016, 40: 489-496.
[5] COHN L H. Cardiac Surgery in the Adult, 4th edition [M]. New York: McGraw Hill, 2012: 1297-1325.
[6] 郑哲 , 黄洁 , 杨立猛 , 等 . 巴利昔单抗联合三联免疫抑制方案预防心脏移植后急性排斥反应 [J]. 中华器官移植杂志 , 2012, 33 (5): 272-274
[7] DELGADO D H, MIRIUKA S G, CUSIMANO R J, et al. Use of basiliximab and cyclosporine in heart transplant patients with pre-operative renal dysfunction [J]. J Heart Lung Transplant, 2005, 24 (2): 166-169.
[8] CHAMBERS D C, YUSEN R D, CHERIKH W S, et al. The Registry of the International Society for Heart and Lung Transplantation: Thirty-fourth Adult Lung and Heart-Lung Transplant Report-2017 [J]. J Heart Lung Transplant, 2017, 36 (10): 1037-1079.
[9] 中华医学会器官移植学分会 . 中国心脏移植免疫抑制治疗及排斥反应诊疗规范 (2019 版)[J]. 中华移植杂志 , 2019, 13 (1): 15-20
[10] KOBASHIGAWA J, MILLER L, RENLUND D, et al. A randomized active-controlled trial of mycophenolate mofetil in heart transplant recipients: Mycophenolate Mofetil Investigators [J]. Transplantation, 1998, 66: 507-515.
[11] KEOGH A, RICHARDSON M, RUYGROK P, et al. Sirolimus in de novo heart transplant recipients reduces acute rejection and prevents coronary artery disease at 2 years: a randomized clinical trial [J]. Circulation, 2004, 110: 2694-2700.
[12] EISEN H J, TUZCU E M, DORENT R, et al. Everolimus for the prevention of allograft rejection and vasculopathy in cardiac-transplant recipients [J]. N Engl J Med, 2003, 349: 847-858.
[13] COSTANZO M R, DIPCHAND A, STARLING R, et al. The International Society of Heart and Lung Transplantation Guidelines for the care of heart transplant recipients [J]. J Heart Lung Transplant, 2010, 29 (8): 914-956.
[14] BILLINGHAM M E, CARY N R, HAMMOND M E, et al. A working formulation for the standardization of nomenclature in the diagnosis of heart and lung rejection: Heart Rejection Study Group. The International Society for Heart Transplantation [J]. J Heart Transplant, 1990, 9 (6): 587-593.
[15] STEWART S, WINTERS G L, FISHBEIN M C, et al. Revision of the 1990 working formulation for the standardization of nomenclature in the diagnosis of heart rejection [J]. J Heart Lung Transplant, 2005, 24 (11): 1710-1720.
[16] BERRY G J, BURKE M M, ANDERSEN C, et al. The 2013 International Society for Heart and Lung Transplantation Working Formulation for the standardization of nomenclature in the pathologic diagnosis of antibody-mediated rejection in heart transplantation [J]. J Heart Lung Transplant, 2013, 32 (12): 1147-1162.
[17] STOICA S C, CAFFERTY F, PAURIAH M, et al. The cumulative effect of acute rejection on development of cardiac allograft vasculopathy [J]. J Heart Lung Transplant, 2006, 25: 420.
[18] GRADY K L, NAFTEL D C, KOBASHIGAWA J, et al. Patterns and predictors of quality of life at 5 to 10 years after heart transplantation [J]. J Heart Lung Transplant, 2007, 26: 535-543.

心血管疾病康复的标准与核心要素

现代心血管疾病(cardiovascular diseases,CVD)的康复融合了心血管医学、运动医学、康复学、营养学、心理学、行为医学和预防医学等多门学科,形了一套可量化、可执行的无创心脏病学临床诊疗体系。

大量研究已证实心脏康复在CVD治疗中的可行性和有效性,心脏康复治疗可降低心血管疾病患者的并发症和死亡率,减少不良心血管事件的发生,提高患者的生活质量,帮助患者重返社会。心脏康复治疗已纳入国内外心血管疾病标准化治疗必不可少的一部分,欧美各国和我国均发布并不断更新用于指导临床实践的心脏康复指南。

近十年间,我国开展心脏康复的医院数量从2012年的30余家发展到了目前的400家,增长十分迅速,表明心脏康复治疗的有效性不断被证实和接受。心脏康复的不断发展以及治疗效果的最大化,是基于标准化的心脏康复流程,以及不断更新的评价标准对心脏康复项目进行质量控制和改进,包括制定针对心脏康复中心工作人员专业能力、患者个体化心脏康复的评估和处方制定、临床指标、行为指标、健康指标、服务指标的评估方案以及质量改进流程。2020由国家心血管疾病临床医学研究中心发起的全国心血管疾病管理能力评估与提升工程(cardiovascular disease quality initiative,CDQI)颁布了国家标准化心脏康复中心的评估标准,主要包括系统指标、过程指标和结局指标,旨在推动心脏中心建设和心脏康复治疗的标准化,促进心脏康复治疗效果达到最大化。

本文将对心脏康复的核心要素和心脏康复标准做一简要介绍。

一、心脏康复的核心要素

根据美国心脏协会(AHA)和美国心肺康复与预防协会(AACVPR)颁布的相关指南,CVD康复的核心要素包括:患者评估、营养指导、体重管理、血压管理、血脂管理、糖尿病管理、戒烟、社会心理管理、身体活动指导、运动训练。结合2017年更新版《中国心脏康复与二级预防指南》,将心脏康复的核心要素归纳为:患者评估、代谢管理、药物管理、营养管理、戒烟处方、心理处方、运动处方。从评估、干预和预期结局三个角度,对每个核心要素进行阐释。

(一)患者评估

在患者开始心脏康复之前和心脏康复治疗过程中,必须对患者进行医学和功能评估,明确患者运动的限制,及导致患者CVD进展的危险因素,制定心脏康复目标,以达到康复治疗效果的最大化。

1. 患者评估

(1)医学史:当前和既往的诊断和手术史(包括左心功能的评估),合并症(包括外周动脉疾病、脑血管病、肺部疾病、肾病、糖尿病、骨骼肌肉或神经肌肉功能失调、抑郁和其他相关疾病),CVD的症状,药物(包括剂量、频率和依从性),最近接种流感疫苗的日期,心血管风险、教育的障碍和偏好。推荐对每个核心要素分别进行评估。

(2)查体:评估心肺系统(包括脉率和规律、血压、心肺听诊、触诊、检查下肢远端水肿和动脉搏动)，心血管手术后切口位置，骨骼和神经肌肉状态，以及认知功能。推荐对每个核心要素进行另外的查体。

(3)辅助检查：包括静息12导联ECG、血管影像学、心脏超声、运动负荷试验等，患者自我感知健康相关生活质量或健康状况。推荐对每个核心要素进行另外的特定检查。

2. 干预措施

(1)文件记录患者目前的评估信息，指导制定和实施如下内容：①制定治疗计划，以实现治疗目标和减少危险因素；②制定出院或随访计划，需反映患者康复的目标和进展，以及长期二级预防计划。

(2)同患者的主诊医师合作，积极与患者或家属沟通治疗计划和随访计划。

(3)和患者的主诊医师合作，确保患者服用正确剂量的阿司匹林、氯吡格雷、β受体阻滞剂、降脂药和ACEI或ARB；每年接种一次流感疫苗。

3. 预期目标

(1)短期目标：依据治疗策略制定的核心要素，用文件记录患者的评估证据和短期目标(周～月)。和患者的主诊医师合作，讨论和制定患者的初始和随访计划。

(2)长期目标：根据治疗的核心要素，文件记录患者的长期目标，包括坚持服用正确剂量的阿司匹林、氯吡格雷、β受体阻滞剂、降脂药和ACEI或ARB，坚持规律运动、健康膳食、健康体重、戒烟、每年接种一次流感疫苗。记录需监测和干预的特殊情况。

(二)代谢管理

代谢性危险因素管理主要指高血压、高血脂、高血糖和体重管理。

1. 高血压管理　高血压是心脏康复中发生率最高，且可以治疗的主要危险因素之一，因此对高血压的诊断和治疗十分重要。对高血压的管理参照《中国高血压防治指南2018》。

(1)评估：

1)测量非同日静息坐位血压≥3次。

2)在进入心脏康复项目时初始评估测量双上肢血压。

3)排除体位性低血压，在患者进入心脏康复项目时或调整降压药物时，需测量患者卧位、坐位和站立血压。

4)评估目前的治疗和依从性。

5)评估对血压有不良影响的非处方药物的使用情况。

(2)干预：

1)和患者的主诊医师合作，为患者提供药物治疗和监测。

2)如收缩压120~139mmHg或舒张压80~89mmHg，推荐干预措施如下：①为患提供生活方式指导，包括日常的身体活动或运动，体重管理，限钠，增加蔬菜、水果、低脂牛奶的摄入，戒烟、限酒；②慢性肾病、心力衰竭或糖尿病患者，如在生活方式调整后，血压仍≥130/80mmHg，应予以药物治疗。

3)如果收缩压≥140mmHg或舒张压≥90mmHg，推荐干预措施如下：予以生活方式改变联合药物治疗。

(3)预期目标：

1)短期：不断评估和调整治疗方案，直到高血压前期患者血压到达正常，高血压患者收缩压<140mmHg及舒张压<90mmHg，合并糖尿病、心力衰竭或慢性肾病的患者收缩压<130mmHg及舒张压<80mmHg。

2）长期：维持血压在目标水平。

2. 血脂管理　尽管许多危险因素与心血管动脉粥样硬化性疾病相关，但血脂升高是动脉粥样硬化的基本条件。血脂升高是动脉粥样硬化性疾病进展的基础，在血脂低的人群中，很少发生心血管动脉粥样硬化性疾病。因此，所有临床医师需熟悉血脂异常的管理，并对患者进行相关健康教育，减少血脂异常的危险因素。血脂的管理参照《中国成人血脂异常防治指南(2016 年修订版)》。

(1)评估：

1)检测空腹总胆固醇、高密度脂蛋白、低密度脂蛋白和甘油三酯。对于血脂异常的患者，详细询问患者是否具有可改变的影响血脂水平的饮食、药物或其他情况。

2)评估目前的治疗和依从性。

3)住院后 4~6 周、开始或调整降脂药物治疗后 2 个月，复测血脂。服用降脂药后，定期检查肌酐水平和肝功能。

(2)干预：

1)提供营养指导，教育患者进行生活方式改变，如增加植物固醇、粗纤维摄入，鼓励 Omega-3 脂肪酸摄入，必要时，提供体重管理咨询。在 LDL>100mg/dl，增加或强化降脂治疗，如 LDL>70mg/dl，可考虑增加降脂治疗。

2)进行甘油三酯管理，以使非 HDL 脂蛋白水平<100mg/dl，包括指南推荐的营养指导、体重管理、运动、解压、限酒和药物治疗。

3)与患者的首诊医师合作，向患者提供药物治疗及监测。

(3)预期目标：

1)短期：不断评估和修正干预方式，控制 LDL<70mg/dl；非 HDL 脂蛋白水平<100mg/dl。

2)长期：保持 LDL<70mg/dl；非 HDL 脂蛋白水平<100mg/dl。

3. 糖尿病管理　糖尿病患者患 CVD 的风险增高，合并糖尿病的 CVD 患者不良心血管事件发生率升高，这些患者可从心血管二级预防和心脏康复中获益，应被转诊到这些项目当中。对糖尿病患者管理参照《中国糖尿病防治指南(2020 版)》。

(1)评估：

1)根据患者医疗记录：①首先应确认患者是否患有糖尿病；②如患者已确诊糖尿病，应确认患者是否有和心脏病、血管病、眼睛、肾脏、足并发症，以及自主神经或外周神经异常。

2)首次问诊：①应获得与以上并发症相关症状的疾病史，报道高血压和低血糖时间发生情况；②确认患者的内科医师糖尿病管理状况，治疗方案包括药物和依从性、饮食和依从性、血糖监测方法和依从性。

3)在开始运动前：①应获取患者最近的空腹血糖水平和糖化血红蛋白(glycosylated hemoglobin，HbA1C)；②将易发生运动诱导并发症的患者列为高风险。

(2)干预：

1)教育患者和心脏康复人员识别高血压和低血糖的症状，根据糖尿病指南进行评估和干预。

2)动脉粥样硬化性心血管疾病或高危患者合并糖尿病，降糖药物选择应首选 GLP-1 受体激动剂和 / 或 SGLT2 抑制剂。

3)使用胰岛素或胰岛素类似物者：①避免在胰岛素体内水平高峰时运动；②建议腹部注射胰岛素，而不是参与运动的肌肉；③每次运动前、运动后测量血糖水平，如果血糖<100mg/dl，延

迟运动，予以 15g 碳水化合物口服，15 分钟后复测血糖，如果血糖 > 100mg/dl，可进行运动；如果血糖 > 300mg/dl，但患者感觉良好，水分充足，血或尿酮（–），可进行运动，否则应联系患者的内科医师进一步治疗；④鼓励患者饮水充足，避免因血糖水平出现的液体转移作用；⑤警惕患者血糖在运动后 24~48 小时后持续降低。

4）在使用二甲双胍、α 葡萄糖苷酶抑制剂，噻唑烷二酮类药物，未使用胰岛素或胰岛素类似物的患者。开始的第 6~10 个运动训练时，应在运动前测血糖，通常运动不可能造成低血糖。

5）教育推荐：①在无监督的运动下，教授和训练血糖自我监测技能；②推荐注册营养师进行营养治疗；③考虑推荐有资质的糖尿病教育家予以技能培训、药物指导、小组支持。

（3）预期目标

1）短期：①与内科医师和内分泌专科医师交流症状和药物调整；②确保患者具备识别症状、自我监测血糖和自我管理活动的能力。

2）长期：①达到 FPG 水平在 90~130mg/dl，HbA1c 为 7%；②减少并发症，降低休息或运动时低血糖或高血压时间发生；③维持血压 <130/80mmHg。

4. 体重管理　肥胖和超重不仅是 CVD 的独立危险因素之一，同时也是高血压、糖尿病、血脂异常的危险因素。肥胖和超重常伴随多种代谢改变，导致机体处于炎症状态。对于参加心脏康复的患者，体重增加可导致心血管代谢性疾病的风险增加，包括冠心病、糖尿病、高血压和血脂异常，应进行体重干预。

（1）评估：

1）测量体重、身高和腰围，计算体重指数（body mass index，BMI）

2）患者是否 BMI ≥ 24kg/m^2 和 / 或腰围男性 > 90cm 和女性 > 85cm。

（2）干预：

1）根据患者危险因素，制定合理的个体化长期和短期体重目标（如 3~6 个月体重至少减轻 5%，10% 更好，每周减重 0.5~1kg）。

2）形成一个结合饮食、身体活动 / 运动和行为改变的项目，较少卡路里摄入、维持合理的营养和膳食纤维，增加能量消耗，如长时间走路（60~90 分钟）。

3）制定能量赤字计划，以实现体重减轻（如每天限制摄入 500~1 000kcal 热量）。

（3）预期目标：

1）短期：不断评估和修改干预手段，实现减重阶段目标，如每月减少 2~4kg，如果体重仍不达标，推荐患者到专业的营养减重项目。

2）长期：患者坚持饮食和身体活动 / 运动项目，取得目标体重。

（三）药物管理

为患者开具药物处方是临床基本功，但临床研究发现我国心血管病患者药物治疗的有效性和依从性不足，而依从性是决定药物治疗有效性的前提。因此心脏康复中强调对药物治疗依从性的管理。

1. 评估

（1）是否遵循指南使用二级预防药物，心血管危险因素是否达标。

（2）是否出现药物不良反应，有无药物相互作用的风险。

（3）患者对药物使用的理解程度和受限因素。

2. 干预措施

（1）动脉粥样硬化性心血管疾病患者强调抗血小板药物、他汀类药物、倍他受体阻滞剂和 RAS 抑制剂的使用，必要时增加 PCSK9 抑制剂和依折麦布。

(2)慢性收缩性心力衰竭患者强调倍他受体阻滞剂、沙库巴曲 / 缬沙坦和 SGLT2 抑制剂的使用。

(3)房颤患者 CHADS-VAS 评分男性 ≥ 2 分及女性 ≥ 3 分强调使用抗凝药物。

药物处方中其他需要注意的内容可参考《稳定性冠心病患者药物处方专家共识》。

3. 干预目标

(1)近期目标：让患者理解药物治疗的必要性和药物的可能不良反应，学会自我监测，遵循指南使用二级预防药物。

(2)远期目标：遵循指南使用二级预防药物达标并坚持使用。

(四) 营养管理

营养管理是患者心脏康复治疗中必不可少的组成部分，不健康的饮食习惯与心血管疾病进展密切相关。心脏康复专业人员，应对患者进行饮食健康教育，鼓励患者增加健康食物的摄入，减少不健康食物的摄入，并帮助患者养成健康的饮食习惯。营养管理的最终目标是减少心血管疾病的风险和发生，同时鼓励符合患者个人、文化、民族和经济水平的饮食习惯。

1. 评估

(1)估计患者每日的热量摄入，以及食物中饱和脂肪酸、胆固醇、钠和营养素的组成。

(2)评估患者的饮食习惯、包括蔬菜和水果、全麦、鱼类的摄入，正餐和零食的数量，外出聚餐的频率和酒精的摄入。

(3)根据在其他核心要素中概述的营养要求，如体重、高血压、糖尿病以及心力衰竭、肾病和其他合并症。

2. 干预

(1)制定特定的饮食处方，限制饱和脂肪酸和胆固醇的摄入。个体化的饮食计划因根据其他核心要素的要求制定，如体重、高血压、糖尿病以及心力衰竭、肾病和其他合并症。饮食处方应和患者的文化偏好相关。

(2)教育和指导患者(家庭成员和伴侣)制定自己的饮食目标和怎样实现目标。在指导课程中，包括结合行为改变模式和提高依从性的策略。

3. 预期目标

(1)患者对制定的饮食处方能够依从。

(2)患者对食谱内容能基本理解，如卡路里、脂肪、胆固醇和营养素。

(3)饮食计划强调饮食习惯问题。

(五) 戒烟处方

吸烟是一种常见的不健康行为，和多种血管疾病有关，如冠心病、外周血管疾病、腹主动脉瘤、卒中。因此，心脏康复专业人员应在患者进入心脏康复之前，对患者当前的吸烟情况进行评估和干预。不健康行为除吸烟外，还包括酗酒、熬夜、饮食不规律等。戒烟行为干预策略，同样适用于其他不健康行为的干预。

1. 评估

(1)询问患者目前的吸烟或其他烟草产品使用情况。文件记录患者的吸烟状态为：从不吸烟、之前吸烟、目前吸烟(包括戒烟 12 个月内的患者，因复吸的概率很高)，吸烟的数量，其他烟草产品类型。

(2)调查在家或工作环境中暴露于二手烟的情况。

(3) 询问患者是否准备戒烟，确定患者戒烟意愿。

(4) 评估可能削弱戒烟成功的心理因素。

(5) 在戒烟的前两周，患者每次复诊时，评估患者的吸烟情况。

2. 干预

(1) 如患者无戒烟意愿，可为患者提供一个简洁的鼓励包括“5R”：关系、风险、奖励、障碍、重复。

(2) 当患者有戒烟意愿后，继续使用 5A，询问、建议、评估、帮助、安排。帮助吸烟者制定戒烟时间，选择合适的治疗方案

3. 预期目标

(1) 短期：患者表明戒烟意愿，决定戒烟并选择戒烟日期，随后，患者将戒烟和所有烟草产品，并依赖药物治疗（如果有处方），同时联系预防复吸的策略，一旦复吸，尽快重新制定戒烟计划。

(2) 长期：完全未吸烟或使用烟草产品至少 12 个月，无环境中的烟草暴露。

（六）心理处方

很多参加心脏康复的患者合并心理问题，如抑郁、焦虑、失眠、社会孤立、认知损害、问题人格、物质滥用、依从性差等。心脏疾病患者常常合并加重心血管疾病进展的社会心理因素，如焦虑、抑郁、失眠、低社会支持。同时，心脏疾病患者在遭遇心脏急性时间后或在长期的慢性带病生存过程中，常出现社会心理问题，最终对患者的预后产生负面影响，降低患者生活质量。因此，心脏康复人员应认识到管理社会心理的益处，对患者的社会心理问题进行积极干预。可参考《在心血管科就诊患者心理处方中国专家共识（2020 版）》。

1. 评估

(1) 使用标准化的调查工具明确患者是否有达到显著临床水平的抑郁、焦虑、睡眠障碍、愤怒或敌意、压力管理、社会孤立、婚姻或家庭不幸、性功能障碍、物质滥用（酒精或精神药物）。

(2) 精神药物的使用。

2. 干预

(1) 提供个人或小组教育和咨询，包括心脏病调节、失眠治疗、压力管理，健康相关生活方式的改变。如果可能，应包括家庭成员、家庭伴侣或其他特定的人。发展支持康复的环境和社区资源，加强患者和家庭的社会支持水平。

(2) 教授自救和自我管理技能。

(3) 对具有显著社会心理痛苦，达到临床水平的患者，应和患者的主诊医师合作将其推荐给精神专科医师，进一步评估和治疗。

3. 预期目标

(1) 情绪健康是指无达到临床水平的心理痛苦、社会孤立或药物依赖。

(2) 患者有责任掌握改变健康相关行为、自我放松和其他压力管理技能；获得有效社会支持、依从精神处方药，减少或消除酒精、烟草、咖啡因或其他精神非处方药物的使用。

(3) 如果出现重要的心理问题，应立即进行干预和管理。

（七）运动处方

身体活动和运动训练是两个不同的概念，原则上所有临床心血管医师应能够为患者提供身体活动指导，运动处方应该由心脏康复专业医师提供。

1. 身体活动指导　身体活动减少是心血管疾病五大主要危险因素之一，但在临床中却常常被忽视，临床医师往往更加关注吸烟、高血压和血脂异常等传统危险因素。身体活动不仅与心血管疾病的发生相关，同时也与心脏事件后的死亡率、再梗死、卒中等相关。因此，心脏康复项目应向患者提供必要的知识和技能，帮助患者适应和恢复最佳的身体活动水平。这一过程不仅是在心血管急性事件后，更应帮助患者培养和维持长期的健康生活方式，养成运动习惯，促进健康，提高心肺适应性和减少慢性疾病的危险因素。

(1) 评估：

1) 患者目前的身体活动水平（如问卷、计步器），以及家庭工作、娱乐的身体活动需要。

2) 估计与患者年龄、性别、日常生活如开车、性生活、运动、家务相关的活动水平。

3) 评估患者改变行为习惯的意愿、自信心、增加身体活动的障碍，以及做出积极改变的社会支持。

(2) 干预：

1) 在初始评估和随访时，向患者提供关于身体活动的建议、支持和咨询。目标运动项目满足患者的个体需要，并在咨询时为患者提供教育材料。考虑为高强度体力劳动的患者进行运动耐受或运动风险评估。

2) 鼓励患者进行中等强度的身体活动，累计时间 30~60min/d，≥ 5d/ 周。建议患者在日常生活中提高身体活动（如把车停在远处，爬 2 层以上的楼梯，在午休时散步）。

3) 建议起始进行低强度的有氧活动，以减轻骨骼肌肉损伤的风险。推荐随时间逐渐增加身体活动的时间和强度。

4) 提醒患者避免不常见的身体活动（如球类运动）。在进行运动训练过程中，评估患者进行此类身体活动的能力。

(3) 预期目标：

1) 患者在家庭、职业和娱乐中的身体活动增加。

2) 患者心理健康改善、压力减少、功能独立、预防残疾、恢复自理能力。

3) 患者有氧适能和身体成分改善，心血管危险因素减少（尤其是久坐患者养成规律活动的生活方式）。

2. 运动处方　运动训练是心脏康复的核心，与身体活动不同，运动训练的目的是提高机体代谢水平和自适应性、提高心肺耐力、改善心肌缺血和心脏功能、稳定斑块、控制代谢性心血管危险因素等。运动训练需要在评估基础上制定运动处方，综合的运动处方包括心肺耐力训练、阻力训练和灵活性训练。心肺耐力训练包括强度、持续时间、频率及类型，阻力训练包括强度、运动量、频率、类型和增量。

(1) 评估：

1) 强烈推荐患者在参加以运动为基础的心脏康复项目之前，进行症状限制运动试验。在患者临床状况改变时应再次可能需要再次评估。试验参数评估应包括心率和心律、体征、症状、ST 段改变、血流动力学、劳累程度和运动耐量。

2) 根据运动试验对患者进行风险分层，在患者运动训练时进行监督和监测。

(2) 干预：

1) 根据评估结果、风险分层、合并症（外周动脉疾病、骨骼肌肉情况）和患者的目标，制定个体化的有氧和阻抗训练处方。心血管运动处方需有心血管医师批准。运动处方应规定频率（F）、强度（I）、时间（T）、形式（T）、进展（P）。

①有氧运动：F=3~5d/ 周，I=50%~80% 运动耐量，T=20~60 分钟，以及 T= 走路、平板、自行车、爬楼、游泳、爬山等。

②阻抗运动：F=2~3d/ 周，I= 中等强度每组重复 10~15 次，T=8~10 上下肢运动 3 组，T= 健美操、弹力带、哑铃、上下肢测力、无负重等。

2）每次训练包括热身、放松、灵活性运动。

3）如果患者临床状况发生变化，应对运动处方进行更新和调整。

（3）预期目标：

1）患者可识别运动中的安全问题，以及热身时的体征和症状。

2）患者的心肺适应性提高，灵活性增强，肌肉耐力和力量增强。

3）患者在应对身体变化时的症状减少，心理健康改善。

4）患者通过运动训练，减少了心血管危险因素和死亡率。

二、心脏康复的标准

心脏康复项目的有效开展，需建立一定的结局评价标准，以不断提高心脏康复项目的质量，提高康复效果和患者预后。国内外多个康复指南，推荐将结局评价纳入标准化心脏治疗的一部分，纳入评价的结局指标应反映治疗的目标，帮助制定个体化的疾病管理方案。

AACVPR 和我国心脏康复指南推荐使用结局模型作为指导，系统评估患者结局。主要包括临床指标、健康指标、行为指标和服务指标四个方面。

（一）临床指标

临床指标包括与病情和疗效相关的生理和心理结局指标。常用的生理指标包括活动耐量、血压、血脂、HbA1c 和人体成分测量，心理指标包括对焦虑、抑郁、愤怒和敌意的评估。使用可靠的问卷和量表，或由精神科医师对患者进行心理状况评估得到的结果，更为可靠（表 1）。

表 1　临床指标评价及相关工具

心肺适应性 功能 MET 水平（改变） 最大力量 RM 或当量（如 5RM） 关节活动度 6 分钟步行试验距离 平衡和移动性测试 杜克活动指数	人体成分数据 腰围 BMI 体脂率
吸烟 血液可替丁水平 一氧化碳水平	糖尿病 血糖水平 空腹血糖 HbA1C
血压	贝克抑郁量表Ⅱ 社会心理状况评估 医院焦虑、抑郁量表 患者健康问卷 社会心理危险因素调查
血脂（TC、LDL-C、HDL、TG）	

注：RM，one repetition maximum。

（二）行为指标

个体化的行为指标反映了患者的知识水平、依从性，以及重返社会的能力。行为指标包含了心脏康复的多个核心要素，例如运动、营养、吸烟和药物依从性等行为的管理。这些评价指标揭示了患者培养和维持健康生活方式的能力，而健康的生活方式有助于实现临床和健康目标。行为干预方案应根据患者异常的临床指标制定，通过行为干预，矫正患者的临床指标。

（三）健康指标

健康指标包括发病率、死亡率和生活质量，代表了患者总体或者首要的健康结局。与患者总体健康相关的结局包括原发病的发病率、复发率和恶化情况，并发症，生活质量以及对事件的应对方式。遗憾的是，在大多心脏康复项目中，与参加心脏康复相关的患病率和死亡率的改变往往难以获得，尤其患者完成心脏康复后。

与健康相关的生活质量（health-related quality of life，HRQoL）对患者至关重要而又易于评估，因此，美国心脏康复指南和中国心脏康复指南均推荐在心脏康复中评估患者的健康相关的生活质量。HRQoL 包括三个维度：①身体功能；②心理健康；③社会功能。

（四）服务指标

服务指标指与质量提高相关的项目水平结局、结构和流程，包括患者满意度、服务利用度、服务花费、项目达标情况。

患者满意度：特别强调对患者满意度的评估，应在参加和心脏康复结束时对患者进行满意度调查。虽然患者满意度是患者基于个人经历的主观感受，然而仍有经验证的量表可以用于患者满意度评估，如慢性病患者评估量表。

利用指标包括转诊率、参加率、等待时间、依从性和完成率。

三、风险控制

无论是在医院、社区或者家庭进行心脏康复，为患者提供安全的环境，是所有心脏康复专业人员的责任。所有心脏康复项目，均需具备处理医疗问题和紧急事件的基本能力，制定紧急风险预案；对降低患者心脏康复过程中出现的风险以及改善预后至关重要。同时，应不断评估和调整紧急风险预案，以尽早识别不良事件，及时实施紧急救治，其中具备早期除颤的基本生命支持和高级生命支持是紧急风险预案重要参数。

风险控制的基本要求：

（一）人员要求

所有心脏康复人员需完成 BLS 和 ACLS 支持培训，能及时实施胸外按压，呼吸机、电除颤。有资质的专业人员对复律后患者的药物进行管理；只有经过培训的人员可实施气管插管，否则应选择非侵入技术进行气道管理。

虽然患者在进入心脏康复之前，已经进行了全面的评估，但患者的状况在心脏康复过程中可能会出现变化，尤其是常规的风险分层和诊断流程，如运动试验，或许不能评估所有患者在康复过程中出现的与训练相关的不良事件，因此，在运动开始前、运动中和运动结束后对患者进行细致的观察和评估十分重要。

心脏康复专业人员，应不断评估患者出现的变化，及时识别医学问题，提供合适的干预，保证患者的安全和心脏康复的有效性。

（二）心脏康复中出现的需要干预的临床问题

1. 心绞痛和心肌缺血　记录患者发生胸部不适或心绞痛的程度（如不典型胸部不适，

呼吸困难)、频率、持续时间、诱因(如劳累、受凉、压力、进餐后)。在心电监测下,如运动过程中出现心绞痛或心肌缺血改变,应记录运动负荷、心率和血压,以及相关症状(如轻度头痛、血压下降、出汗、心律失常增加)。对慢性心绞痛患者,医师应根据指南进行处理。通常,制定的运动强度不应该超过诱发心绞痛的阈值。

2. 心律失常　记录心律失常发生的类型、频率和持续时间,以及伴随的症状(如 ECG 发现的缺血、轻度头痛、呼吸困难、低灌注)。新发的或伴症状的静息或运动诱导的房型或室性异位心律,心动过速,房室传导阻滞,伴症状的心动过缓和室内传导阻滞。

3. 心力衰竭　尽管心力衰竭患者总体死亡率和患病率较高,但在运动过程中发生不良事件率较低。最常见的不良事件包括运动后低血压、房型或室性心律失常以及心衰症状恶化。静息或日常活动时出现呼吸困难、体重增加、水肿、运动耐力下降,提示心衰症状恶化。心衰失代偿患者不应运动,而需要心内科医师进行评估和治疗。

4. 高血糖和低血糖　记录患者运动前或运动后低血糖或高血糖情况(患有 1 型或 2 型糖尿病的患者)以及是否伴有症状。提供血糖检测仪,以及糖或其他碳水。服用降糖药或使用胰岛素的患者,在运动前中后,血糖目标为 ≥100mg/dl,应监测运动前后血糖直到患者建立血糖应答模式。低血糖意识丧失或低血糖发作频繁者在运动时需要更高的血糖或者更多的血糖监测。在患者出院前或运动前,应评估患者最近胰岛素注射时间和剂量,以及相应的进食量,既往的对运动或碳水摄入的血糖反应。1 型糖尿病 >300mg/dl,或经临床评估的某些 2 型糖尿病患者,应避免运动。

5. 晕厥或晕厥先兆　记录晕厥或晕厥前兆发作、持续时间、严重性,以及发作时的心律和血压。

6. 高血压或低血压　记录运动前和运动后与症状相关的低血压,静息高血压或运动高血压。

7. 呼吸困难　呼吸困难是和心绞痛等同的症状。记录呼吸困难发作时的活动量、呼吸音、血氧饱和度。

8. 运动不耐受　记录不正常的血流动力学变化,乏力、日程活动不耐受。

9. 抑郁　抑郁和心血管疾病患者不良事件、死亡率增加、预后差有关,推荐在患者进入心脏康复之前常规筛查抑郁。筛查不正常、持续抑郁,情绪变换,应进一步评估是否需要治疗,排除自伤风险。如记录患者因诊断抑郁转诊到专科治疗,需进行记录。

10. 心搏或呼吸骤停　开始运动训练之前对患者进行筛查和评估,有助于发现不稳定的患者。应及时识别不良信号或症状并中止运动。紧急事件演练应每季度举行一次,确保患者发生心脏或呼吸骤停时,能迅速有效地应答。

11. 脑血管事件　患者出现脑血管意外信号或症状时,应立即进行快速院外卒中评估。如果怀疑脑血管事件,应立即启动急救系统,迅速转运到卒中中心。记录时间并检查血压,维持呼吸、循环,如果血氧饱和度 <94% 或无法测量,应吸氧。

(三)干预

当不良事件发生后,应记录干预措施或药物治疗变化。教育患者识别不良事件的信号或症状。在对不良事件或紧急事件进行评估时,应记录患者临床状况,再次对患者进行评估,根据评估进行针对性干预。

1. 临床状态评估　①既往史,描述症状的程度、类型、加重和缓解因素,以及症状变化;②心率;③血压;④心电监测;⑤ 12 导联心电图;⑥最近一次的运动或药物负荷试验;⑦心肺听诊；⑧外周动脉搏动或灌注；⑨血氧饱和度；⑩意识水平；⑪血糖水平。

2. 干预　①暂停止或中止运动训练；②帮助患者取得舒适的坐位或卧位；③安慰患者；④监测血压、心率 - 心电图；⑤吸氧；⑥舌下含服硝酸甘油（如血压高于 100/60mmHg）；⑦管理血糖；⑧建立静脉通道，管理静脉输液；⑨ BLS；⑩ ACLS；⑪转运到医院或立即提供急救；⑫告知心脏康复负责人、医学顾问、转诊医师，告知家属。

在心脏康复过程中，紧急医疗事件虽然不常见，但仍有发生。因此心脏康复专业人员应在运动前、运动中、运动后对患者进行评估，以减少紧急医疗事件的发生，并随时准备对紧急事件的应答。每个心脏康复项目都应制定紧急医疗事件处理流程和专业的临床方针。

四、系统管理

向患者提供良好的医疗服务需要有效的管理，同时不断进行心脏康复项目的质量提高，才能创造良好的环境帮助患者长期坚持健康的行为习惯，使患者的预后和心脏康复的有效性最大化。

标准化心脏康复的实施，心脏康复效果和成本效益的提高，需要成熟的管理和监督，具体应具备以下条件：①心脏康复的执行和质量评估；②心脏康复核心要素和专业能力；③以患者为中心的数据收集和分析；④临床实践指南和立场声明；⑤预算；⑥政策和流程的制定和实施；⑦常规医疗服务的传送；⑧生产力和利用率；⑨保险和医疗合同；⑩质量改进。

心脏康复是综合的医疗手段，专业人员应对 CVD 有全面理解，包括心血管急诊流程、营养、运动生理、药学，行为习惯改变策略、心理健康、心血管危险因素管理的医疗和教育策略。因此，心脏康复人员的结构应包括医疗负责人、项目负责人、注册护士、运动专家、临床运动生理学家、物理治疗师、呼吸治疗师、营养师、精神健康专家、健康教育者、职业治疗师、兼职康复顾问。

对心脏康复项目的模式和患者预后进行不断的评估是实施高效的、以患者为中心的医疗服务的关键。心脏康复专业人员应对心脏康复核心要素的所有方面进行全面评估和分析，建立、监测和促进高质量心脏康复项目的发展，不断提高心脏康复的利用率和有效性，提高患者的疗效和预后。

（丁荣晶　雷　莎）

减重手术对肥胖患者代谢性心血管疾病的影响

随着人们生活方式的改变和生活水平的不断提高，肥胖的发病率也急剧上升。世界卫生组织（World Health Organization，WHO）将肥胖定义为：可能导致健康损害并伴有体重增加的异常或过多的脂肪堆积，并将体重指数（body mass index，BMI）≥ $30kg/m^2$ 作为肥胖的诊断标准。世界卫生组织调查显示，全球肥胖人口在近 30 年内出现快速增长，18 岁及以上成人中超重人口约 19 亿人，肥胖人口超过了 6.5 亿人。因此，肥胖已是全球性的公共健康问题，中国肥胖问题也同样严峻。中国肥胖问题工作组根据我国实际情况将肥胖的诊断标准定义为：BMI ≥ $28kg/m^2$ 或男性腰围 ≥ 90cm、女性腰围 ≥ 85cm。一项来自 63 449 例人体数据的统计分析显示，2002—2019 年我国成年男性肥胖人数比例为 11.8%；女性肥胖人数比例为 14.0%。肥胖是心血管疾病的独立危险因素，与肥胖相关的胰岛素抵抗及系统炎症会增加血糖、血压和血脂异常的发生率及动脉粥样硬化的发病风险，增加心脏的负担，促进心力衰竭的发生、发展。

一、代谢性心血管疾病概述

（一）代谢性心血管疾病定义

近年来许多研究均发现心血管疾病与人体代谢紊乱息息相关，由此提出了“代谢性心血管疾病”这一种新的疾病分类，其确切定义目前尚未达成共识。有研究者指出，代谢性心血管疾病是由一系列代谢性疾病包括高血压、糖脂代谢紊乱和代谢综合征等参与并损伤血管内皮细胞（vascular endothelial cells，VECs），最终导致心血管功能障碍的一类疾病；也有研究者认为，代谢性心血管疾病是指人体中各种代谢功能异常，包括肥胖、胰岛素抵抗、血脂异常和高血压所致的心血管疾病或代谢性疾病。目前普遍较为认可的定义为：代谢性心血管疾病始于胰岛素抵抗（insulin resistance，IR）、肾素 - 血管紧张素 - 醛固酮系统（renin angiotensin aldosterone system，RAAS）激活、炎症反应活化等代谢紊乱表现，进行性发展出现代谢综合征（metabolic syndrome，MS）、糖尿病前期、高血压前期、致动脉粥样硬化性血脂异常等高危状态，最终发展为 2 型糖尿病、高血压、心血管疾病等。

（二）代谢性心血管疾病表现

代谢性心血管疾病最主要的代谢危险因素包括血脂异常、血糖和血压升高。血脂异常主要表现为：血清甘油三酯（triglyceride，TG）升高、小而密的低密度脂蛋白（low-density lipoprotein，LDL）升高、血清高密度脂蛋白胆固醇（high-density lipoprotein cholesterol，HDL-C）水平降低和 HDL 胆固醇流出功能异常；血糖异常主要表现为空腹血糖受损和糖耐量异常。糖脂代谢紊乱等多种代谢因素不断对机体产生损伤刺激作用，导致血管内皮功能障碍，出现代谢综合征、糖尿病前期、高血压前期等高危状态，最终发展为代谢性心血管疾病。根据其主要临床表现，目前将代谢性心血管疾病从 0~4 期共分为 5 期（表 1）。

表 1　代谢性心血管疾病分期

分期		诊断标准
0 期	代谢健康状态	无危险因素存在
1 期	1~2 个危险因素	存在下列 1~2 个危险因素： (1)大腰围(男性 ≥ 112cm，女性 ≥ 88cm) (2)血压升高(收缩压 ≥ 130mmHg 和 / 或舒张压 ≥ 85mmHg)或服用降压药 (3)HDL-C 降低(男性<1.0mmol/L 或 40mg/dl；女性<1.3mmol/L 或 50mg/dl)或药物治疗 (4)空腹血清甘油三酯升高(≥ 1.7mmol/L 或 150mg/dl)或药物治疗
2 期	代谢综合征或糖尿病前期	仅存在以下三种情况之一： (1)基于 4 个危险因素中的 3 个或 3 个以上的代谢综合征：大腰围、血压升高、HDL-C 降低和甘油三酯升高 (2)空腹血糖受损(IFG：空腹血糖 ≥ 5.6mmol/L 或 100mg/dl) (3)糖耐量异常(IGT：餐后 2 小时血糖 ≥ 7.8mmol/L 或 140mg/dl)
3 期	代谢综合征 + 糖尿病前期	存在以下 3 种情况中 2 种以上： (1)代谢综合征 (2)IFG (3)IGT
4 期	2 型糖尿病和 / 或 CVD	存在 2 型糖尿病和 / 或 CVD： (1)2 型糖尿病(空腹血糖 ≥ 126mg/dl、餐后 2 小时血糖 ≥ 200mg/dl 或接受抗糖尿病治疗) (2)CVD(心绞痛或心血管事件后的状态，如急性冠脉综合征、支架置入术、冠状动脉旁路移植术、缺血性卒中、外周血管疾病导致的非创伤性截肢)

注：HDL-C，血清高密度脂蛋白胆固醇；CVD，心血管疾病；IFG，空腹血糖受损；IGT，糖耐量异常。

二、肥胖与代谢性心血管疾病

肥胖和代谢性心血管疾病密切相关。肥胖能通过自身的病理生理效应直接对心脏的形态、结构和功能产生不良影响，还能通过肥胖相关疾病对心血管系统产生严重危害，促进代谢紊乱的发生和发展，促使动脉粥样硬化、高血压和糖尿病等的发生，最终发展为代谢性心血管疾病。

（一）脂代谢异常

肥胖患者常伴有血脂异常，其特点是：TG、极低密度脂蛋白胆固醇(very low-density lipoprotein cholesterol，VLDL-C)升高和小而密的 LDL 颗粒增多，HDL-C 水平降低。具体的机制包括：

1. 游离脂肪酸增加　当流入脂肪组织的循环脂肪酸的量超过脂肪细胞的储存能力时，脂肪细胞会出现功能障碍。功能失调的脂肪细胞会增加基础脂肪分解，产生胰岛素抵抗，释放更多的游离脂肪酸(free fatty acid，FFA)到循环中。FFA 水平增高刺激肝脏合成 TG 和胆固醇酯增多，促使肝脏装配及分泌 VLDL。

2. 脂蛋白酯酶活性减弱　脂蛋白酶 LPL(lipoprotein lipase，LPL)活性减弱，乳糜微粒和 VLDL 内 TG 水解下降，导致二者清除减少，乳糜微粒残粒和 VLDL 残粒升高，TG 水平也随之升高。

3. 胆固醇酯转运蛋白活性增强　肝胆固醇酯转运蛋白（cholesteryl ester transfer protein，CETP）活性增强，一方面促进 LDL 中的胆固醇酯和 VLDL 中的 TG 进行交换，LDL 中增多的 TG 在肝脂酶的作用下被分解，形成小而密的 LDL，小而密 LDL 具有更强的致动脉粥样硬化作用。另一方面，CETP 促进 VLDL 中的 TG 和 HDL 中的胆固醇酯的交换，HDL 中增多的 TG 易被 LPL 水解，剩下的小而密的 HDL 颗粒易被肾脏清除，造成 HDL-C 水平下降。这种 HDL 的胆固醇逆转运（reverse cholesterol transport，RCT）能力同时下降，致 HDL 失功能。

（二）糖代谢异常

糖代谢异常是肥胖常见的代谢紊乱因素，也是 CVD 的危险因素。糖代谢异常主要表现为糖耐量异常和 / 或空腹血糖受损。研究发现，中心性肥胖所导致的胰岛素抵抗在 CVD 发生上扮演着中心角色。生理条件下，胰岛素在细胞表面结合并激活胰岛素受体，诱导胰岛素受体底物 -1/2（insulin receptor substrate-1/2，IRS-1/2）磷酸化并与蛋白质磷脂酰肌醇 -3 激酶（phosphatidylinositol 3 kinase，PI-3K）结合并使其激活，继而激活下游的蛋白激酶 B（protein kinase B，PKB/Akt），促进葡萄糖转运体 4（glucose transporter 4，GLUT-4）的合成，使得细胞摄取葡萄糖。胰岛素抵抗是指各种原因使胰岛素促进葡萄糖摄取和利用的效率下降，机体代偿性的分泌过多胰岛素产生高胰岛素血症，以维持血糖的稳定。肥胖导致胰岛素抵抗的具体机制包括：

1. 肥胖产生慢性炎症状态　当脂肪组织不断沉积甘油三酯而扩张到一定程度时，脂肪细胞会变得肥大。肥大的脂肪细胞会产生多种细胞因子、急性期蛋白及其他炎症介质，激活炎症信号通路，产生炎症状态。这些炎症因子可以通过降低胰岛素信号转导中关键元件的表达或增加其分解，抑制胰岛素信号转导，诱导胰岛素抵抗的发生。

2. 脂联素水平降低　脂联素可以通过激活腺苷酸活化蛋白激酶 AMPK（Amp-activated protein kinase，AMPK），磷酸化乙酰辅酶 A 羧化酶 ACC（acetyl CoA carboxylase，ACC）并使之失活，减少丙二酰辅酶 A（malonyl-CoA）生成，减轻其对肉毒碱棕榈酰转移酶 1（carnitine palmitoyltransferase 1，CPT1）的抑制作用，从而促使 FAA 进入线粒体得到氧化。临床研究发现，肥胖患者血浆脂联素水平下降，并与体脂百分比呈显著负相关。血浆脂联素水平下降，FFA 氧化利用减少，游离 FFA 水平上升。

3. FFA 增加　胰岛素敏感性正常时，胰岛素可以抑制激素敏感脂肪酶（hormone-sensitive triglceride lipase，HSL）的活性，导致脂肪动员被抑制。而肥胖状态下，脂肪组织中 HSL 活性增强，导致脂肪分解增加，血浆 FFA 水平明显增加。增加的 FFA 通过糖 - 脂肪酸循环造成糖与脂肪酸代谢竞争，导致葡萄糖利用率下降。此外，FFA 可以通过增加 IRS-1 丝 / 苏氨酸残基的磷酸化同时降低酪氨酸残基的磷酸化，导致胰岛素信号级联脱敏，干扰 GLUT-4 的合成，抑制机体对葡萄糖的摄取和利用。

4. TG 异位沉积　肥胖状态下，循环中的 FFA 超过了脂肪组织的代谢及蓄积能力，可沉积在原本储脂能力有限的肝脏、肌肉等组织中，称甘油三酯异位沉积。脂肪细胞中释放出来的 FFA 经过血液循环沉积到骨骼肌细胞及肝细胞的过程促使胰岛素信号级联脱敏，破坏胰岛素作用的信号通路。

5. 氧化应激　研究发现，肥胖状态下存在骨骼肌及肝脏细胞线粒体损伤。高脂肪酸损伤线粒体的结构和功能，造成线粒体数量减少、氧化能力降低，活性氧 ROS（reactive oxygen

species, ROS）增加。增加 ROS 激活损害胰岛素信号通路的激酶（如 JNK 和 PKC），增加 IRS-1 丝氨酸磷酸化过程，阻碍酪氨酸磷酸化过程，进而影响葡萄糖代谢。

（三）血压异常

肥胖相关高血压是心血管疾病发生、发展的主要危险因素之一，可增加难治性动脉高压风险。研究表明，体重增加与血压升高之间呈显著正相关关系，肥胖患者罹患高血压的可能性较体重正常人群增加了 3.5 倍。肥胖相关高血压发病机制主要包括：

1. 交感神经激活　肥胖个体的交感神经系统活性增强，同时血浆去甲肾上腺素水平升高，肾小管对钠离子的重吸收增加，导致静息心率增加和血容量增加，从而升高血压。

2. RAAS 激活　肥胖状态下，肾脏、心脏以及中枢的 RAAS 均显著激活。肾素、血管紧张素、醛固酮水平均显著升高，引起水钠潴留、氧化应激反应以及活性氧的生成，刺激盐皮质激素受体，形成恶性循环，导致高血压的发生。

3. 胰岛素抵抗　胰岛素抵抗时，一方面损伤血管内皮细胞胰岛素信号通路功能，NO 产生和释放减少，导致血管舒张功能紊乱和动脉僵硬；另一方面激活 RAAS 系统，促进水钠潴留，导致高血压的发生。

4. 血管功能异常　肥胖时血管功能异常包括血管结构改变、内皮功能异常和血管僵硬度增加。肥胖合并糖脂代谢紊乱可损害血管内皮结构和功能，损害压力感受器反射，引起动脉顺应性下降，促使血压升高。

（四）肥胖对心肌代谢和心脏功能的影响

肥胖是心力衰竭风险的决定因素之一，Joyce 等研究显示，急性心衰患者中有 84% 是超重和肥胖患者；Aune 等研究发现，肥胖患者 BMI 每增加 5 个单位，心力衰竭的患病率增加 41%。肥胖相关心衰可表现为三种类型，即高输出量心力衰竭（high-output heart failure）、射血分数保留的心力衰竭（heart failure with a preserved ejection fraction, HFpEF）和射血分数降低的心力衰竭（heart failure with a reduced ejection fraction, HFrEF）。三种不同形式的心衰实际上是肥胖心衰发展的不同阶段，肥胖患者早期表现为高输出量的心衰，并逐渐进展为 HFpEF，如合并其他导致心肌损伤的因素，则表现为 HFrEF。最近的研究认为，瘦素 - 醛固酮 - 脑啡肽酶轴（leptin-aldosterone-neprilysin axis）的激活、肥胖全身炎症状态导致心肌微血管周围炎症对肥胖患者 3 种表型的心力衰竭的发生、发展都起着重要作用。此外，心肌底物代谢障碍也是心肌功能障碍的原因之一。正常心肌细胞可以利用脂肪酸和葡萄糖进行有氧氧化，肥胖患者血浆 FFA 和 TG 水平上升，心肌细胞对脂肪酸的摄取和利用增加，因胰岛素抵抗致糖摄取减少。这种代谢紊乱一方面导致心肌能量供应不足，另一方面细胞内游离脂肪酸沉积，导致细胞脂毒性损伤，诱发线粒体结构和功能紊乱，激活细胞凋亡级联反应并导致心肌重塑，促进心力衰竭的发生发展。

三、减重手术对肥胖患者代谢性心血管疾病的影响

（一）减重手术的术式

减重外科起源于 20 世纪 50 年代，近 20 年间在全球范围内得到迅猛发展，中国也不例外。2014 年中国肥胖和糖尿病外科医师委员会将减重代谢手术写入指南，规范了减重代谢手术的适应证、禁忌证、手术方式的选择及围手术期的管理等方面的问题。《中国肥胖及 2 型糖尿病外科治疗指南（2019 版）》推荐，对病态肥胖（BMI ≥ 40kg/m² 或 BMI ≥ 35kg/m² 且有肥胖相关并发症）患者进行减重代谢手术。其主要的术式包括 3 种，即腹腔镜胃袖状切除

术（laparoscopic sleeve gastrectomy，LSG）、腹腔镜 Roux-en-Y 胃旁路术（laparoscopic Roux-en-Y gastric bypass，LRYGB）和胆胰转流十二指肠转位术（biliopancreatic di-version with duodenal switch，BPD/DS）。LSG 是在保持原胃肠道解剖结构下，切除胃大弯，保留胃小弯侧狭长的袖状部分以缩小胃容积为主的手术方式。LSG 切除了胃总体积的 75%~85%，限制能量摄入的同时改变部分胃肠激素水平，适用于单纯肥胖的患者或合并有代谢综合征的人群。LRYGB 是在胃的近端建立 1 个约 30ml 的胃囊与 Treitz 韧带下游约 100cm 处的远端空肠相吻合，使食物绕过大部分胃、十二指肠直接流入空肠消化吸收的手术方式。LRYGB 手术减重效果好、持续时间长，但术后并发症也多，适用于单纯或合并有代谢综合征的严重肥胖的患者。BPD/DS 则是将胃袖状切除且保留幽门，离断十二指肠并将其近断端与回肠吻合的术式。BPD/DS 是减重效果最明显的术式，但其手术较复杂、营养不良发生率高，目前开展较少，适用于严重肥胖、2 型糖尿病的外科治疗。除上述手术方式外，可调节胃束带手术也是较常用的手术方式，采用经腹腔镜方式束缚胃的上部，通过注水调节束腹带的松紧程度，从而调节胃部容积大小。可调节胃束带手术适合 18~65 岁的重度肥胖症患者。此外，其他手术方式还包括复合手术，如在胃袖状切除术（sleeve gastrectomy，SG）的基础上加空肠旷置术（jejunum exclusion surgery，JJB）、SG 加十二指肠和空肠旁路术（duodenal and jejunal bypass，DJB）和 SG 加胃底折叠术等。

（二）减重代谢手术机制

减重代谢手术通过手术的方式改变消化道的容积及路径，进行减重和调节代谢，其具体机制与能量摄入减少、激素水平变化、肠道菌群变化、免疫反应和白色脂肪组织褐变有关。

1. 能量摄入减少　各种减重代谢手术通过不同方式改变消化系统的生理结构，通过限制摄入量、减弱肠道吸收功能、调节饥饿感和饱腹感等方面达到减少能量摄入的目的。如胃袖状切除术通过切除胃组织，减小胃容积，减慢进食速度，增加饱腹感；而可调节胃束带术通过迷走神经传入信号来限制食物的摄入并抑制饥饿感，以达到减少能量摄入的目的。

2. 激素变化　胃肠道不仅是消化器官，也是内分泌器官，其可分泌多种激素作为循环或旁分泌物发挥作用。由于减重代谢手术改变了胃肠道解剖结构，导致肽酪氨酸、胰高血糖素样肽 1、瘦素等多种激素水平上调。肽酪氨酸可通过肠 - 脑轴刺激下丘脑的食欲中枢，产生抑制食欲的作用；胰高血糖素样肽 1 通过迷走神经传入纤维刺激下丘脑食欲中枢，增加饱腹感，减少饥饿感，从而减少热量摄入；瘦素可诱导机体出现厌食和高代谢率状态，减少摄入，增加消耗，从而达到减重的目的。

3. 肠道菌群　肠道菌群是人体肠道正常的微生物，具有帮助人体合成一些必需的维生素、氨基酸，促进微量元素吸收的作用。健康人体肠道微生物主要包括拟杆菌门和厚壁菌门两种。肥胖状态下，肠道微生物菌群多样性减少，厚壁菌门数量增加，拟杆菌门数量减少。减重代谢手术改变了胃肠道的解剖生理结构，也使肠道菌群发生变化。Arora 等的研究发现，转移有减重术后患者的肠道菌群的肥胖小鼠体重明显减轻。

4. 免疫反应　肥胖患者长期处于慢性炎症状态，脂肪细胞分泌促炎细胞因子，激活炎症信号通路，促进胰岛素抵抗的发生。肥胖患者体内 C 反应蛋白、白介素 6、肿瘤坏死因子 α 等炎症因子水平增加，减重代谢手术后患者上述炎症因子水平下降，机体炎症和代谢状态得到改善，从而导致体重减轻。

5. 脂肪组织褐变　人体脂肪组织主要分为棕色脂肪组织和白色脂肪组织。存在于皮下组织和内脏周围的白色脂肪主要作用是储存能量，而分布于颈背部、纵隔、肾周等组织的棕色脂肪主要的作用是非寒战产热。研究发现,肥胖患者行减重代谢手术后肠促胰岛素水平上升,可增强成人锁骨上棕色脂肪组织的代谢活性,还可诱导白色脂肪组织褐变,改善代谢状态并促进体重减轻。

(三)减重代谢手术对肥胖患者代谢性心血管疾病的影响

随着腹腔镜技术的发展和成熟,减重代谢手术安全性与有效性不断提高,适用范围也在不断扩大。1997—2015 年,全球减重代谢手术例数增幅超过 10 倍。减重代谢手术已广泛用于肥胖及相关合并症人群的减重治疗。大量研究证明:随着体重的降低,患者的肥胖相关合并症也将得到改善。

1. 减重代谢手术对心血管危险因素的影响　多项临床研究证明,减重代谢手术可使血脂异常、糖尿病、高血压等心血管危险因素得到显著地改善。

(1)血脂异常:减重手术后胃肠道生理结构改变和胃肠激素分泌水平变化,使人体能量摄入减少和吸收不良,有效降低了体重和血浆 TG 水平。Sjöström 等对接受 RYGB 手术的肥胖患者进行术后随访,结果显示,相比对照组,手术组患者在术后 2 年和 10 年 TG 水平分别降低 29.9% 和 14.8%,HDL-C 水平分别升高 18.7% 和 13.6%。另有研究发现,减重手术能显著改善 HDL 的胆固醇流出能力和抗氧化功能。

(2)糖尿病:对于肥胖糖尿病患者,减重代谢手术治疗无论在短期还是长期的疗效方面均较药物治疗更具优势。减重代谢手术可纠正代谢紊乱,提高肥胖伴 T2DM 患者的糖尿病缓解率,降低并发症或合并症的发病风险。有研究表明,减重术后患者代谢紊乱改善,糖化血红蛋白(glycosylated hemoglobin,HbA1c)水平显著下降。Praveen 等发现,RYGB 术和 SG 术后 3 个月患者 T2DM 的缓解率均超过 80%。

(3)脂肪肝:肥胖属于患非酒精性脂肪性肝炎 / 肝硬化的高危人群。RYGB 术后随访结果显示,脂肪肝患者由 89.7% 下降为 2.9%,且体重下降 10% 肝脏纤维化即可明显改善,提示减重代谢手术可延缓或逆转肝纤维化的进程,阻止非酒精性脂肪性肝炎 / 肝硬化的病情发展。

(4)高血压:高血压是重度肥胖最常见的合并症之一。脂肪组织可分泌多种神经内分泌激素,包括醛固酮释放因子、瘦素等,参与肥胖相关性高血压的发生与发展。研究发现,减重代谢手术将消除由脂肪组织因素带来的高血压症状。减重手术术后患者内脏脂肪组织减少,机体胰岛素、瘦素、醛固酮以及其他激素明显降低,高血压的缓解率也显著高于对照组。Buchwald 等对多个研究进行荟萃分析发现,减重手术后 61.7% 的患者高血压可得到改善。

2. 减重代谢手术对肥胖患者心脏功能的影响　研究发现,通过饮食、运动或减重代谢手术等方法减轻体重,均能改善或逆转肥胖相关的心脏改变,其中减重代谢手术效果显著。已有研究证明,减肥手术可以逆转严重肥胖患者的左心室肥厚。瑞士肥胖研究项目(Swedish obese subjects study,SOS)发现,减重代谢手术 1 年后患者室壁厚度和左室质量指数出现明显降低,提示手术可逆转心室肥厚。Alpert 等研究表示,肥胖患者体重减轻不仅可改善左心室舒张功能,也可使伴有左室收缩功能障碍的严重肥胖患者左室收缩功能得到不同程度的改善,这可能与体重减轻后血流动力学、左室负荷状况以及代谢环境的改善有关。Vest 等回顾性分析了 42 例在 2004—2013 年接受不同类型减肥手术的肥胖和左室射血分数(LVEF)<50% 的患者,结果显示,减重术后患者平均 LVEF 显著增加。另一项荟萃分析结果也显示减重代谢手术可改善多种心功能指标,降低肥胖患者左心室舒张末期容积和左心房

直径，显著提高 LVEF。这表明减重代谢手术可减少心肌重构，改善心脏的结构和功能，预防和延缓肥胖患者心衰的发生和发展。

3. 减重代谢手术对肥胖患者心血管事件的影响　减重手术后患者的血脂、血糖、血压等心血管不良事件危险因素都显示出很大的改善，提示减重代谢手术可能降低心力衰竭、心肌梗死、卒中等心血管不良事件的发生率和致死率。但是，目前尚无大规模前瞻性随机研究评估减重手术对肥胖患者心血管事件的影响，目前的结论多来自回顾性分析。

国外多项回顾性研究分析发现，重度肥胖患者容易发生心肌梗死。SOS 研究经过长期跟踪观察发现，减重代谢手术显著降低了手术人群的心肌梗死发生率。王玲玲等对 13 篇关于减重手术对于心衰效果的观察性和干预性研究文献，共 311 170 例患者进行荟萃分析，结果显示，减重代谢手术对于无心衰病史的患者能预防心衰的发生（*RR*=0.35，95% *CI* 0.16~0.78），对于有心衰病史的患者，减重手术能降低心衰患者死亡率（*RR*= 0.49，95% *CI* 0.41~0.58）。一项共纳入 2 638 例患者、中位随访时间 4.6 年的回顾性队列研究发现，减重手术后扩展性 MACE 的发生率（首次发生全因死亡率、心肌梗死、冠状动脉血运重建、脑血管事件和心力衰竭住院）相比对照组的 19.6%（259/1 319）降为 11.5%（151/1 319），提示减重手术能降低心血管疾病和肥胖症患者的 MACE 发生率。Benotti 等比较 RYGB 术后患者与非手术患者发生主要复合心血管事件的风险，发现 RYGB 术后 8 年发生严重心血管事件（包括心肌梗死、卒中和充血性心力衰竭）的风险降低近 50%。Moussa 等将 3 701 例减重代谢手术与相同例数匹配的非手术患者相比较，中位随访 11.2 年后结果显示，术后患者严重心血管不良事件的发生风险显著降低 59%。相对于未接受减重代谢手术的患者，减重代谢手术患者的全因死亡率和心血管事件的死亡率均得到显著下降。这些研究都明确了减重手术对心血管系统的保护效应。期待将有前瞻性随机临床研究对减重手术对心血管事件的影响进行进一步探究。

小结

随着生活水平提升，肥胖问题也日益严重，给社会经济发展及国民身体健康带来巨大负担。心血管疾病是肥胖患者最主要的致残、致死原因，肥胖也是代谢性心血管疾病的最重要危险因素之一，故肥胖患者的减重治疗对预防代谢性心血管事件的发生和发展十分必要。相比于治疗性生活方式改变及药物的减重方法，减重代谢手术更加快速、有效和持久，现已成为治疗重度肥胖症等代谢性疾病的主要方法。减重代谢手术通过缩小胃部容积减少对食物的吸收，对神经系统、胃肠及胰腺的局部内分泌系统和肠道菌群进行调节，以增加进食后的饱胀感，减少能量摄入。减重手术除了能持久有效地减轻 BMI 外，还能纠正患者的代谢紊乱，降低 TG、LDL 水平，增加 HDL 水平和功能，改善心脏的结构和功能，预防和延缓肥胖患者心衰的发生和发展。减重代谢手术的发展为肥胖及肥胖所致代谢性心脏疾病患者的治疗提供了新的思路和方法。随着腹腔镜技术的发展，减重手术发展出了如腹腔镜胃大弯折叠术、腹腔镜袖状胃切除 + 单吻合口十二指肠转位术、腹腔镜袖状胃切除 + 十二指肠 - 空肠旁路术等更多术式，以求提高减重效果、降低并发症发生率。随着肥胖及其相关并发症人群不断增大及健康需求的提高，减重代谢手术将在抗肥胖及代谢性疾病的治疗中扮演至关重要的角色。

（李晨瑜　于碧莲）

参考文献

[1] World Health Organization. Obesity and overweight facts [EB/OL].(2020-04-01)[2020-06-15]. https://www. who. int/zh/news-room/fact-sheets/detail/obesity-and-overweight.

[2] 张兴华，宇克莉，李咏兰，等. 18~97 岁中国人的超重与肥胖：来自 2002~2019 年 63449 例人体数据的分析 [J]. 中国科学：生命科学，2020, 50 (6): 661-674.

[3] GUO F, MOELLERING D R, GARVEY W T. The progression of cardiometabolic disease: validation of a new cardiometabolic disease staging system applicable to obesity [J]. Obesity (Silver Spring), 2014, 22 (1): 110-118.

[4] 谢玲玎，邢小燕. 肥胖与心血管疾病 [J]. 中国实用内科杂志，2012, 32 (10): 751-753.

[5] 郑若怡，张雨哲. 肥胖相关性胰岛素抵抗发病机制的研究 [J]. 实用糖尿病杂志，2019, 15 (4): 71-73.

[6] JOYCE E, LALA A, STEVENS S R, et al. Prevalence, profile, and prognosis of severe obesity in contemporary hospitalized heart failure trial populations [J]. JACC Heart Fail, 2016, 4 (12): 923-931.

[7] AUNE D, SEN A, NORAT T, et al. Body mass index, abdominal fatness, and heart failure incidence and mortality: a systematic review and dose-response meta-analysis of prospective studies [J]. Circulation, 2016, 133 (7): 639-649.

[8] PACKER M. Leptin-Aldosterone-Neprilysin Axis: Identification of its distinctive role in the pathogenesis of the three phenotypes of heart failure in people with obesity [J]. Circulation, 2018, 137 (15): 1614-1631.

[9] 李淑婷，尹星琪，赵冬，等. 减重代谢手术的减重机制研究进展 [J]. 中国临床医生杂志，2021, 49 (3): 273-275.

[10] ARORA T, BACKHED F. The gut microbiota and metabolic disease: current understanding and future perspectives [J]. J Intern Med, 2016, 280 (4): 339-349.

[11] SJÖSTRÖM L, LINDROOS A K, PELTONEN M, et al. Lifestyle, diabetes, and cardiovascular risk factors 10 years after bariatric surgery [J]. N Engl J Med, 2004, 351 (26): 3683-2983.

[12] PRAVEEN RAJ P, KUMARAVEL R, CHANDRAMALITEESWARAN C, et al. Is laparoscopic duodenojejunal bypass with sleeve an effective alternative to Roux-en-Y gastric bypass in morbidly obese patients: Preliminary results of a randomized trial [J]. Obes Surg, 2012, 22 (3): 422-426.

[13] LIU X, LAZENBY A J, CLEMENTS R H, et al. Resolution of nonalcoholic steatohepatits after gastric bypass surgery [J]. Obes Surg, 2007, 17 (4): 486-492.

[14] BUCHWALD H, AVIDOR Y, BRAUNWALD E, et al. Bariatric surgery: a systematic review and meta-analysis [J]. JAMA, 2004, 292 (14): 1724-1737.

[15] ALPERT M A, PRITCHETT A M. Bariatric surgery in patients with left ventricular systolic dysfunction: effective, but is it safe？ [J]. Circ Heart Fail, 2016, 9 (3): e002960.

[16] VEST A R, PATEL P, SCHAUER P R, et al. Clinical and echocardiographic outcomes after bariatric surgery in obese patients with left ventricular systolic dysfunction [J]. Circ Heart Fail, 2016, 9 (3): e002260.

[17] 王玲玲，张雪梅，廖婧，等. 减重代谢手术对肥胖患者心衰影响的系统评价和 Meta 分析 [J]. 四川医学，2020, 41 (9): 973-979.

[18] DOUMOURAS A G, WONG J A, PATERSON J M, et al. Bariatric Surgery and Cardiovascular Outcomes in Patients With Obesity and Cardiovascular Disease: A Population-Based Retrospective Cohort Study [J]. Circulation, 2021, 143 (15): 1468-1480.

[19] BENOTTI P N, WOOD G C, CAREY D J, et al. Gastric bypass surgery produces a durable reduction in cardiovascular disease risk factors and reduces the long-term risks of congestive heart failure [J]. J Am Heart Assoc, 2017, 6 (5): e005126.

[20] MOUSSA O, ARDISSINO M, HEATON T, et al. Effect of bariatric surgery on long-term cardiovascular outcomes: a nationwide nested cohort study [J]. Eur Heart J, 2020, 41 (28): 2660-2667.

冠心病合并睡眠呼吸暂停反复 PCI 1 例

患者男性，45 岁，汉族。主因“间断胸痛 3 年，再发 1 个月”于 2018 年 4 月入院。患者 2015 年 11 月起快步行走数百米后出现胸痛，位于胸骨后，呈压迫样，范围一掌大小，无放射，无胸闷、气短、心悸、黑矇等不适，休息后数分钟可自行缓解，未规范诊治。2015 年 12 月无明显诱因胸痛再发，程度较前加重，持续不缓解，就诊于当地医院，诊断为急性非 ST 段抬高型心肌梗死，行急诊冠脉造影示左前降支（LAD）近段次全闭塞，左回旋支（LCX）远段狭窄 90%，钝缘支（OM1）狭窄 90%，右冠状动脉（RCA）狭窄 75%，于 LAD 及 OM1 各置入 1 枚支架。患者术后规律服用冠心病二级预防药物。患者 1 个月前步行后数百米后胸痛症状再发，休息数分钟缓解，当地医院门诊就诊行冠脉 CTA 示 LAD 近段支架内再狭窄可能，遂就诊于我院，为求进一步治疗收入我科。

患者自发病来，神志清楚，睡眠、饮食及二便如常，体力稍下降，体重无明显改变。

既往史：高血压病史 8 年，血压最高 140/90mmHg，长期服用培哚普利治疗，血压控制于 120~130/80mmHg。高脂血症病史 3 年，口服阿托伐他汀治疗，未监测。否认糖尿病、脑血管病。否认肝炎、结核及其他传染病史，否认手术史、外伤史、输血史，否认药物过敏史。

家族史：父母健在，否认家族中有遗传病史。

个人史：否认吸烟、饮酒史。已婚，配偶体健，无子女。

入院查体：体温 36℃，脉搏 81 次 /min，呼吸 16 次 /min，血压 111/72mmHg。发育正常，肥胖体型，自主体位，巩膜无黄染，全身浅表淋巴结未触及，无皮疹、出血点及瘀斑。双肺呼吸音清，未闻及干、湿性啰音及胸膜摩擦音。心界不大，心率 81 次 /min，心律齐，各瓣膜听诊区未闻及病理性杂音，未闻及心包摩擦音。腹部平坦，未见胃肠型及蠕动波，腹软，无压痛及反跳痛，肝、脾肋下未触及，肠鸣音正常。双下肢无水肿。四肢肌力、肌张力正常。双侧 Babinski 征阴性。

入院后实验室检查：血常规、尿常规、便常规、肝肾功能、电解质、血糖、心肌标志物未见明显异常。甘油三酯（TG）1.88mmol/L，总胆固醇（TC）4.81mmol/L，低密度脂蛋白胆固醇（LDL-C）3.15mmol/L，高密度脂蛋白胆固醇（HDL-C）0.85mmol/L。

心电图：窦性心律，未见明显 ST-T 改变。

胸部 X 线片：两肺纹理粗重，主动脉迂曲增宽，结部钙化，两膈面膈角清晰、锐利。

超声心动图：静息状态下未见明显室壁运动异常，左室舒张功能减低。左室射血分数（LVEF）66%。

患者入院诊断为：不稳定型心绞痛（CCS Ⅱ级）、陈旧性心肌梗死、冠状动脉支架置入术后、高血压病 1 级（很高危）、高脂血症。

入院后完善相关检查，不稳定型心绞痛诊断明确，给予双联抗血小板、强化降脂、控制心率降低心肌耗氧、降压等药物治疗，行冠脉造影示：LM（–），LAD 原支架内狭窄 90%，LCX 原支架内通畅，远段狭窄 90%；RCA 中段狭窄 99%，前向血流 TIMI 2 级。于 RCA 中段置入 Resolute RX 2.25mm × 24mm 支架一枚，送 SeQuent Please 3.0mm × 20mm 药物球囊至 LAD 原支架内狭窄处扩张（图 1）。过程顺利，术后患者未诉不适。分析患者病情，既往心肌梗死支架置入术后再次出现支架内狭窄及心肌梗死非靶血管狭窄加重，患者中年男性，无相关家族病史，血压、血糖可，无吸烟、饮酒史，除肥胖、血脂控制欠佳外，是否存在其他危险因素？

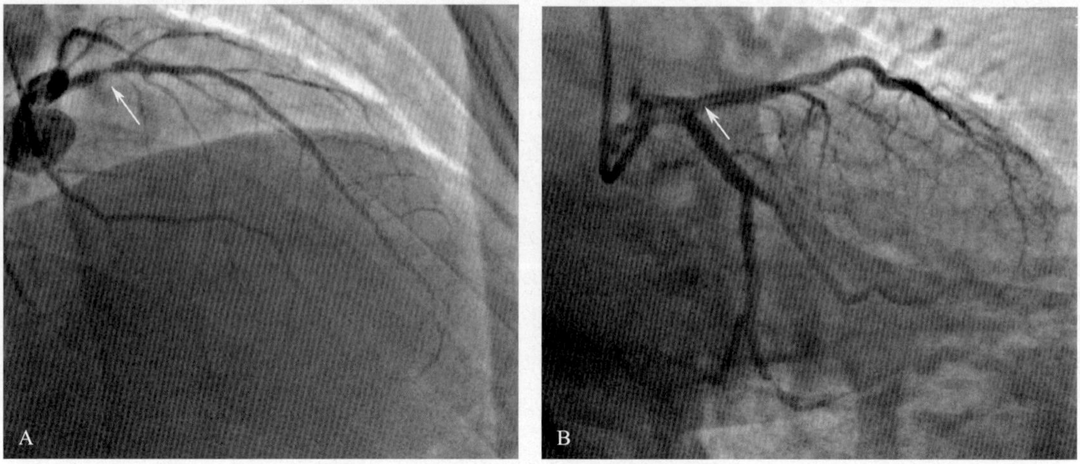

图 1　前降支（LAD）病变及处理情况

A. LAD 原支架内再狭窄 90%。箭头为病变部位；B. 药物球囊处理 LAD 原支架内再狭窄后的造影结果。箭头为处理后的部位。

反复追问其他病史，患者存在夜间打鼾 10 余年，偶有憋醒，伴晨起口干。既往文献提示，在 PCI 术后患者中，合并中重度睡眠呼吸暂停者发生 MACCEs 风险增加 57%，与不良预后独立相关，且相关腔内影像学研究表明，此类患者晚期管腔丢失率及支架边缘再狭窄率增加。针对患者可疑睡眠呼吸暂停症状，完善相关检查。患者肥胖体型，身高 163cm，体重 74kg，BMI 27.5kg/m^2，颈围 42cm，改良马氏分级Ⅲ级，睡眠中偶有鼻堵鼻塞，无下颌后缩及小颌畸形等，嗜睡量表结果为轻度嗜睡（表 1），结合患者体格检查及相关量表分析，患者睡眠呼吸暂停风险较高。

表 1　ESS 嗜睡量表

项目	分值	得分
坐着看书时	0~3	1
看电视时	0~3	1
在公共场所静坐时	0~3	1
长时间坐车（超过 1 小时）	0~3	3
如果环境允许，午后躺下休息时	0~3	2
坐着与别人谈话时	0~3	0
午饭（不饮酒）后静坐时	0~3	2
开车等红绿灯或堵车停几分钟时	0~3	0
总计		10

进一步，行便携式睡眠呼吸监测（表 2，图 2），结果提示患者患重度睡眠呼吸暂停低通气综合征，合并夜间重度低氧血症，不排除患者支架内再狭窄及心肌梗死非靶血管狭窄加重与之相关。

表 2　便携式睡眠呼吸监测结果

项目	结果
AHI	48.8 次 /h
最长呼吸暂停时间	46 秒
最长低通气时间	95 秒
ODI	41.4 次 /h
最低血氧饱和度	78%
呼吸暂停次数	193
阻塞型	190
中枢型	1
混合型	2
低通气次数	80
TSA90	11.6%

患者出院后规律服用冠心病二级预防药物，并于睡眠中心就诊。患者夜间使用家用呼吸机辅助通气，1 年随访中，无明显胸痛及胸闷发作，血压控制于 120~130/70~80mmHg，静息心率 60~65 次 /min。1 年随访糖化血红蛋白 5.8%，TG 1.26mmol/L，LDL-C 1.63mmol/L。呼吸机佩戴依从性好，无不适。

经验与教训：近年来，睡眠呼吸暂停对冠心病的发病及预后的影响日渐受到重视。新加坡的一项小型研究显示，PCI 术后 2 周后行出院后睡眠监测，在接受 PCI 的 ACS 患者中，确诊 OSA 与 24 个月的随访 MACCE 相关。我们团队在 2018 年发表的一项包括 9 项研究 2 755 例患者的荟萃分析显示，在接受 PCI 的患者中 OSA 的患病率为 35.3%~61.8%，OSA 增加 PCI 术后 MACE 风险（RR=1.96，95% CI 1.36~2.81，P<0.001），OSA 患者在 PCI 后发生后续心血管事件的风险更高。不过，对合并 OSA 的患者进行 CPAP 等干预能否改善 PCI 术后结果尚需进一步研究。对于冠心病患者，尤其是反复 PCI 患者，除筛查传统危险因素外，还应根据患者病史及体征，完善相关量表，必要时行睡眠呼吸监测，明确是否合并睡眠呼吸暂停，并积极进行宣教及治疗，以期进一步改善冠心病患者预后。

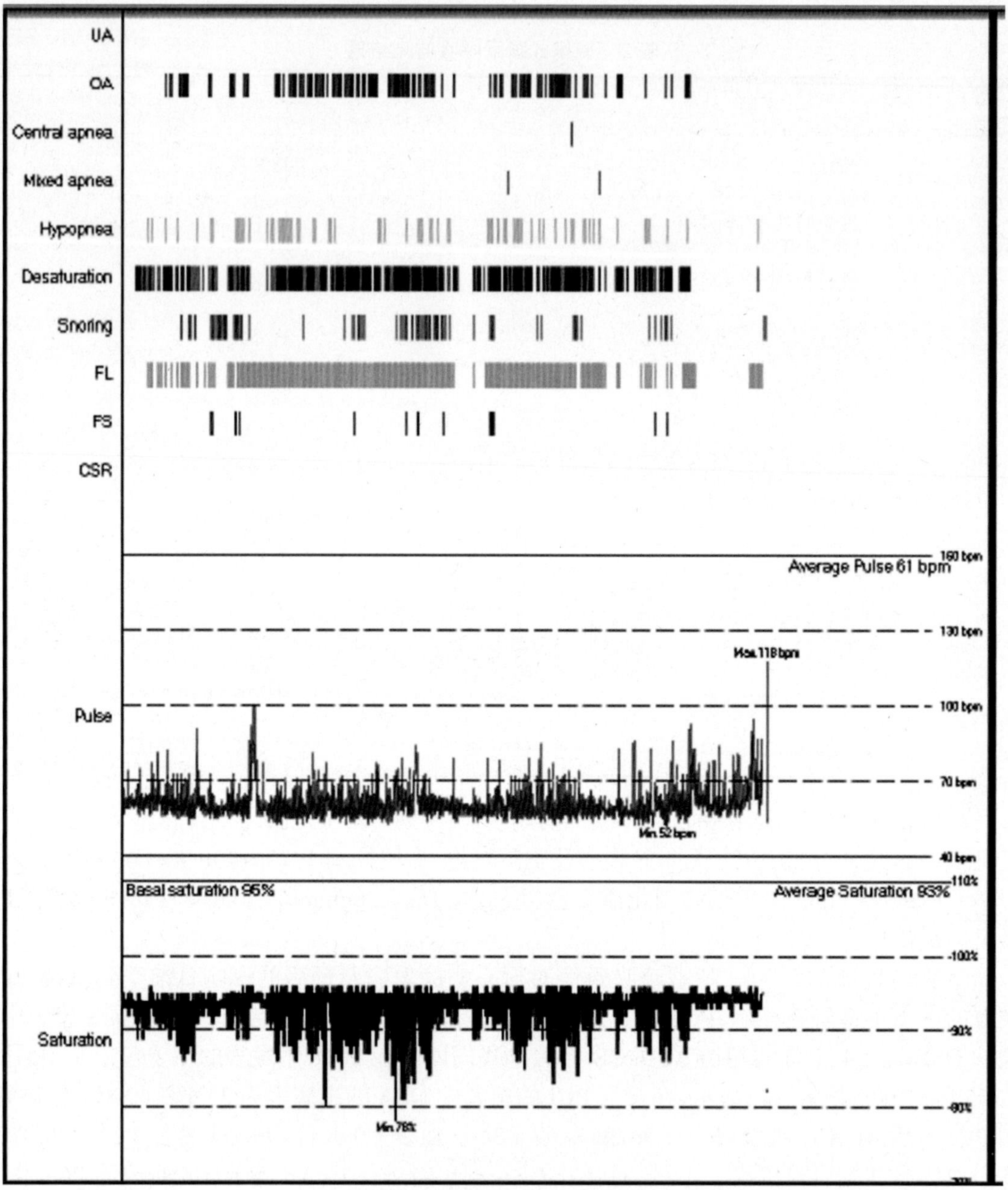

图 2　便携睡眠呼吸监测结果

（范婧尧　公 威　聂绍平）

参考文献

[1] LOO G, TAN A Y, KOO C Y, et al. Prognostic implication of obstructive sleep apnea diagnosed by post-discharge sleep study in patients presenting with acute coronary syndrome [J]. Sleep Med, 2014, 15 (6): 631-636.

[2] WANG X, FAN J Y, ZHANG Y, et al. Association of obstructive sleep apnea with cardiovascular outcomes after percutaneous coronary intervention: A systematic review and meta-analysis [J]. Medicine (Baltimore), 2018, 97 (17): e0621.

大动脉炎累及冠状动脉1例

【病史简介】

患者女性，27岁，2010年7月17日入院。

主诉：发作性头晕8年，胸闷1年余，加重伴胸痛2个月。

患者2002年无明显诱因出现发作性头晕、视物不清，持续1~2分钟后自行好转。2008年冬季出现劳累后胸闷，休息后缓解。2010年10月5日胸闷加重，伴胸骨后疼痛、左上肢无力，含服硝酸甘油可稍缓解。当地医院查ESR 24mm/h，ANCA(-)，心脏超声示LVEF 60%，左室稍大，主动脉增宽，主动脉瓣、二尖瓣少许反流；动脉超声示左侧颈总、颈内动脉重度狭窄，颈内动脉远端闭塞，左侧锁骨下动脉狭窄，右侧椎动脉开口处狭窄，右侧颈内动脉虹吸部闭塞，右侧肾动脉狭窄。诊断为“大动脉炎”，6月13日开始予甲泼尼龙静脉输注(剂量不详)1周，继予泼尼松40mg、1次/d口服3周，此后每周减量5mg。目前口服泼尼松30mg、1次/d。复查ESR 11mm/h。近日患者自觉胸闷、胸痛较前加重。2010年7月于外院住院，予冠心病二级预防药物，效果不佳。7月17日患者胸痛加重，含服硝酸甘油症状无改善，遂于我院急诊就诊。急诊查心肌酶cTnI 0.14ug/L，CK、CKMB(-)，ECG示窦性心律，80次/min，aVR、V_1导联ST段抬高，其余导联ST段压低(图1)。给予硝酸甘油静脉泵入，患者症状无明显缓解。遂急诊行冠脉造影，见左主干开口95%狭窄，未放支架，为进一步诊治收入我科。既往史、个人史、家族史无特殊；月经婚育史：G2P0，第一胎自然流产。平素月经规律，LMP 2010-7-17。查体：脉搏86次/min，右上肢血压100/50mmHg，BMI 20.3kg/m^2，左上肢血压测不到。双下肢血压对称，110/70mmHg。心律齐，主动脉瓣听诊区可及Ⅱ/Ⅳ级舒张期吹风样杂音。左肺呼吸音粗，未及明确干、湿性啰音。全身血管未及杂音，足背动脉搏动对称。

患者入院后继予双抗血小板、倍他乐克治疗，泼尼松30mg、1次/d口服，以及肝素化抗凝治疗。予三硝酸甘油持续静脉泵入，患者胸闷、胸痛逐渐好转，逐渐停用硝酸甘油泵，予依姆多口服，患者仍间断胸闷、胸痛，予硝酸甘油含服可好转。入室后监测心肌酶逐渐升高，cTnI最高19.8μg/dl。患者7月18日晨起间断出现胸闷、憋气，平卧加重，咳少许血丝痰，指氧饱和度降低。血气分析(吸氧5L/min)：pO_2 56.6mmHg，pCO_2 35.6mmHg。CXR示双肺以肺门为中心的斑片影，左肺为重。考虑心衰合并肺部感染，7月18日开始予拜复乐400mg、1次/d抗感染治疗，间断利尿治疗。患者仍胸闷、憋气明显，无法平卧。7月19日完善心脏彩超：左室增大，二尖瓣前叶轻度脱垂，轻中度二尖瓣关闭不全，中度主动脉瓣关闭不全，左室收缩功能减低(双平面40%)，左室限制性舒张功能减低。7月19日多科会诊后行急诊PCI术，于左主干开口放置支架1枚(图2)。术后患者心电图缺血明显改善(图3)，日常活动无胸闷、胸痛发作，出院后门诊随诊。

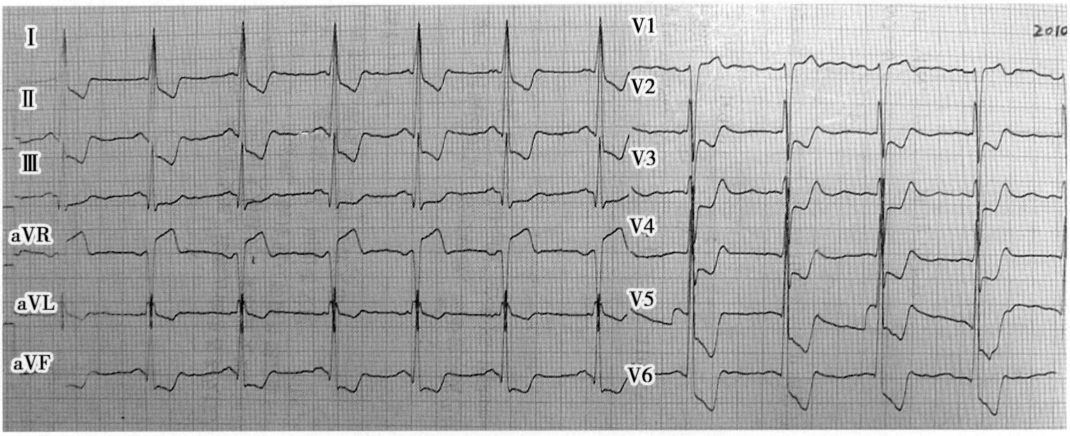

图 1　患者心绞痛发作时心电图

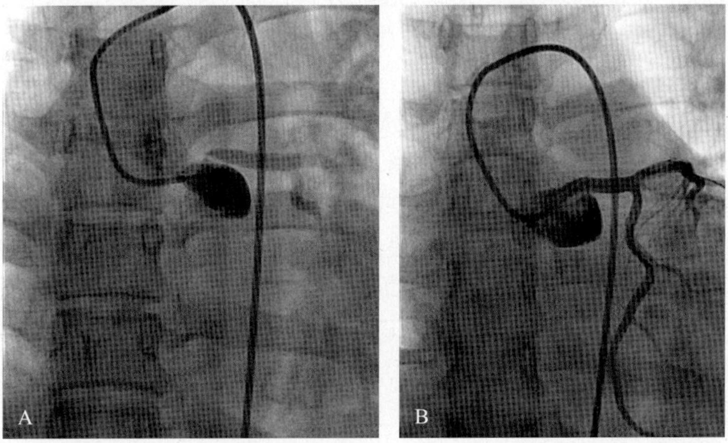

图 2　患者支架置入术前冠脉造影（A）及左主干支架置入术后冠脉造影（B）

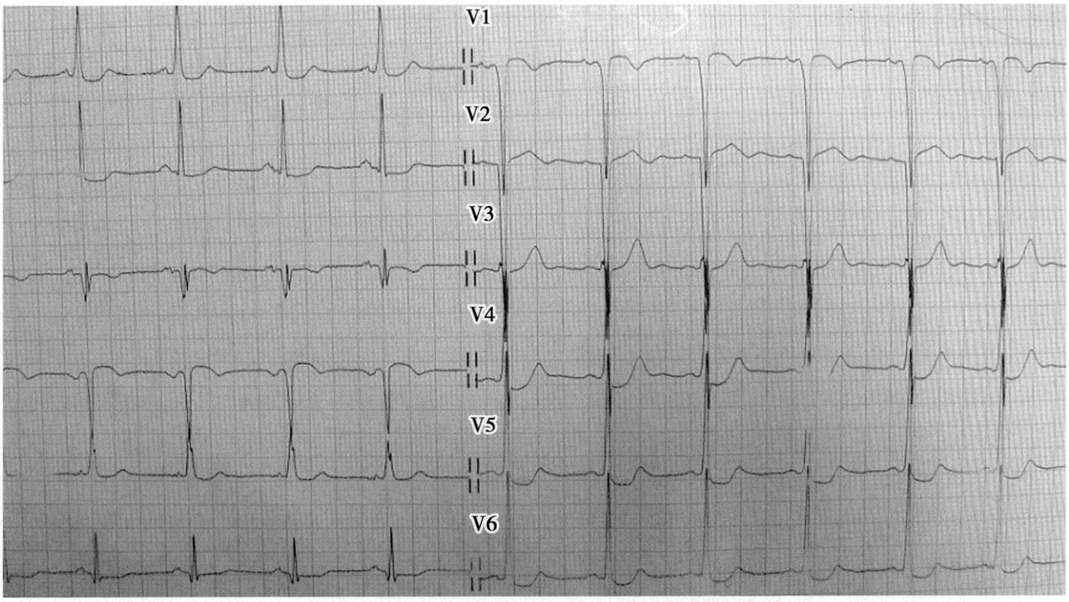

图 3　患者左主干置入支架后心电图

【讨论】

大动脉炎（Takayasu's arteritis）是一种慢性血管炎，多见于青年女性（10~40 岁）。大动脉炎主要累及主动脉及其一级分支，炎症反应既可以局限于胸主动脉或者腹主动脉及其相应的分支，也可以侵犯整个血管，少数可以累及肺动脉。大动脉炎可以造成血管狭窄或闭塞，也可以引起血管的扩张导致动脉瘤的形成。临床上可以有发热、乏力等非特异症状，也可以出现不同器官缺血的症状与体征，如锁骨下动脉狭窄可以导致上肢无力；肾动脉受累导致严重的高血压；下肢动脉受累导致间歇性跛行；肠系膜动脉受累导致腹痛；冠状动脉受累导致心绞痛和心肌梗死。

1. 大动脉炎冠脉受累的流行病学　大动脉炎患者冠脉受累并不少见。10%~30% 的大动脉炎患者存在冠脉受累。一项针对 130 例日本大动脉炎患者 10 年的随访研究发现，31 例患者出现冠脉受累。

大动脉炎冠脉受累的病理分型：1 型，冠脉开口或者近段受累；2 型，弥漫或者局限的冠状动脉炎，既可以累及局部冠脉，也可以累及整个冠脉；3 型，冠状动脉扩张或者动脉瘤。其中，1 型最多见。

2. 大动脉炎累及冠脉的临床特点　大动脉炎患者 90% 为青年女性，往往没有很多的冠心病危险因素，这类患者出现典型的心绞痛，要警惕系统性血管炎累及冠脉的可能，最常见的比如大动脉炎。心电图可提供心肌梗死或缺血的证据。正如本例所示，由于大动脉炎常常累及冠脉开口，心电图可以见到广泛的缺血改变。受累冠脉多为 90%~99% 狭窄，故临床多表现为非 ST 段抬高心肌梗死。超声心动图检查有助于发现冠脉严重受累导致的左室壁运动异常，虽然阳性率不高，但是心脏超声还可以明确有无瓣膜受累导致的关闭不全，以主动脉瓣关闭不全最为多见。根据我院资料，大动脉炎累及冠状动脉是大动脉炎患者远期预后不良的一个重要预测因素。

大动脉炎多累及冠状动脉开口，本质是主动脉根部的炎症延伸至冠状动脉开口，而冠脉中段及远段的病变非常少见。一项包含 63 例日本大动脉炎患者的随访研究结果提示，10% 的患者出现冠状动脉受累，其中 71% 为左主干开口受累。

大动脉炎累及冠脉的患者往往同时伴有外周动脉受累，但文献报道也有个别患者仅有冠状动脉受累，这类患者明确诊断非常困难，临床上要加以警惕。新近研究发现，应用磁共振血管造影（MRA）可以发现大动脉炎的早期表现，比如血管壁的增厚、水肿及血供增多等。

另一个可以用于大动脉炎早期诊断的方法是 ^{18}F- 氟脱氧葡萄糖正电子发射 / 计算机断层显像（^{18}F-FDG PET/CT）。大动脉炎早期表现为受累血管壁局灶性或者弥漫性 ^{18}F-FDG 的摄取增高，尤其是对于活动期患者的敏感性和特异性更高。Tezuka 等分析了 40 例大动脉炎患者，应用 ^{18}F-FDG PET/CT 诊断活动期大动脉炎的敏感性和特异性分别为 92.6% 和 91.7%。

大动脉炎患者出现冠状动脉受累，要警惕大动脉炎活动的可能，但许多患者血沉升高不明显，甚至完全正常。所以，即使大动脉炎患者病情不活动，也可以出现病情进展，临床医生仍需严密注意新器官受累的情况。

3. 大动脉炎累及冠脉的治疗　大动脉炎冠脉受累多为开口受累，且狭窄严重，临床保守治疗效果不佳，预后很差，多死于心脏事件，故多数学者建议尽早进行血管重建。重建手术最好在大动脉炎的炎症活动得到有效控制后进行，活动期进行重建手术发生再狭窄的概率明显增加；但如果冠状动脉狭窄非常严重，患者反复发作心绞痛，药物治疗效果不佳，甚至血流动力学不稳定，就如本例患者，那么应该考虑尽早手术，以免发生心脏事件。术前应给予糖皮质激素及免疫抑制剂治疗，必要时可以给予大剂量激素冲击治疗，以减少术后再狭窄的风险。

大动脉炎患者冠状动脉受累尤其是左主干受累尚无最佳治疗方案。众所周知，动脉粥样硬化导致的左主干病变首选乳内动脉搭桥，而大动脉炎患者由于部分已经出现锁骨下动脉狭窄或者乳内动脉狭窄，或者即使目前没有出现，考虑到将来也可能会受累，早期这类患者的左主干病变最常使用的是大隐静脉桥血管。但是静脉桥血管的通畅时间有限，而大动脉炎患者多为青年人，未来发生桥血管闭塞的风险逐年增加。所以有医生开始采用经皮介入手术治疗。早期病例报告指出经皮血管腔内成形术无论置入或者不置入支架的效果都不满意。造成效果不佳的原因可能与大动脉炎冠状动脉病变特点及早期置入金属裸支架本身就容易再狭窄有关。近来一些医生采用药物涂层支架治疗此类患者，以降低冠脉再狭窄概率。Furukawa 的研究显示，大动脉炎侵犯血管的主要病理学特点是各种免疫细胞的浸润。大动脉炎患者动脉自身免疫反应的炎症造成狭窄，所以药物洗脱支架外涂的免疫抑制剂理论上可以降低再狭窄的发生率。一些个案讨论了药物洗脱支架（DES）治疗大动脉炎患者置入裸金属支架（BMS）后再狭窄的有效性，短期效果明显，但远期支架反复发生再狭窄的概率还是比较高的。

最近的血管生物学进展显示，在动脉粥样硬化的发生、发展当中，内皮细胞、平滑肌细胞、巨噬细胞、淋巴细胞分泌各种细胞因子也发挥了重要作用，所以单纯支架外的涂层药物可能无法充分减少再狭窄的发生。激素具有抗炎症作用，可以阻滞花生四烯酸的代谢和细胞因子的产生，抑制淋巴细胞的增生，尤其是成熟的 T 淋巴细胞，而成熟的 T 淋巴细胞与大动脉炎的动脉粥样硬化密切相关。故有学者认为联合激素治疗可以减少支架内再狭窄的发生率。但是最近中国医学科学院阜外医院 Huang 等回顾性分析了 90 例大动脉炎冠脉受累的患者，对比药物治疗与再血管化手术（包括 PCI 及 CABG）的效果，发现两组之间心血管死亡风险没有显著差异，PCI 与 CABG 的亚组分析也没有得到显著差异，而且 PCI 亚组的再狭窄率显著高于 CABG 组。这提醒我们对于大动脉炎这类全身系统性疾病，应该更重视全身性治疗，而不能只关注于局部治疗。仅对于部分冠脉缺血严重、临床危重的患者，可以考虑介入手术，渡过危险期后仍需积极的全身系统性药物治疗（激素、免疫抑制剂、新型生物制剂等），才能改善这类患者的预后。

总之，大动脉炎累及冠状动脉不少见，多累及冠状动脉开口，往往为重度狭窄，临床多表现为非 ST 段抬高心肌梗死，冠状动脉介入手术可以明显改善心绞痛症状，短期效果明显，但术后支架内再狭窄率高，仍需加强全身系统性药物治疗。

（杨 明　荆志成　沈珠军）

参考文献

[1] ENDO M, TOMIZAWA Y, NISHIDA H, et al. Angiographic findings and surgical treatments of coronary artery involvement in Takayasu’s arteritis [J]. J Thorac Cardiovasc Surg, 2003, 125: 570-577.

[2] WANG H, LIU Z, SHEN Z, et al. Impact of coronary involvement on long-term outcomes in patients with Takayasu's arteritis [J]. Clin Exp Rheumatol, 2020, 38 (6): 1118-1126.

[3] MATSUBARA O, KUWATA T, NEMOTO T, et al. Coronary artery lesions in Takayasu's arteritis: pathological considerations [J]. Heart Vessels Suppl, 1992, 7: 26-31.

[4] AMANO J, SUZUKI A. Coronary artery involvement in Takayasu's arteritis. Collective review and guideline for surgical treatment [J]. J Thorac Cardiovasc Surg, 1991, 102: 554-560.

[5] ZHENG D Y, LIU L S, FAN D J. Clinical studies in 500 patients with aorto arteritis [J]. Chin Med J, 1990, 103: 536-540.

[6] KIHARA M, KIMURA K, YAKUWA H, et al. Isolated left coronary ostial stenosis as the sole arterial involvement in Takayasu's disease [J]. J Intern Med, 1992, 232: 353-355.

[7] TEZUKA D, HARAGUCHI G, ISHIHARA T, et al. Role of FDG PET-CT in Takayasu arteritis: sensitive detection of recurrences [J]. JACC Cardiovasc Imaging, 2012, 5: 422-429.

[8] MAHLMANN A, PFLUECKE C, OUDA A, et al. Combined immunosuppressive therapy including a TNF-alpha blocker induces remission in a difficult to treat patient with Takayasu arteriitis and coronary involvement [J]. Vasa, 2012, 41 (6): 451-457.

[9] CIPRIANO P R, SILVERMAN J F, PERLROTH M G, et al. Coronary arterial narrowing in Takayasu's aortitis [J]. Am J Cardiol, 1977, 39: 744-750.

[10] FAVA M P, FORADORI G B, GARCIA C B, et al. Percutaneous transluminal angioplasty in patients with Takayasu's arteritis: five-year experience [J]. J Vasc Interv Radiol, 1993, 4: 649-652.

[11] KERR G S, HALLAHAN C W, GIORDANO J, et al. Takayasu's arteritis [J]. Ann Intern Med, 1994, 120: 919-929.

[12] WEAVER F A, KUMAR S R, YELLIN A E, et al. Renal revascularization in Takayasu's arteritis-induced renal artery stenosis [J]. J Vasc Surg, 2004, 39: 749-757.

[13] FURUKAWA Y, TAMURA T, TOMA M, et al. Sirolimus-eluting stent for in-stent restenosis of left main coronary artery in Takayasu arteritis [J]. Circ J, 2005, 69: 752-755.

[14] KANG W C, HAN S H, AHN T H, et al. Successful management of left main coronary artery stenosis with a paclitaxel-eluting stent in Takayasu's arteritis [J]. Int J Cardiol, 2006, 108: 120-123.

[15] OKAZAKI O, KASHIDA M, UMINO R, et al. Drug eluting stent in a patient with aortitis and repeated ostial in-stent restenosis [J]. Cardioangiology, 2005, 58: 105-112.

[16] SAKAI H, OYAMA N, KISHIMOTO N, et al. Revascularization of malignant coronary instent restenosis resulting from Takayasu's arteritis using sirolimus-eluting stents [J]. Int Heart J, 2006, 47: 795-801.

[17] ROSS R. Atherosclerosis—an inflammatory disease [J]. N Engl J Med, 1999, 340: 115-126.

[18] HUANG Z, ZHANG H, WANG M, et al. Revascularization Versus Medical Therapy in Takayasu's Arteritis Patients with Coronary Artery Involvement [J]. Rheumatol Ther, 2021, 8 (1): 119-133.

心肌淀粉样变典型病例分析

心肌淀粉样变(cardiacamyloidosis)是指由于淀粉样蛋白质在体细胞间质沉积而导致的以心力衰竭、心律失常和心肌缺血为主要表现的临床综合征。心肌淀粉样变患者发病早期症状不典型,使得其诊断困难,误诊及漏诊较高,曾被认为是罕见病,随着对该疾病认识的深入及临床检测技术的进步,越来越多的心肌淀粉样变患者得以诊断和治疗。

【病例】

下面我们结合 1 例典型心肌淀粉样变患者,对该疾病的诊治进行分析说明。该患者为 67 岁男性,因“胸闷、喘气 3 年,再发加重 1 周”入院。既往有反复口腔溃疡病史 3 年,服用来那度胺可缓解。入院后实验室检查血、尿、粪常规、肝功能、电解质未见异常,肌酐 118μmol/L,NT-proBNP 3 123pg/ml,TnI 124.5pg/ml。行心电图检查提示:窦性心动过缓,完全性右束支传导阻滞,肢导低电压(图 1)。

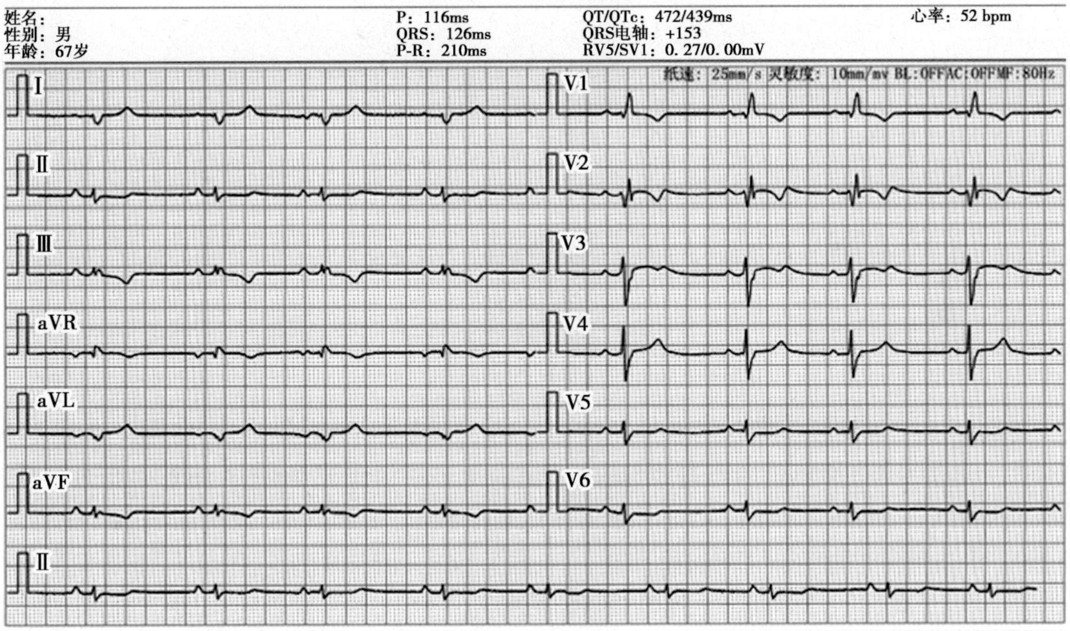

图 1　心电图

进一步完善心脏彩超检查提示:左室肥厚(室间隔 16mm,左室后壁 16mm,图 2,彩图见二维码 3),左室舒张功能减低(左心功能 EF 值 60%,左室缩短率 FS 值 32%),心包少量积液。

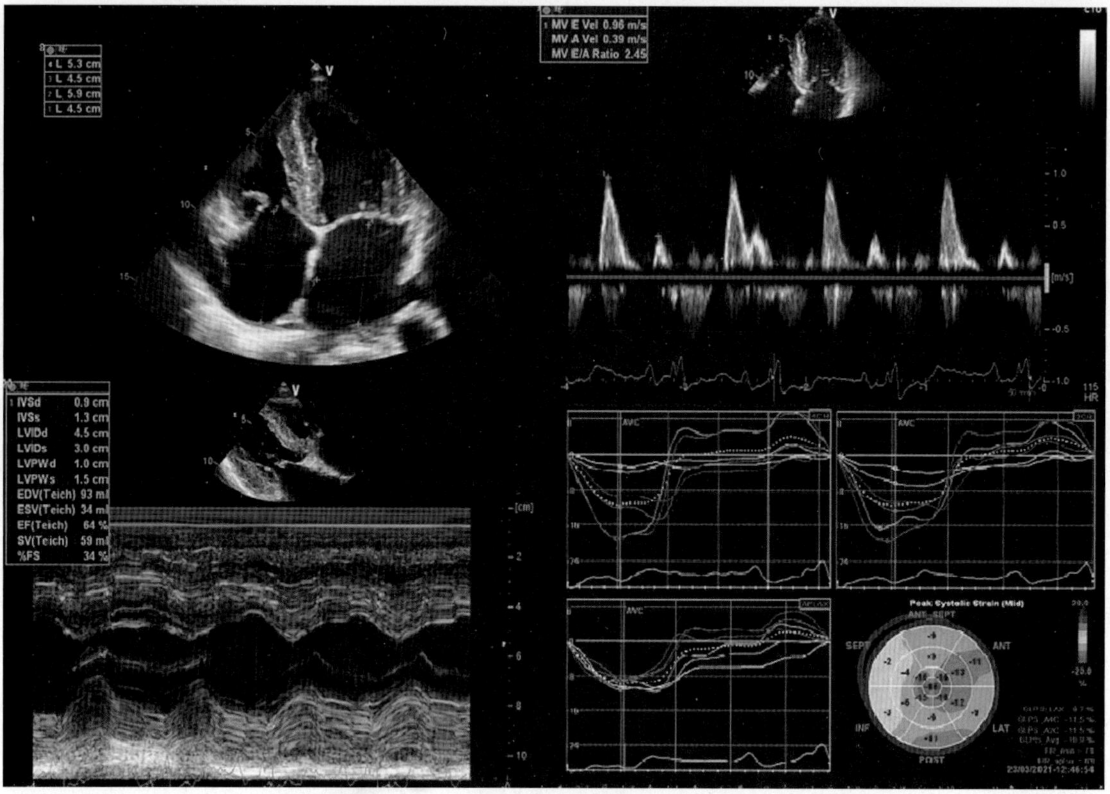

图 2　心脏彩超

二维码3

患者心电图提示肢体导联低电压，而心脏超声结果提示心室肥厚。两者存在矛盾之处，结合患者心衰症状、肌钙蛋白升高、肾功能不全以及多年口腔溃疡病史，患者存在全身系统性疾病可能性大。接下来我们完善了血清蛋白电泳检查，结果提示：血清蛋白电泳中，未见明显的 M 蛋白带；血清免疫固定电泳图形上未见明显的 M 蛋白带，但在 L 泳道上形成一条较弱的特异性反应沉淀带，在 G、A、M、K 泳道上无特异性反应沉淀带（图 3）。血清免疫蛋白及轻链定量结果示：血清游离轻链 κ 10.9mg/L，血清游离轻链 λ 349.7mg/L，两者比值 0.031。尿蛋白及轻链定量结果示：尿微量总蛋白 1 072mg/L，微量白蛋白 299.8mg/L，尿游离轻链 κ 34.8mg/L，尿游离轻链 λ 1 068mg/L，两者比值 0.033。结合血清免疫固定电泳及血清轻链定量结果，考虑血清中存在游离 λ 型 M 蛋白。

心脏 MRI 检查提示：①心肌淀粉样变性（累及双心室、双心房）；②双心房增大；③双侧胸腔及心包积液（图 4）。

患者肌钙蛋白升高，有胸闷症状，接下来的冠脉造影检查结果显示：左前降支近中段动脉粥样硬化（狭窄为 20%~30%），右冠未见明显狭窄（图 5）。

血清蛋白电泳图形：

以上图像解释：
血清蛋白电泳中，未见明显的M蛋白带。

血清免疫固定电泳图形：

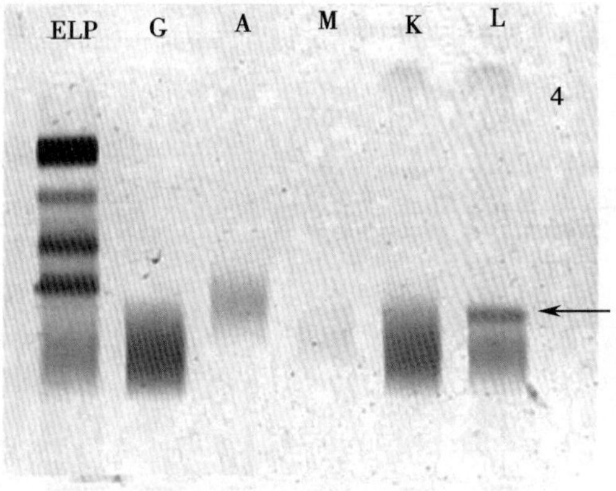

以上图像解释：
ELP上未见明显的M蛋白带，但在L泳道上形成一条较弱的特异性反应沉淀带，在G、A、M、K泳道上无特异性反应沉淀带。

图 3　血清蛋白电泳检查

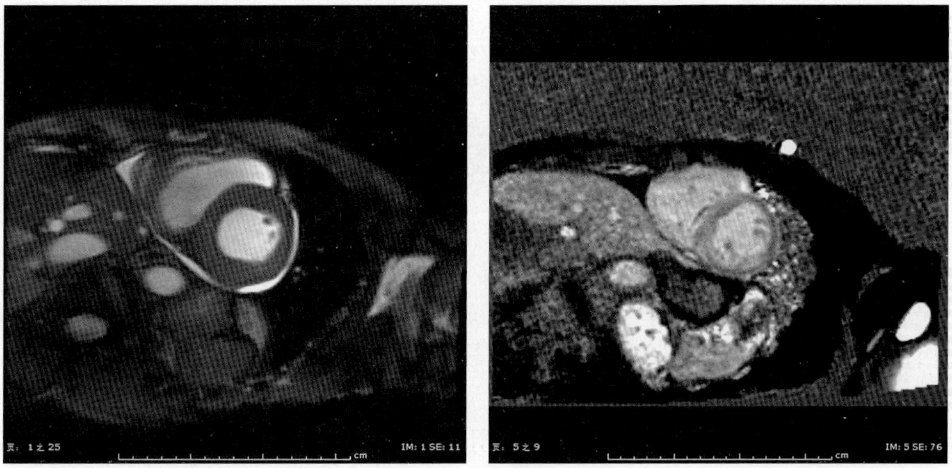

图 4　心脏 MRI

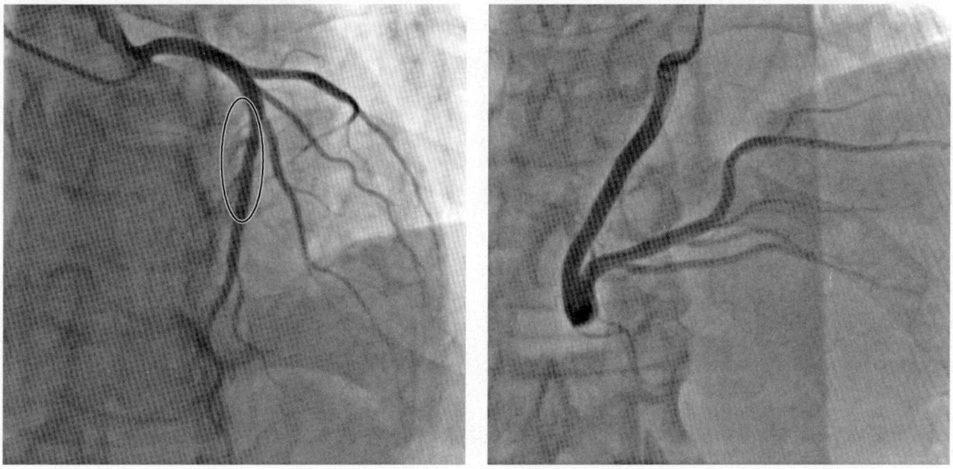

图 5　冠脉造影

冠脉造影的同时进行了心肌活检，结果提示：部分心肌细胞萎缩伴心肌纤维离断，心肌间隙增宽，其间纤维组织增生伴红染条索状物质沉积，刚果红染色提示为淀粉样物质（图 6，彩图见二维码 4）。

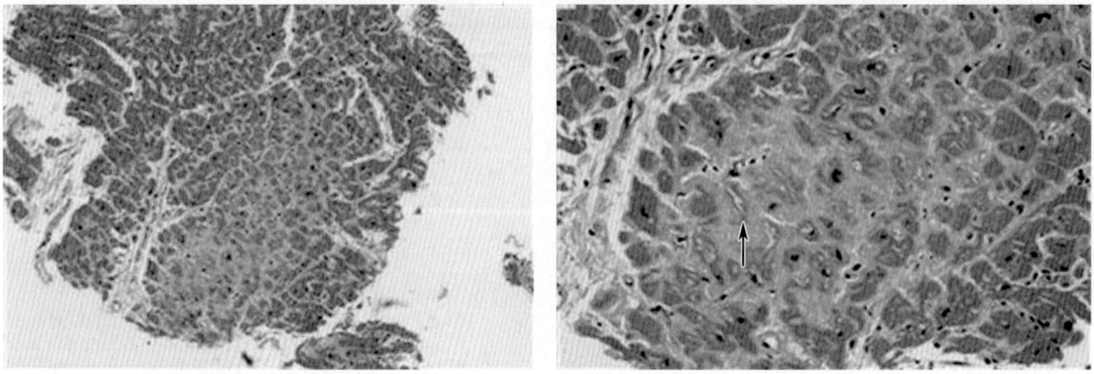

图 6　刚果红染色

二维码4

至此，该患者心肌淀粉样变的诊断得以成立。然而，目前已经发现有 5 种蛋白可沉积在心脏引起心肌淀粉样变性，分别为免疫球蛋白轻链（AL）、免疫球蛋白重链（AH）、转甲状腺蛋白或前白蛋白（TTR）、血清淀粉样蛋白（AA）、载脂蛋白 A1（ApoA1），其中轻链型淀粉样变和转甲状腺蛋白型淀粉样变两类较为常见。

转甲状腺蛋白（TTR）又称前白蛋白，由肝脏产生，主要功能是转运甲状腺激素和视黄醇。锝 99m 焦磷酸盐（^{99m}Tc-PYP）或 ^{99m}Tc-DPD 与 ATTR 淀粉样物质有高特异性亲和力，对 ATTR 心肌淀粉样变性诊断特异性高达 100%（结合血 / 尿无异常免疫球蛋白轻链），国际共识已确定可用于诊断 ATTR 淀粉样变性。对该患者进行 ^{99m}Tc-PYP 显像提示：未见典型 ATTR 型心肌淀粉样变征象（图 7，彩图见二维码 5）。

轻链型淀粉样变主要由异常单克隆浆细胞产生的免疫球蛋白轻链（类似多发性骨髓瘤）。约 10% 轻链型淀粉样变为多发性骨髓瘤，反之 10% 多发性骨髓瘤可发生淀粉样变性。骨髓细胞学检查未见明显多发性骨髓瘤征象。骨髓流式细胞学检查提示：约 0.5% 细胞考虑为单克隆性异常浆细胞可能性大。

因此，该患者最终诊断为轻链型淀粉样变，予以硼替佐米（蛋白酶抑制剂）联合环磷酰胺和激素联合化疗后患者好转出院，目前正在进一步随访。

【讨论】

淀粉样变性是淀粉样物质在体内多种脏器细胞间质沉积，致使受累脏器功能逐渐衰竭的一种临床综合征。累及部位包括：皮肤、胃肠道、肝脏、肾脏、神经系统、心脏等。回顾该

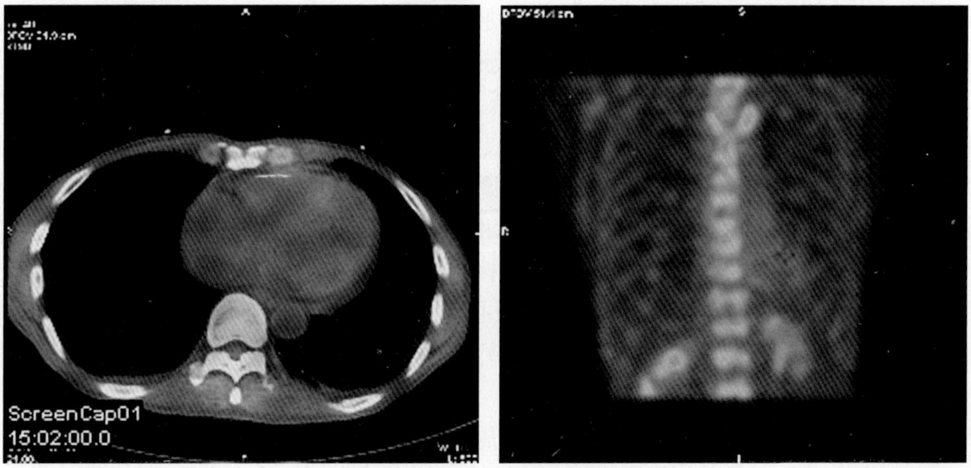

图 7　^{99m}Tc-PYP 显像

二维码5

患者的检验、检查结果，该患者存在心脏、口腔黏膜、肾脏等多个脏器损伤，心脏方面表现为心肌受损（肌钙蛋白升高）、传导阻滞（窦性心动过缓、右束支传导阻滞）、心室肥厚（室间隔16mm，左室后壁 16mm）。口腔黏膜表现为长达 3 年难以愈合的腔溃疡。对于此类已经累及多个器官的患者，诊断并不困难。

然而，心肌淀粉样变在发病早期症状往往不典型，极易被误诊及漏诊。由于淀粉样物质沉积的不可逆性，晚期患者的预后极差。约 70% 轻链型淀粉样变患者心肌受累，出现心肌受累后的患者预后极差，平均中位生存期仅 6 个月。转甲状腺蛋白型淀粉样变患者又分为野生型（ATTRwt）和突变型（ATTRm），前者是由于老龄化导致 TTR 稳定性破坏，分解成寡 / 单聚体；主要累及心脏，老年心衰患者中该类型约占 10%。突变型主要是由于基因突变导致 TTR 异常从四聚体解离；主要累及心脏和周围神经，导致家族性淀粉样多发神经病和心肌病；目前已知突变 100 余种，常染色体显性遗传，其中累及心脏的主要突变之一是 V122I。V122I 突变者中位生存期仅 27 个月；野生型 ATTR 平均生存期为 43~75 个月。因此，对于淀粉样变患者，早发现、早诊断、早治疗极其重要。

针对心肌淀粉样变，主要检查包括：血清蛋白电泳、心电图、超声心动图、心脏磁共振及心内膜心肌活检。血清蛋白电泳提示血清中存在游离 λ 型 M 蛋白时需行进一步的检测，但存在假阳性的情况。心电图方面出现低电压，尤其是与心室肥厚不匹配的低电压时需警惕；此外，此类患者可能出现一些非特异性表现，如 r 波递增不良、q 波、房室传导阻滞、室内传导阻滞和束支传导阻滞等。超声心动图典型表现有：心肌闪烁样或颗粒样改变，心尖段心肌应变保留而基底和中间段心肌应变减低（心尖 / 基底应变比值>2.1）。此外，可出现双心室壁增厚、双心房增大、心室充盈压增加，心房浸润、左室舒张功能不全：假性正常化或限制性充盈障碍、左室收缩功能保留(晚期可降低),心腔大小正常、房间隔和瓣膜增厚,瓣膜返流,心包积液等。心电图与超声心动图对淀粉样变患者的早期识别记为关键,超声显示左室肥厚,而心电图无心肌肥厚样改变,甚至显示低电压,这个时候要特别警惕淀粉样变可能。心脏磁共振特征性表现包括:弥漫性心内膜下或全层(透壁)延迟强化(55%)、局灶性或片状延迟强化(26%)、心肌信号抑制不佳(19%)及房间隔增厚(>6mm)。

心内膜心肌活检是淀粉样变诊断的金标准。由于心肌弥漫性浸润,心肌活检的敏感性可达100%,必要时可考虑进行心内膜心肌活检,行刚果红染色,偏振光显微镜观察提示淀粉样沉积物呈苹果绿双折射可确诊。无条件做心内膜心肌活检时,可考虑肾脏、直肠黏膜、腹部皮下脂肪活检确诊淀粉样物质沉积。若心外部位活检结果阳性并且伴有心脏受累的影像学证据,无需心肌活检确诊。

筛查时发现有单克隆免疫球蛋白的患者需行骨髓活检,以排除是否并发多发性骨髓瘤。锝99m焦磷酸盐(^{99m}Tc-PYP)或^{99m}Tc-DPD与ATTR淀粉样物质有高特异性亲和力,对AL型淀粉样变性,99mTc-PYP显像显示无同位素摄取或低摄取;对ATTR淀粉样变性:^{99m}Tc-PYP显像显示同位素摄取异常增高,对ATTR心肌淀粉样变性诊断特异性高达100%,国际共识已确定可用于诊断ATTR淀粉样变性。确诊转甲状腺素蛋白淀粉样变性后,应进行基因测序以区分遗传型与野生型。

淀粉样变可有多系统受累表现,如肾脏、胃肠、神经系统、软组织等。对多器官受损的心衰患者,要根据诸如超声心动图左室壁增厚、心电图QRS波低电压等细微的临床表现,迅速做出判断。心肌淀粉样变易漏诊、易误诊,早发现、早诊断、早治疗可以显著改善患者预后。加拿大心血管学会联合加拿大心力衰竭学会发布的立场声明认为:心力衰竭患者出现以下体征时(无法解释的左心室壁厚度增加,0岁以上的低流量、低压力阶差的主动脉瓣狭窄且LVEF>40%,无法解释的周围感觉运动神经病、自主神经功能障碍,双侧腕管综合征病史,已确诊心外系统淀粉样变性),需高度怀疑心脏淀粉样变性,对于病因未明的进行性心力衰竭患者,必须高度怀疑心脏淀粉样变性可能,需进一步行相关检查,以免延误诊断。

(赵金昭　曾和松)